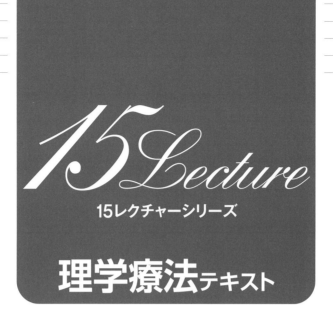

15レクチャーシリーズ

理学療法テキスト

理学療法管理学

総編集

石川　朗

責任編集

長野　聖

中山書店

総編集 ——————— 石 川　　朗　神戸大学生命・医学系保健学域

編集委員（五十音順）—— 木 村 雅 彦　杏林大学保健学部リハビリテーション学科理学療法学専攻
　　　　　　　　　　　小 林 麻 衣　晴陵リハビリテーション学院理学療法学科
　　　　　　　　　　　玉 木　　彰　兵庫医科大学リハビリテーション学部理学療法学科

責任編集 ——————— 長 野　　聖　四條畷学園大学リハビリテーション学部理学療法学専攻

執筆（五十音順）——— 石 川　　朗　神戸大学生命・医学系保健学域
　　　　　　　　　　　小野くみ子　神戸大学生命・医学系保健学域
　　　　　　　　　　　木 村 雅 彦　杏林大学保健学部リハビリテーション学科理学療法学専攻
　　　　　　　　　　　小 林 麻 衣　晴陵リハビリテーション学院理学療法学科
　　　　　　　　　　　玉 木　　彰　兵庫医科大学リハビリテーション学部理学療法学科
　　　　　　　　　　　長 野　　聖　四條畷学園大学リハビリテーション学部理学療法学専攻
　　　　　　　　　　　長 野 雅 江　帝塚山リハビリテーション病院リハビリテーション部
　　　　　　　　　　　前 重 伯 壮　神戸大学生命・医学系保健学域

刊行のことば

　本15レクチャーシリーズは，医療専門職を目指す学生と，その学生に教授する教員に向けて企画された教科書である.

　理学療法士，作業療法士，言語聴覚士，看護師などの医療専門職となるための教育システムには，養成期間として4年制と3年制課程，養成形態として大学，短期大学，専門学校が存在しており，混合型となっている. どのような教育システムにおいても，卒業時に一定水準の知識と技術を修得していることは不可欠であるが，それを実現するための環境や条件は必ずしも十分に整備されているとはいえない.

　これらの現状をふまえて15レクチャーシリーズでは，医療専門職を目指す学生が授業で使用する本を，医学書ではなく教科書として明確に位置づけた.

　学生諸君に対しては，各教科の基礎的な知識が，後に教授される応用的な知識へとのように関わっているのか理解しやすいよう，また臨床実習や医療専門職に就いた暁には，それらの知識と技術を活用し，さらに発展させていくことができるよう内容・構成を吟味した. 一方，教員に対しては，オムニバスによる講義でも重複と漏れがないよう，さらに専門外の講義を担当する場合においても，一定水準以上の内容を教授できるように工夫を重ねた.

　具体的に本書の特徴として，以下の点をあげる.

・各教科の冒頭に，「学習主題」「学習目標」「学習項目」を明記したシラバスを掲載する.
・1科目を90分15コマと想定し，90分の授業で効率的に質の高い学習ができるよう1コマの情報量を吟味する.
・各レクチャーの冒頭に，「到達目標」「講義を理解するためのチェック項目とポイント」「講義終了後の確認事項」を記載する.
・各教科の最後には定期試験にも応用できる，模擬試験問題を掲載する. 試験問題は国家試験に対応でき，さらに応用力も確認できる内容としている.

　15レクチャーシリーズが，医療専門職を目指す学生とその学生たちに教授する教員に活用され，わが国における理学療法の一層の発展にわずかながらでも寄与することができたら，このうえない喜びである.

2010年9月

総編集　石川　朗

序　文

　理学療法士は国家資格職ですが，国家資格であるがゆえに自らの自由意思で業務の内容を決定したり，その権限を行使したりすることはできません．言い換えれば，国家にその養成課程から業務を遂行するための手段や権限に至るまで管理されているといえます．さらには，国家から資格を付与される以上，国民の動向やニーズの変化を受け止め，それに応えるための変革は常に求められています．

　このように，私たち理学療法士は広義の「管理」という視点をもたざるを得ないなかで，理学療法士を養成する教育内容が約20年ぶりに改正され，2020年度から新たに修得すべき単位として「理学療法管理学」が必修化されました．医療技術職である理学療法士にとって，臨床に関する知識や技術を習得することは当然のこととして，得られた知識や技術を患者に提供する際に必要な管理，すなわちマネジメントができる能力も求められる時代になってきました．これらを学ぶ分野の一つが理学療法管理学であり，本書は以下の2点を特徴としています．

　第一に，基本的な構成として，「理学療法学教育モデル・コア・カリキュラム（日本理学療法士協会）」に準拠し，これらの内容を網羅したうえで，医療や介護などの諸制度についても記載しています．このことにより卒業時に修得すべき理学療法管理学の知識を全て網羅して学ぶことができます．

　第二に，「医療技術職としての理学療法士」にとどまらず，社会人として世に出て実生活を営むうえで不可欠な知識を得ることができるよう配慮しています．とりわけLecture 4の「社会保障のしくみ」では，近年注目されている年金の仕組みにも言及し，社会人として経済的に自立していくうえで欠かせない基礎的な知識の修得にも寄与しています．Lecture 15の「理学療法士の政治・政策への関与」では専門職としての政治参加の必要性について具体例を挙げて説明し，学術的な視点で政治を捉えることができるようにしました．

　本書は，理学療法士を目指す学生の皆さんだけではなく，新社会人として歩み始めた理学療法士の方々にも日常の臨床業務や実生活において有用に活用できる内容になっています．理学療法管理学の教科書にとどまることなく，いわば「自分の人生のマネジメント（管理）」につながる入門書としても役立つことができれば幸いです．

2020年3月

責任編集　長野　聖

15レクチャーシリーズ
理学療法テキスト／理学療法管理学

目次

総論

長野　聖　1

病院の分類と組織

木村雅彦　11

4
LECTURE
社会保障のしくみ
長野　聖　35

5
LECTURE
医療保険制度
小野くみ子　45

介護保険制度

長野　聖　55

業務管理
長野雅江　89

12 感染症管理

石川　朗　119

13 権利擁護と職業倫理

玉木　彰　129

TEST **試験** ─────────────────────────────────────── 長野　聖　169

15レクチャーシリーズ 理学療法テキスト
理学療法管理学
シラバス

	近年の「働き方改革」の流れが加速するなかにおいては，理学療法士が一つの職業である以上，その技術力だけでなく広義の「働き方」が注視され，個人のみならず組織としての管理が問われる時代になってきた．理学療法管理学においては，学生が臨床場面に接するにあたり，適切な理学療法サービスを効率よく安全に提供するための管理（マネジメント）の視点を養うことを主な目的とする
一般目標	

回数	学習主題	学習目標	学習項目
1	総論	理学療法管理学の概要について理解する	病院管理学，医療管理学との関連，理学療法管理学が必要とされる背景，理学療法管理学の構成内容
2	病院の分類と組織	臨床実習の前に知っておくべき医療機関の分類と組織の機能について理解する	病院の設立主体，形態，機能分類，病院の組織・部門とその機能
3	専門職とチームケア	リハビリテーションにかかわる専門職と事務職の役割，診療報酬上のチーム医療の実例を学ぶことにより，広義のチームケアを理解する	リハビリテーションにかかわる専門職，事務職の役割と特徴，病院における委員会とチーム
4	社会保障のしくみ	日本の社会保障の構成要素とその役割を学ぶことにより，社会人として必要な社会保障の概要を理解する	社会保障の構成要素と機能，社会保険，公的扶助，社会福祉，公衆衛生，税金と保険料負担
5	医療保険制度	理学療法業務に必要な医療保険制度の概要を理解する	医療保険制度の歴史，国民医療費，医療保険制度の体系と概要
6	介護保険制度	理学療法業務に必要な介護保険制度の概要を理解する	介護保険制度の特徴と対象，介護保険のしくみ，要介護認定，介護保険サービス
7	診療・介護報酬と収益構造	対費用の観点から診療報酬・介護報酬とそのコスト，背景を学ぶことにより，リハビリテーション分野における収益の構造を理解する	臨床におけるリハビリテーション料の算定，診療報酬・介護報酬の支払いのしくみ，人件費とコスト，給与の背景
8	保健・医療・介護・福祉の連携	理学療法士が携わる保健・医療の連携と介護・福祉のかかわりについて理解する	保健・医療・介護・福祉の連携，予防医学，障害と福祉
9	業務管理	業務管理の視点から理学療法業務の概要を理解する	業務の流れ，他職種との業務調整，業務・労務管理，人事考課，監査への対応，職場環境のデザイン，機器の点検・管理
10	情報管理	臨床業務に不可欠な情報収集，記録の意義と管理，コミュニケーション技術について理解する	情報・記録（診療記録，電子カルテなど）の分類と管理，コミュニケーション技術
11	リスク管理	「医療安全」とリスク管理の概要について理解する	医療・介護におけるコンプライアンス，インシデントとアクシデント，事故の背景，安全への取り組み
12	感染症管理	医療・介護施設における感染管理について理解する	感染と感染症の概要，感染症の予防（標準予防策），感染対策
13	権利擁護と職業倫理	理学療法士として必要な患者の権利擁護と職業について理解する	インフォームド・コンセント，個人情報保護，倫理，職業倫理，研究倫理，ハラスメント，コンフリクトマネジメント，医療広告ガイドライン
14	教育管理	臨床実習から国家試験，生涯学習に至る教育体制について理解する	診療参加型臨床実習，臨床実習の管理と評価方法（OSCE），国家試験，臨床教育の管理，生涯学習
15	理学療法士の政治・政策への関与	医療・介護と政治・政策との関係を学ぶことにより，これらが理学療法士の診療報酬や給与に寄与していることを理解する	理学療法の政治・政策への関与の背景，職能団体と政治への関与，医療政策決定のしくみ

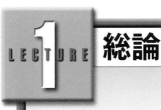

総論

到達目標

- 医療の分野における「管理学」の内容について理解する.
- 理学療法管理学という分野が必要になった背景を理解する.
- 理学療法管理学を構成する内容について理解する.

この講義を理解するために

　理学療法士を養成する教育内容が約20年ぶりに改正されました. 臨床実習の進め方などが大きく変更されたことに加え, 新たに修得すべき単位として理学療法管理学が必修化されました. 医療技術職である理学療法士にとって, 臨床に関する知識や技術を習得することは当然のこととして, 得られた技術や知識を患者に提供する際に必要な管理, マネジメントができる能力も求められる時代になってきました.

　このことを学ぶ一つの分野が「理学療法管理学」といえますが, 新たに必須とされた学問分野であるがゆえに, 具体的に何を学ぶのかについては検討の余地が残されていると思います.

　したがって, この講義では他の医療専門職の「管理学」の視点をふまえながら, 理学療法士として学ぶべき理学療法管理学の内容を概括的に学習します.

　この講義を学ぶにあたり, 以下の項目をあらかじめ学習しておきましょう.

　　□ 理学療法概論に関連するリハビリテーションにおける役割を確認しておく.

　　□ 日本における理学療法の歴史について復習しておく.

講義を終えて確認すること

　　□ 医療の分野における「管理学」の内容が理解できた.

　　□ 理学療法管理学という分野が必要になった背景を知り, その重要性が理解できた.

　　□ 理学療法管理学を構成する内容が理解できた.

■ 講義

1. 理学療法管理学の源流

「理学療法管理学」は，「適切な理学療法サービスを効率よく安全に提供するための管理（マネジメント）を研究する学問領域」といえる．しかし，この学問領域は 1965（昭和 40）年の「理学療法士及び作業療法士法」が公布された当時から確立されていたわけではない．医療の分野で初めて「管理学」という名称を用いて確立された学問領域は「病院管理学」である．

1) 病院管理学とは

「医療・病院管理重点用語事典」によれば，病院管理学の始まりは，「第二次世界大戦後，我が国の病院は経営や運営だけでなく，施設環境も含めて著しく遅れており，それを改善することが急務であった．そこで GHQ（General Headquarters）の指導の下，国立病院の病院長に対する病院管理の研修を目的として 1948（昭和 23）年に病院管理研修所が設立された」とされている．

その後，1952（昭和 27）年に東北大学医学部に病院管理講座が開設され，日本大学（1957 年），順天堂大学（1962 年），慶應義塾大学（1963 年）の大学医学部において病院管理学の基礎が築かれた．

また，病院管理学はリハビリテーション学と同様の学際的な学問であり，同事典によれば，「病院管理学は医学，看護学，保健学，公衆衛生学，経済学，社会学，社会福祉学，統計学，情報学，建築学など，さまざまな学問領域が重なり合って構成される，きわめて学際的な学問領域である」とされている．

2) 病院管理学から医療管理学へ

病院管理学の分野は，大学医学部とともに学術団体としても日本病院管理学会としてスタートしたが，2008 年に日本医療・病院管理学会に名称が変更された．また，大学においても現在では「医療管理学講座」のように，病院から医療に名称が改められた講座が多い．現在，これらの大学医学部の講座で研究されている医療管理学の主な内容はおおむね**表 1**のように集約される．これをみると，「管理」の対象が病院にとどまらず，医療をとりまく社会へと拡大していることが名称の変更に関連していると推察できる．

3) 看護師における「管理学」の位置づけ

看護師における「管理学」の位置づけについて，学会の領域をみると，日本看護学会は 2014（平成 26）年から「急性期看護」「慢性期看護」「在宅看護」「精神看護」「ヘルスプロモーション」「看護管理」「看護教育」の 7 領域から構成されている（**表 2**）[1]．このなかの看護管理の領域の内容をみると，医療管理学と同様に学際的な内容が多い．また，1996 年に日本看護管理学会が設立されており，2019 年 4 月現在の会員数が約 5,000 人，看護系学会としては日本で 4 番目の規模となっている．

看護研修における「看護管理」分野の内容について，その一例を**表 3**[2,3]に示す．社会保障制度，組織管理や経営，倫理という臨床技術以外の内容が卒業後の看護教育の一環として教授されている．このように，医師に続き看護師も「管理学」という分野が先駆けて体系化されていることがわかる．

2. 理学療法管理学が必要とされる背景

1) 人口構造と制度の変化

日本の人口構造をみると，総人口は 1 億 2,644 万人，高齢化率は 28.1%，高齢者を

MEMO
GHQ（General Headquarters；連合国総司令部）
第二次世界大戦後の日本を管理するために東京に設置された．

MEMO
学際的
ある学問分野や研究などの内容が複数の学問分野にまたがっていること．

表 1 医療管理学における具体的な研究領域
- 医療倫理
- 医療安全管理
- 医療の質とその評価
- 医療保険制度，介護保険制度
- 医療提供体制と医療計画
- 医療情報システム
- 医療従事者の役割
- 医療経済
- 医療福祉関連施設の経営
- 病院の組織と機能
- 病院の各部門の機能と役割
- 病院感染管理
- 社会保障制度
- 患者の権利
- 栄養管理
- 地域連携
- 人口構造の変化と健康

MEMO
高齢化率
総人口に占める 65 歳以上人口の割合．

表2　日本看護学会を構成する7領域の概要

領域名	研究内容
急性期看護	小児から高齢者における急性の経過をたどる患者（児）と家族に関する看護研究
慢性期看護	小児から高齢者における慢性の経過をたどる患者（児）と家族に関する看護研究
在宅看護	慢性疾病・障害をもちながら，地域で療養生活している小児から高齢者とその家族および介護者への看護研究
精神看護	小児から高齢者における精神保健および精神疾患看護に関連する研究
ヘルスプロモーション	小児から高齢者および母性における健康維持増進や疾病予防，ヘルスケア・システムに関する看護研究
看護管理*	看護サービスの提供および組織の経営管理に関する研究
看護教育	看護基礎教育および看護職の人材育成に関する研究

*「看護管理」研究領域の主な内容
保健医療システム，看護提供システム，組織構造，組織規範，コミュニケーション，人間関係，リーダーシップ，意思決定，権限委譲，動機付け，組織変革，保健医療政策，医療経済，経営管理，関係法規，職能資格制度，医療安全対策とマネジメント，リスクマネジメント，災害時の管理，チーム医療，多職種・施設間連携，看護サービス管理，業務評価，質改善，人的資源管理，物的・情報管理，患者のQOL，患者満足，職務満足，看護職の健康，労働条件・労働環境，ワークライフバランス，看護制度・政策など
（日本看護協会ホームページ[1]より抜粋）

表3　「看護管理」分野における看護研修内容の一例

テーマ	内容
社会保障制度の現状と課題	● 社会保障の構造・現状について学び，変革が進む医療システムについて理解する ● 日本における社会保障，人口構造，疾病構造の変化，社会保障費の（財源）構造と推移など
組織の安全管理	● 看護管理者として組織における安全管理の重要性を再考する
組織マネジメント論	● 看護管理に必要な知識と看護専門職の機能を学ぶ
多職種協働とコンフリクトマネジメント	● 円滑なコミュニケーションによる組織内のコンフリクトを解消していくための知識，技術を学ぶ
労務管理の基礎知識	● 労働環境を再考するために必要な知識と基本法令について学ぶ ● 労働法規，就業規則，健康管理（メンタルヘルスを含む），雇用形態，勤務体制，ワークライフバランス，ハラスメント防止
地域包括ケア時代の主任・副看護師長の役割	● 地域包括ケアシステムにおける社会の背景と病院・地域のなかで連携していくための主任・副看護師長の役割を理解する
経営資源と管理の実際	● 看護管理に必要な医療経営の基礎を学ぶ ● 医業収支，経営指標の活用，費用対効果，適切な療養環境の整備など
看護実践における倫理	● 看護管理者としての倫理的視点を養う ● 看護実践における倫理的課題，倫理的意思決定への支援

（東京都看護協会ホームページ[2]，大阪府看護協会ホームページ[3]より抜粋）

MEMO
生産年齢人口
生産活動を担うことのできる，すなわち働くことのできる中核をなす年齢（15歳以上65歳未満）の人口.

気をつけよう！
高齢者とは，日本の各種の制度のうえで65歳以上の人を示すことは知られているが，その定義と区分に関して，日本老年学会・日本老年医学会「高齢者に関する定義検討ワーキンググループ報告書（平成29年）」において，75歳以上を高齢者の新たな定義とすることが提案されている．また，「高齢社会対策大綱」においても，「65歳以上を一律に『高齢者』とみる一般的な傾向は，現状に照らせばもはや，現実的なものではなくなりつつある」とされている．

生産年齢人口が支える割合は2.1である（2018年10月現在）[4]．また，総人口はすでに減少の局面に入っており，現状は「出生人数＜死亡人数」という状況である．こうした状況は「少子高齢化」という言葉で表されているが，注視すべきは人口が減少の一途をたどるなかで高齢化率はなお上昇していく，世界でどの国もいまだ経験したことのない課題に直面している（**巻末資料・図1**参照）．平均寿命もさらに延伸することが予測されているが，なかでも女性は90歳を超え「人生100年時代」の到来である（**図1**）[4]．

　こうした高齢化の進展は，疾病構造の変化にも大きく影響している．悪性新生物，脳卒中，糖尿病などの生活習慣病や認知症など，長期間にわたりさまざまな支援の必

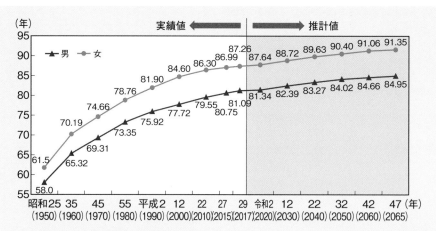

図1 平均寿命の推移と将来推計
（内閣府：令和元年版高齢社会白書[4]）

MEMO
1823年に創刊され、世界的に有名な医学雑誌の一つである「The Lancet」が、2011年に日本の医療制度に関する特集号を掲載した。日本が短期間で平均寿命が延伸し長寿社会を実現した理由は、国民皆保険制度ときめ細かな公衆衛生対策であり、これらが重要な役割を果たしたとしている。

MEMO
理学療法士作業療法士学校養成施設指定規則
理学療法士の間では、省略して「指定規則」とよばれることが多い。1966（昭和41）年に「文部省・厚生省令第3号」として定められた法令で、入学資格、修業年限、教育内容、専任教員の要件（資格）などが規定されている。各養成校はこれに沿って教育カリキュラムを作成している。

MEMO
地域包括ケアシステム
「住まい」「医療」「介護」「予防」「生活支援」の5つのサービスを一体的に提供できるケア体制を、地域の実情や特性に応じて地域ごとに構築する体制（システム）のこと。詳細はLecture 8・図4参照。

要な疾患が増加していることである。

以上のような背景のもととなる日本が長寿社会に達した要因については、制度を含めた保健・医療の発展がかかわっているとされており、人口構造の変化、疾病構造の変化、社会保障制度の変化の3つは相互に関連している。高齢化が病気だけではなく「介護が必要な状態」という新たなニーズを生み、これが介護保険制度の創設につながったことはその一例である。

医療管理学、看護管理学の内容をみると、人口・疾病構造や社会保障に関する分野が含まれているが、これらは理学療法士にとっても無関係ではないことがわかる。2000（平成12）年からの介護保険制度の施行は、訪問リハビリテーションや通所リハビリテーションなどをはじめとする医療機関以外での業務に加え、介護予防という予防の分野でも活動できるようになるなど理学療法士の職域拡大につながった。これからも理学療法士の働く基盤をなしている制度そのものが「管理学」とは無関係ではないことが明確である。

2) 理学療法の教育内容の改正

理学療法士の養成は、「理学療法士作業療法士学校養成施設指定規則」（以下、指定規則）により定められている。この指定規則は1999（平成11）年以降は大きく改正されることはなかったが、以下の状況をふまえて、2020（令和2）年から新たな改正案が施行されることになった。

- 高齢化の進展に伴う医療需要の増大や、地域包括ケアシステムの構築などにより、理学療法士に求められる役割や知識などが大きく変化してきた。
- 学校養成施設のカリキュラムについて、臨床実習の実施方法や評定方法が各養成施設でさまざまである実態をふまえ、臨床実習のあり方の見直しをはじめ質の向上が求められている。

理学療法管理学は、この改正案の一つとして専門分野に新設され、必須化された（**表4**）[5]。

こうして、理学療法士にとって「管理学」が必要とされるようになった。また、正式に「理学療法管理学」という分野が誕生した直接的な理由は指定規則の改正であるが、その背景には、人口構造の変化をもととした社会構造の変化があったといえる。

表4　「理学療法士作業療法士学校養成施設指定規則」に示されている教育内容，教育目標

分野	教育内容	単位数	備考	教育の目標
基礎分野	科学的思考の基盤 人間と生活 社会の理解	14		● 科学的・論理的思考力を育て，人間性を磨き，自由で主体的な判断と行動する能力を培う．生命倫理，人の尊厳を幅広く理解する ● 国際化および情報化社会に対応できる能力を培う ● 患者・利用者等との良好な人間関係の構築を目的に，人間関係論，コミュニケーション論等を学ぶ
専門基礎分野	人体の構造と機能および心身の発達	12		● 人体の構造と機能および心身の発達を系統立てて理解できる能力を培う
	疾病と障害の成り立ちおよび回復過程の促進	14	栄養，薬理，医用画像，救急救命および予防の基礎を含む	● 健康，疾病および障害について，その予防と発症・治療，回復過程に関する知識を習得し，理解力，観察力，判断力を養うとともに，高度化する医療ニーズに対応するため栄養学，臨床薬学，画像診断学，救急救命医学等の基礎を学ぶ
	保健医療福祉とリハビリテーションの理念	4	自立支援，就労支援，地域包括ケアシステムおよび多職種連携の理解を含む	● 国民の保健医療福祉の推進のために，リハビリテーションの理念（自立支援，就労支援等を含む），社会保障論，地域包括ケアシステムを理解し，理学療法士・作業療法士が果たすべき役割，多職種連携について学ぶ ● 地域における関係諸機関との調整および教育的役割を担う能力を培う
専門分野	基礎理学療法学	6		● 系統的な理学療法を構築できるよう，理学療法の過程に関して，必要な知識と技能を習得する
	理学療法管理学	2	職場管理，理学療法教育および職業倫理を含む	● 医療保険制度，介護保険制度を理解し，職場管理，理学療法教育に必要な能力を培うとともに，職業倫理を高める態度を養う
	理学療法評価学	6	医用画像の評価を含む	● 理学療法評価（画像情報の利用を含む）についての知識と技術を習得する
	理学療法治療学	20	喀痰などの吸引を含む	● 保健医療福祉とリハビリテーションの観点から，疾患別，障害別理学療法の適用に関する知識と技術（喀痰等の吸引を含む）を習得し，対象者の自立生活を支援するために必要な課題解決能力を培う
	地域理学療法学	3		● 患者および障害児（者），高齢者の地域における生活を支援していくために必要な知識や技術を習得し，課題解決能力を培う
	臨床実習	20		● 社会的ニーズの多様化に対応した臨床的観察力・分析力を養うとともに，治療計画立案能力・実践能力を身につける．各障害，各病期，各年齢層を偏りなく対応できる能力を培う ● また，チームの一員として連携の方法を習得し，責任と自覚を培う

（文部科学省，厚生労働省：理学療法士作業療法士学校養成施設指定規則の一部を改正する省令．2018[5]）

3. 理学療法管理学の構成内容

　指定規則などから読み解くことのできる理学療法管理学の基本内容は「医療保険制度」「介護保険制度」「職場管理」「職業倫理」「理学療法教育」の5項目であり，これ以上の内容に関する説明や解説はなされていない．そこで，理学療法士の教育に関連の深い，①日本理学療法士協会の取り組み，②カリキュラム編成の視点，それぞれをふまえたうえで，理学療法管理学の構成内容を検討する．

1）日本理学療法士協会の取り組み

（1）理学療法学の教育モデル・コア・カリキュラム

　日本理学療法士協会は，新たな指定規則の趣旨をふまえ，卒業時に最低限修得していると思われる知識，技術，経験を社会的観点から担保するための到達目標として「教育モデル・コア・カリキュラム」を作成した．このカリキュラムの理学療法管理学の項をみると，指定規則と同様の項目である「理学療法部門管理」「理学療法倫理」

MEMO
職業倫理
職業に特有の役割や責任を果たすために，社会のなかで自分の行動を律する基準や規範のこと（詳細は Lecture 13 参照）．

MEMO

コンプライアンス (compliance)
法令を守ること. 法令遵守.

コンフリクトマネジメント
（conflict management）
組織のなかで目標，価値，利害などが一致せず生じた衝突や対立の状況を「コンフリクト」とよぶ. こうした状況を，組織の活性化や成長の機会ととらえて，積極的に解決を図ろうとすること（詳細は Lecture 13 参照）.

メンター制（メンターシップ）
メンター (mentor) は支援者，助言者，相談者の意味. 組織に所属する上司とは別に，年齢や職歴の近い先輩が新人や若手の職員をサポートするしくみ（詳細は Lecture 14 参照）.

プリセプター制
（プリセプターシップ）
一定の期間に 1 人の新人に対して指導役としての先輩職員（プリセプター〈preceptor〉）がマンツーマンで指導するしくみ（詳細は Lecture 14 参照）.

MEMO

「コンプライアンス」「コンフリクトマネジメント」「メンター制」「プリセプター制」などの専門用語については，詳細は各 Lecture で解説・説明している. 本講義では概要を理解しよう.

表 5　理学療法管理学の教育モデル・コア・カリキュラム

理学療法の職場管理において求められる管理業務の基本，臨床教育の基本について学ぶ

	学修目標
1. 理学療法部門管理	①理学療法の実施とその対価（診療報酬・介護報酬など）について説明できる ②理学療法の実施後の診療記録と書類管理（電子カルテなどを含む）について説明できる ③理学療法の実施における他職種との業務調整（処方内容の確認，他職種への申し送り）について説明できる ④理学療法の実施に関わるカンファレンスについて説明できる ⑤理学療法機器の保守点検・安全管理について説明できる ⑥理学療法機器の配置計画（職場環境デザインを含む）について説明できる ⑦人事考課（職員採用・昇格審査など）について説明できる ⑧労務管理（勤務時間・休暇管理など）について説明できる
2. 理学療法倫理	学修目標 ①コンプライアンス・法令違反について説明できる ②ハラスメントについて説明できる ③医療広告ガイドラインについて説明できる ④対象者・他職種との利害衝突ならびにコンフリクトマネジメントについて説明できる
3. 理学療法教育	学修目標 ①理学療法士養成教育の歴史について説明できる ②理学療法士養成教育の内容について説明できる ③理学療法士国家試験の出題基準について説明できる ④診療参加型臨床実習について説明できる ⑤臨床実習前後の評価（OSCE 等）について説明できる ⑥臨床教育の方法（メンター制，プリセプター制など）について説明できる ⑦生涯学習制度について説明できる

（日本理学療法士協会：理学療法学教育モデル・コア・カリキュラム[6]）
OSCE：客観的臨床能力試験.

「理学療法教育」に分けられ，それぞれに学修目標が設定されている. この学修目標の設定により，「理学療法管理学とは何か」が具体的にわかりやすいものになっている（**表 5**）[6].

（2）認定理学療法士制度

日本理学療法士協会は生涯学習の促進を図るため，専門性と技術を備えた理学療法士を社会に送り出し，国民の保健医療福祉の増進に寄与することを目的として，「認定理学療法士制度」を設けている. これは基礎，神経，運動器，内部障害，生活環境支援，物理療法，教育・管理の 7 分野から構成されており，それぞれの認定分野において理学療法の技術と知識を有することが認められた者を認定理学療法士として認定している.

理学療法管理学に関連する領域としては「教育・管理理学療法専門分野」があり，以下①～③の 3 領域から構成されている. 生涯学習として卒後にも「管理学」を学べることは，医師や看護師と同様に理学療法士も臨床技術以外の内容を卒後教育の一環として教授されるしくみをもっている.

①臨床教育：臨床教育（卒前および卒後）に関する知識と技能を習得し，一定の経験を有し，安全で適切に実践することができる.

②管理・運営：職場の労務管理・運営および衛生管理・運営に関する知識と技能を習得し，一定の経験を有し，安全で適切に実践することができる.

③学校教育：理学療法士養成教育に関する知識と技能を習得し，一定の経験を有し，適切に実践することができる.

（3）管理者の人材育成のための研修

医療機関などの理学療法士が勤務する組織には複数の職員が勤務し，多くの職場に

は組織のマネジメントを担う「管理者（管理職）」が存在する.

　理学療法士をとりまく近年の状況は，医療・介護サービスの連携や医療機関の機能分化など，理学療法士の勤務状況や雇用を左右する動向が生じており，管理者が所属する組織の機能に応じた理学療法士の役割を的確に把握する必要性が増している. こうした状況下においては，所属する組織の運営に適切に対応することが理学療法士の存続にも大きく関係している.

　そのため，管理者の人材育成や管理者間の情報提供の機会を設けることが重要となっている.

2) カリキュラム編成の視点

　日本理学療法士協会によると，「指定規則がカリキュラム編成の基盤となっており，さらに，国家試験出題基準によって，カリキュラム編成の方向性が決定される」[6] としている. そこで，理学療法管理学の構成内容については，カリキュラム編成の視点から国家試験の出題基準も加えて検討する.

　国家試験の出題基準は「専門基礎分野」と「専門分野（理学療法）」に大別され，**表6**に示すように大項目，中項目，小項目それぞれに内容が分類されている（Lecture 14参照）. **表6**は国家試験出題基準のなかで指定規則に示されている「医療保険制度」「介護保険制度」「職場管理」「職業倫理」「理学療法教育」の5項目に当てはまる小項目を青字で示したものであるが，それを含む大項目に該当する中・小項目すべてを記載した.

　これをみると，理学療法管理学の構成内容として，**表6**のすべてが当てはまると考える. その理由は，例えば，**表5**[6] の理学療法部門管理における学修目標③の「理学療法の実施における他職種との業務調整（処方内容の確認，他職種への申し送り）について説明できる」を達成するために必要な知識として，「チーム医療，連携医療」が必要になると予期される. 同様に，理学療法倫理における学修目標①の「コンプライアンス・法令違反について説明できる」を達成するために必要な知識として，「関連法規」は不可欠と推察される.

　以上より理学療法管理学は「医療保険制度」「介護保険制度」「職場管理」「職業倫理」「理学療法教育」の5項目に該当する「コア」の部分と，それをとりまく「周辺領域」の項目から構成されていると考えられる.

4. まとめ

　本書では，医療管理学や看護管理学を構成している内容や，これまでに述べた指定規則に記載の「コア」の部分とその「周辺領域」の内容を併せて考え，シラバス（p.xvii）における学習主題を現時点での「理学療法管理学の構成内容」とした.

　理学療法管理学は，臨床における「人」にとどまらず社会や制度までを包括した学際的学問であるため，医学部において病院管理学から医療管理学に名称が変更され外への広がりをみせているように，時代に応じてその内容を進化させ続けていくことが必須である.

📖 **調べてみよう**
国家試験の出題基準（表6）に関する項目は多岐にわたる. 全項目は厚生労働省のホームページ（平成28年版理学療法士作業療法士国家試験出題基準について）を確認してみよう.

📖 調べてみよう

表5[6]の学修目標に記載の内容を達成するためには、国家試験の出題基準（表6）の中項目、小項目のどの部分を習得しておく必要があるのか調べてみよう.

表6 理学療法士作業療法士国家試験出題基準（抜粋）

分野	大項目	中項目	小項目
専門基礎分野	保健医療福祉とリハビリテーションの理念	保健医療福祉	
		医療	インフォームドコンセント
			安全管理（インシデント，感染対策 等）
			個人情報保護
			チーム医療，連携医療
			医療面接
			EBM（根拠に基づいた医療）
			医療の供給体制（一次・二次・三次医療，救急・災害・へき地医療，地域医療）
		保健	保健予防概念
			健康管理・健康増進
			環境保健
			地域保健
			母子保健
			学校保健
			産業保健
			高齢者保健
			精神保健
			感染症対策（届出，予防を含む）
		医療・福祉制度	医療保険制度
			公的扶助制度
			介護保険制度
		関連法規	医事法規
			保健衛生法規
			福祉関係法規
専門分野	基礎理学療法学	理学療法の基本	
		生命・医療倫理	プロフェッショナリズム
			ノーマライゼーション
			インフォームドコンセント
			個人情報保護
		法規，関連制度	理学療法士及び作業療法士法
			医療保険制度
			介護保険制度
		理学療法の範囲	
		予防	疾病予防
			再発予防
			障害予防
		管理，運営	理学療法部門の管理運営
			安全管理（インシデント，感染対策 等）
			情報管理（診療録管理，個人情報保護 等）

■引用文献

1) 日本看護協会ホームページ.
   https://www.nurse.or.jp/nursing/education/gakkai/sinryoiki/pdf/2018chirashi.pdf
2) 東京都看護協会ホームページ. https://www.tna.or.jp
3) 大阪府看護協会ホームページ. http://www.osaka-kangokyokai.or.jp
4) 内閣府：令和元年版高齢社会白書.
   https://www8.cao.go.jp/kourei/whitepaper/w-2019/zenbun/01pdf_index.html
5) 文部科学省，厚生労働省：理学療法士作業療法士学校養成施設指定規則の一部を改正する省令. 2018.
   http://www.jaot.or.jp/wp-content/uploads/2018/10/shiteikisokukaitei.pdf
6) 日本理学療法士協会：理学療法学教育モデル・コア・カリキュラム.
   http://www.japanpt.or.jp/upload/japanpt/obj/files/about/modelcorecurriculum_2019.pdf

■参考文献

1) 河口 豊：日本医療・病院管理学会（旧日本病院管理学会）五十年史概要. 日本医療・病院管理学会誌 2013；50（1）：9-15.

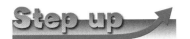

1. 高齢化の実態

　高齢化といっても何をもって「高齢」とするのか，「高齢者＝65歳以上」という現在の定義は実態と異なりつつある．医学的視点では「現在の70歳前半の高齢者の運動能力は，14年前の60歳後半と同じである」「咀嚼に必要な20本の歯数の維持について，現在の80歳の歯数は1980年代の65歳の歯数に相当する」など，若返りともいえる実態は他にも数多く示されている．

　また，年齢階級別に人口の伸び率について2015年を100とした値の推移をみると（図1）[1]，14歳までの年少人口と15〜64歳の生産年齢人口は漸減し続け，将来の「少子化」を表している．65〜74歳の前期高齢者は微減に転じ，75〜84歳の高齢者も2020年代に3割程度増加するものの，2040年に向けては減少している．

　特筆すべきは85歳以上の高齢者が2040年まで増加し続け，2015年比の約2.1倍に達していることである（494万人から1,024万人）．医学的にも社会的にも，他の年齢層よりリスクが高いとされる85歳以上の「超高齢者」がわずか25年で2倍近く増加し，総人口の約1割を占める将来の社会の姿は，簡単には予測ができない．

　理学療法士の誕生から50有余年，これまでの高齢化の進展を含めた社会の変化に合わせて理学療法士は対応してきたといえるが，高齢化の本質を見据えたうえで，ここに示したような将来のさらなる社会の変化にも対応し続けていけるよう取り組んでいく必要がある．

2. 令和時代の「理学療法管理学」の視座

　講義で示したように，日本の総人口は1920年の国勢調査が開始されて以来2015（平成27）年から初めて減少に転じ，それ以降も減少し続けることが予想されている（**巻末資料・図1参照**）．理学療法管理学という分野が保健，医療，福祉に関する制度の理解を求めているのであれば，少子高齢化と人口減少という，世界でどの国もいまだ経験したことのない課題に直面している現実をふまえつつ，以下の点を考えなければならない．

　最初に，本格的な人口減少社会に突入しているということは，医療や介護のニーズが現状から変わらないとすれば，医療も介護も需要が減る，すなわち患者や利用者という理学療法士にとっての「顧客」が減っていくことを意味する．

　次に，厚生労働省「医療従事者の需給に関する検討会 理学療法士・作業療法士需給分科会」の資料（図2）[2]によ

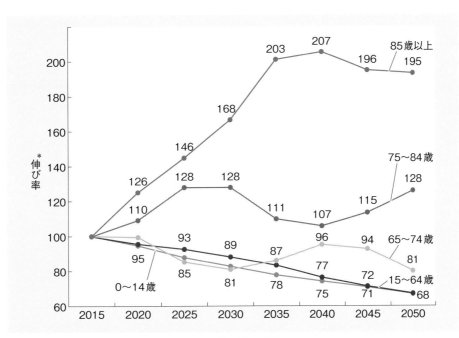

図1　高齢化の実態：年齢階級別・人口の伸び率の推移
*伸び率：2015年を100とした割合．
（国立社会保障・人口問題研究所：日本の将来推計人口〈平成29年推計〉報告書[1]をもとに作成）

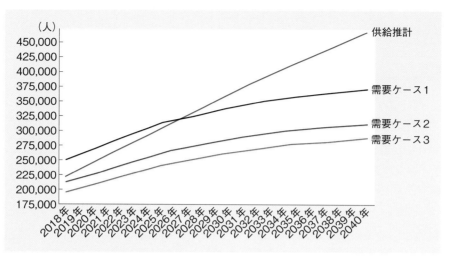

図2　理学療法士・作業療法士の需給計画
PT・OT の供給数は，現時点においては，需要数を上回っており，2040 年頃には供給数が需要
数の約 1.5 倍となる結果となった.
供給推計：全体の平均勤務時間と性年齢階級別の勤務時間の比（仕事率）を考慮して推計.
需要推計：ケース 1，ケース 2，ケース 3 について推計*
*精神科入院受療率，外来リハビリ実施率，時間外労働時間について幅をもって推計.
（厚生労働省：理学療法士・作業療法士の需給推計について. 医療従事者の需給に関する検討会 第 3 回理
学療法士・作業療法士需給分科会. 2019[2) より抜粋）

ると，推計値ではあるものの理学療法士および作業療法士の供給数は，現時点で需要数を上回っており，2040 年
頃には供給数が需要数の約 1.5 倍になるという結果が示されている.

　これまでの日本の社会保障を含むすべての制度は，人口も経済も「右肩上がり」の社会を前提として構築されて
きた. 人口が増え高齢者も増える，すなわち医療や介護の「顧客」は増えるので，それに合わせて理学療法士をは
じめとする専門職の供給も増やしてきたといえる. しかし，今後は人口減少に伴い制度を支える保険料や税収が減
少することもふまえ，「右肩下がり」を前提とした制度への視点が必要になる.

　また，理学療法士および作業療法士が将来の供給過多になる予測については，需要が現状と変わらないことが前
提となっている. そこで，医療や介護の保険料の影響を受けない教育分野を例に，新たな需要について仮説を検討
する. 現在，全国に小学校は約 2 万校存在する. 児童の体力や健康管理など保健の領域に理学療法士がかかわるた
めに，法的に小学校ごとに理学療法士 1 人が配置されるようになれば，こうした需給の問題の解決につながるので
はないだろうか.

　この提案は現状では仮説の域を出ることはない. しかし，自分たちの職域にかかわる制度設計を国任せではな
く，理学療法士自らが考え提案をしていく総合的な知識を磨いておくことこそが，令和の時代に学ぶべき「理学療
法管理学」に求められている.

■引用文献

1）国立社会保障・人口問題研究所：日本の将来推計人口（平成 29 年推計）報告書.
　http://www.ipss.go.jp/pp-zenkoku/j/zenkoku2017/pp29_ReportALL.pdf
2）厚生労働省：理学療法士・作業療法士の需給推計について. 医療従事者の需給に関する検討会 第 3 回理学療法士・作業療法士需
　給分科会. 2019.
　https://www.mhlw.go.jp/content/10801000/000499144.pdf

■参考文献

1）厚生労働省：理学療法士・作業療法士需給分科会. 第 3 回議事録，資料 1 理学療法士・作業療法士の需給推計について，資料 2 理
　学療法士・作業療法士の需給推計を踏まえた今後の方向性について.
　https://www.mhlw.go.jp/stf/shingi/other-isei_348780.html

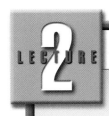

病院の分類と組織

到達目標

- ●「医療法」および関連法規などに従って，医療機関の機能的分類と意義を理解する.
- ●医療機関の機能とその連携について説明できる.
- ●医療機関の特色に応じたリハビリテーションおよび理学療法部門の意義とその役割について説明できる.

この講義を理解するために

　日本は，世界有数の長寿国であり，かつ超高齢化が急速に進行している社会です. 高齢者は，加齢に伴って生じる疾病が多いため，十分な医療の提供が必要になります. そのためには，高齢者を介護や支援などで扶養する若年層が健康であることも大切で，国民全体が健康であり，その状態を維持するための負担を軽減することが大きな目標になっています. このような目標を掲げる日本は，学術的にも経済的にも，世界をリードしてモデルを示す役割を担っています. 国の政策としても安全で質の高い医療サービスの提供がうたわれており，諸外国に例をみない国民皆保険制度による医療の提供とフリーアクセス（保険証があれば，公的保険による医療を受けられること）が提供されています. また，介護保険制度や地域包括ケアシステムの構築が，医療と保健福祉の枠組みとを連携させることに役立っています.

　この講義では，日本の「医療法」や関連法規によって規定されている医療機関の区分とその機能を理解し，各医療機関の特色に基づいたリハビリテーションおよび理学療法部門がどのように機能するのかについて学びます. 「理学療法士及び作業療法士法」によって規定されている理学療法士の現状を理解し，どのように国民の健康に貢献していくかを考える機会にしましょう.

　病院の分類と役割を学ぶにあたり，以下の項目をあらかじめ学習しておきましょう.

　　□「医療法」における医療機関について学習しておく.
　　□「理学療法士及び作業療法士法」について学習しておく.

講義を終えて確認すること

　　□日本の医療提供体制と制度が説明できる.
　　□医療圏および一次・二次・三次救急施設について説明できる.
　　□病院の種類とその機能が説明できる.
　　□各医療機関の特色をふまえたリハビリテーションおよび理学療法部門の役割について説明できる.

調べてみよう
「医療法」「理学療法士及び作業療法士法」「がん対策基本法」「脳卒中・循環器病対策基本法」の概要を調べてみよう.

調べてみよう
あなたの住んでいる都道府県の二次医療圏について確認してみよう.

MEMO
二次医療圏は全国で344, 三次医療圏は全国で52の医療圏がある(2013年).

ここがポイント!
基準病床数
都道府県が医療圏ごとに適正な病床数を定めたもので, 医療圏に必要な病院, 病床を確保する視点と, 過剰な病床数の増加を抑制する規制的な視点の両方を併せもっている.

MEMO
二次医療圏における病床規制
病床の地域的偏在を是正し, 全国的に一定水準以上の医療を確保するために, 二次医療圏における病床規制が行われている. 基準となる病床数は全国統一の算定式により定められており, 既存病床数が基準病床数を超える地域(病床過剰地域)では公的医療機関等の開設・増床を許可しないこと(病床規制)ができると定められている.

1.「医療法」における医療と医療圏, 医療機関

1)「医療法」と関連法規

　日本における医療は,「医療法」(**巻末資料・表1参照**)に基づいて計画・実施・運用されている. 医療は, 人間の生命や健康や幸福に密接に関与する社会資源であり,「日本国憲法」第11条の基本的人権に由来し, すべての国民に等しく全面的に保障され, これを侵害することができないとうたわれる, 健康に生きる権利(健康権)の一部をなすものである. そのため, 医療に携わる人間(医療資格者)や医療を行う施設(医療機関)に対するさまざまな規定や規制が設けられている. 日本の医療を定義するうえで特に重要な法規は,「医療法」に始まる「医事」に関する法規と,「医療者の資格」に関する法規(「医師法」「保健師助産師看護師法」「理学療法士及び作業療法士法」など)ならびに「保険診療」に関係する法規である. また, 最近では,「がん対策基本法」や「脳卒中・循環器病対策基本法」などの国民の健康に寄与する施策が関連法規として成立し, 施行されている.

　これらのなかでも「医療法」は, 医療施設に関する設備構成や人的基準, 管理体制, 運営管理に関する監督省庁やその機能ならびに公的医療機関の役割などを定めた, 医療の根幹を定義づける基本的な法律である. 病院や診療所のような医療提供施設や, 自宅などの居宅におけるすべての医療は, 生命と個人の尊厳に敬意を払い, 理学療法士, 作業療法士, 医師, 看護師, その他の医療従事者と患者とが信頼関係を構築したうえで, 患者の心身の状況に応じた診断・治療と, 疾病の予防ならびに良質なリハビリテーションを提供するものでなければならない.

2) 地域医療計画制度と地域完結型医療

　「医療法」の趣旨を実践するためには, 地域の医療ニーズに応じた保険医療体制を整備する必要がある. 地域医療計画は, 厚生労働大臣が定める基本方針に加えて, 地域の実情に応じて都道府県ごとに医療提供体制の確保を図るために策定するものであり, 医療提供の量(病床数)を管理するとともに質(医療連携, 医療安全)を評価する. また, 医療機能の分化・連携(「医療連携」)を推進することにより, 急性期から回復期を経て在宅療養に至るまで, 地域全体で切れ目なく必要な医療が提供される「地域完結型医療」を推進することが求められている. 地域の実情に応じた数値目標を設定して, Plan(計画)・Do(実行)・Check(評価)・Action(改善)を繰り返すPDCAサイクルによる政策の改善を継続的に実施するものである. その主な対象は四疾病五事業とよばれ, 4つの疾病(がん, 脳卒中, 急性心筋梗塞, 糖尿病)と5つの事業(救急医療, 災害時における医療, へき地の医療, 周産期医療, 小児医療〈小児救急医療を含む〉)を指す. さらに, 在宅医療の確保, 医療従事者の確保, 医療安全の確保, 二次医療圏, 三次医療圏の設定および基準病床数の算定等がその主要な項目である(**図1**)[1].

医療圏の設定

　地域医療計画において, 都道府県は, 病院および診療所の病床の整備を図るべき地域的単位である「医療圏」を定めることとされている.

　医療圏はこの病床を整備するための単位で, 一次医療圏, 二次医療圏, 三次医療圏を都道府県が制定している(**図2**)[1].

●**一次医療圏**:一般的な疾病の診断, 治療などの医療需要に対応するために設定された医療圏で, 住民にとって使用頻度が最も高い市区町村が単位である.

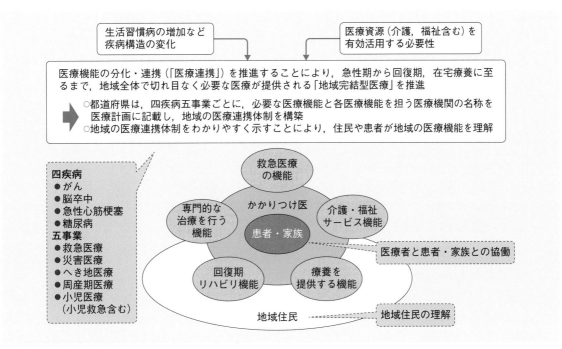

図1 地域完結型医療の実現
(厚生労働省：医療計画の概要について[1])

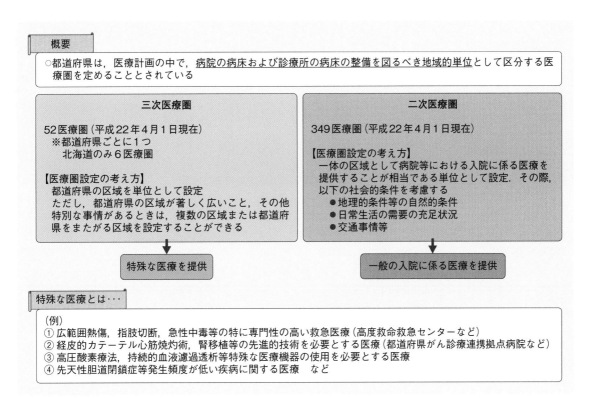

図2 医療圏
(厚生労働省：医療計画の概要について[1])

● **二次医療圏**：疾病予防から専門的な入院治療に至るまで，幅広く地域住民の保健医療をカバーする拠点病院を中心とした医療圏で，複数の市区町村をまとめて1単位とすることが多い（**図3**）[2]．この二次医療圏の人口規模が医療圏全体の患者の受療動向に大きな影響を与えるため，人口の流出入が地域医療計画を立案するうえで大きな因子となる．

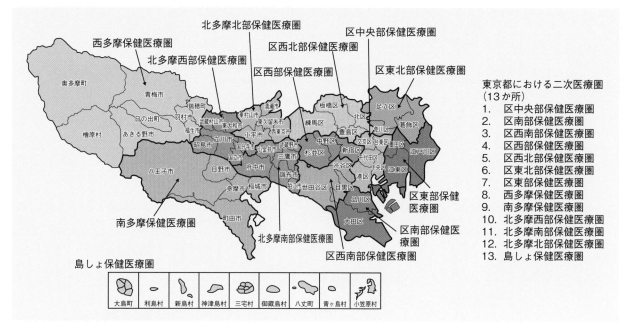

図3　東京都における二次医療圏
（厚生労働省：二次医療圏の状況について．第2回地域医療構想策定ガイドライン等に関する検討会〈参考資料1〉[2]）

東京都における二次医療圏
（13か所）
1. 区中央部保健医療圏
2. 区南部保健医療圏
3. 区西南部保健医療圏
4. 区西部保健医療圏
5. 区西北部保健医療圏
6. 区東北部保健医療圏
7. 区東部保健医療圏
8. 西多摩保健医療圏
9. 南多摩保健医療圏
10. 北多摩西部保健医療圏
11. 北多摩南部保健医療圏
12. 北多摩北部保健医療圏
13. 島しょ保健医療圏

✎ MEMO

政策医療

国が担うべき医療であると厚生労働省が定めている19の医療分野である（**表1**）．国立高度専門医療研究センターおよび独立行政法人国立病院機構がこれらの分野に特化した医療提供および臨床研究，教育研修，情報発信を行う（**表2**）．大規模な病院を中心に国立病院機構間において，それぞれの医療分野についてネットワークが構築されている（**表3**）．

**表1　政策医療の19分野
（2019年度）**

- がん
- 循環器病
- 精神疾患
- 神経・筋疾患（脊髄損傷，てんかんおよび進行性筋ジストロフィーを含む）
- 成育医療
- 腎疾患
- 重症心身障害
- 骨・運動器疾患
- 呼吸器疾患（結核を含む）
- 免疫異常
- 内分泌・代謝性疾患
- 感覚器疾患
- 血液・造血器疾患
- 肝疾患
- エイズ
- 長寿医療
- 災害医療
- 国際医療協力
- 国際的感染症

表2　国立高度専門医療研究センターが担う政策医療分野

国立高度専門医療研究センター	政策医療分野
国立がん研究センター	がん
国立循環器病研究センター	循環器病
国立精神・神経医療研究センター	精神疾患，神経・筋疾患，重症心身障害
国立国際医療研究センター	エイズ，国際医療協力，国際的感染症，肝疾患
国立成育医療研究センター	成育医療
国立長寿医療研究センター	長寿医療

表3　独立行政法人国立病院機構の高度専門医療施設

独立行政法人国立病院機構が運営する以下の病院は，政策医療を担う高度専門医療施設（準ナショナルセンター）として，全国の国立病院機構のネットワークにおける中心施設に位置づけられている

施設名	高度専門医療分野
国立病院機構千葉東病院	腎疾患
国立病院機構東京医療センター	感覚器疾患
国立病院機構災害医療センター	災害医療
国立病院機構村山医療センター	骨・運動器疾患
国立病院機構相模原病院	免疫異常
国立病院機構名古屋医療センター	血液・造血器疾患
国立病院機構京都医療センター	内分泌・代謝性疾患
国立病院機構近畿中央胸部疾患センター	呼吸器疾患（結核を含む）
国立病院機構長崎医療センター	肝疾患

※上記の9施設および高度総合診療施設である大阪医療センター，九州医療センターの各病院に臨床研究センターが設けられている．

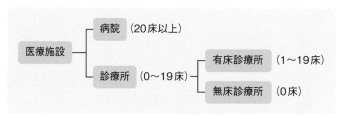

図4　「医療法」における医療施設の類型

- 三次医療圏：高度で最先端の医療を提供する医療圏であり，広いエリアをカバーすることから，原則として都道府県が1単位（北海道は6医療圏）とされている．

3）医療施設の分類：病院と診療所

「医療法」においては，医業を行うための場所を病院と診療所とに限定し，病院と診療所との区分については，病院は20床以上の病床を有するもの，診療所は19床以下の病床を有するもの（有床診療所）または病床を有さないもの（無床診療所）として，入院できるベッド数によって区別している（**図4**）．

これらの病院および診療所については，傷病者（患者）に対して真に科学的かつ適正な診療を与えることができるものであることと規定し，その構造や設備などについても一定の範囲で充実したものとされている．

4）病院の分類

（1）設置者による分類

日本における病院の設置（配置）は，「医療法」により公的組織および医療法人，学校法人，社会福祉法人などの非営利組織にしか設立が認められておらず，設置は都道府県などの医療計画に基づいて行われ，都道府県知事の許可を必要とする．

- 国立病院：厚生労働省，独立行政法人国立病院機構，独立行政法人労働者健康福祉機構などによって設置された病院．主に政策医療を担っている．
- 公立病院：都道府県や市区町村などの自治体が設置した病院．その地域における高度医療やへき地医療などを担っている．
- 公的病院：公立病院に加えて，日本赤十字社，恩賜財団済生会，独立行政法人地域医療機能推進機構（JCHO），国民健康保険団体連合会などによって設置された病院．
- 社会保険関係法人：国家公務員共済・同連合会，地方公務員等共済組合（地方職員共済組合，公立学校共済組合，警察共済組合，都職員共済組合，指定都市職員共済組合，市町村職員共済組合等）および全国市町村職員共済組合連合会，日本私立学校振興・共済事業団などの国民健康保険団体連合会や共済組合などによって設置された病院．
- 大学病院：国公立大学，私立大学によって設置された病院．
- 一般病院：公益法人，医療法人，社会福祉法人などによって設置された病院．

（2）「医療法」による病院の類型分類

「医療法」においては，病院は，機能別に①特定機能病院，②地域医療支援病院，③その他の一般病院に分類されており，一定の機能を有する病院（特定機能病院，地域医療支援病院）について，一般の病院とは異なる要件（人員配置基準，構造設備基準，管理者の責務など）を定め，要件を満たした病院については「名称独占」を認めている（**表4**）．また，精神疾患や感染症患者などを対象とする患者の相違に着目して，一部の病床については，人員配置基準，構造設備基準の面で，取り扱いを別にしている（**図5**）．

a．特定機能病院

医療資源を有効に活用して良質な医療を効率的に提供するためには，機能や特質に応じた施設の体系を進めることが必要である．高度な医療技術水準の確保のためには，継続して高度医療を必要とする症例を扱う必要があること，高度医療のための人員や設備の集約化が求められること，地域の医療機関で高度な医療が必要か否かを判断し，必要に応じた高度な医療機関への紹介制の枠組みを構築する必要がある．こうした高度の医療を提供し，さらに，高度な医療技術の開発および高度の医療に関する教育（研修）を実施する能力を備えた病院として，特定機能病院が1993（平成5）年の第二次医療法改正において制度化され，現在，大学病院を中心に86病院が承認され

調べてみよう
あなたの住んでいる都道府県の地域医療支援病院を確認してみよう.

表 4 特定機能病院と地域医療支援病院の比較

		特定機能病院	地域医療支援病院
承認者		厚生労働大臣	都道府県知事
趣旨		● 高度な医療技術が必要な症例を扱い,高い医療水準を確保する ● 高度医療のための人員設備を集約する ● 患者は必要に応じて高度な医療機関を受診できる	● 患者に身近な地域で医療を提供する ● かかりつけ医を支援する能力がある ● 地域医療の確保を図る病院としてふさわしい構造・設備を有する
要件	役割	● 高度医療,先進医療を提供する ● 高度医療の開発,評価を行う ● 高度医療に関する研修を行う	● 紹介患者の医療の提供と救急医療を行う ● 医療設備を他院の医療従事者に共同利用させる ● 救急医療を提供する
	設備	● 病床 400 床以上 ● 省令で定める診療科を 10 以上有する ● 集中治療室,無菌室,医薬品情報管理室を有する	● 病床 200 床以上 ● 集中治療室,検査室,病理解剖室,研究室などを有する
例		大学病院 81 施設,国立がん研究センター,国立循環器病研究センターなど計 86 施設	都道府県立病院,医療法人立病院など計 439 施設
配置		三次医療圏(都道府県単位)に約 1 施設	二次医療圏に 1 施設が望ましいが未達成

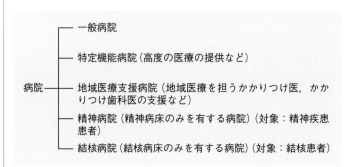

図 5 病院の機能による分類

ている(**図 6**)[3]. また,2017 年度からは特定機能病院管理者研修事業が開始され,医療安全管理責任者,医薬品安全管理責任者,医療機器安全管理責任者に定期的に医療にかかわる安全管理のための研修を受けさせるとともに,病院管理者自らも定期的に当該研修を受けることが承認要件とされている.

b. 地域医療支援病院

　医療機器などを一般病院や診療所と共同で利用し,かかりつけ医を後方支援する病院である.200 床以上の病床数をもち,都道府県知事によって承認される.紹介状を介して他の医療機関と連携や情報交換を行い,紹介患者に対する高度で専門的治療が一段落した時点でこれらの施設に逆紹介することで再び地域医療に主治医機能を委ねることになる.

　原則として国,都道府県,市区町村,特別医療法人,公的医療機関,医療法人,社会福祉法人,独立行政法人,労働者健康福祉機構が開設主体であり,都道府県知事が個別に承認している.紹介患者中心の医療を提供していることが要件であるため,紹介率および逆紹介率が一定の割合を超えていること,救急医療を提供する能力を有すること,建物および設備や機器などを地域の医師などが利用できる体制を確保していること,地域医療従事者に対する教育を行っていることなどが求められる.

c. その他の一般病院

　特定機能病院および地域医療支援病院以外の病院を指す.患者は最初に診療所や地

MEMO
中小病院や診療所(かかりつけ医)との機能的連携を推進するために,2016(平成 28)年度から特定機能病院および 500 床以上の地域医療支援病院において紹介状を持たずに受診する場合,初診 5,000 円,再診 2,500 円の定額徴収が義務化された.
救急の患者,公費負担医療の対象患者,無料低額診療事業の対象患者,HIV 感染者や,特定健診,がん検診等の結果により精密検査の指示があった患者等は除外される.

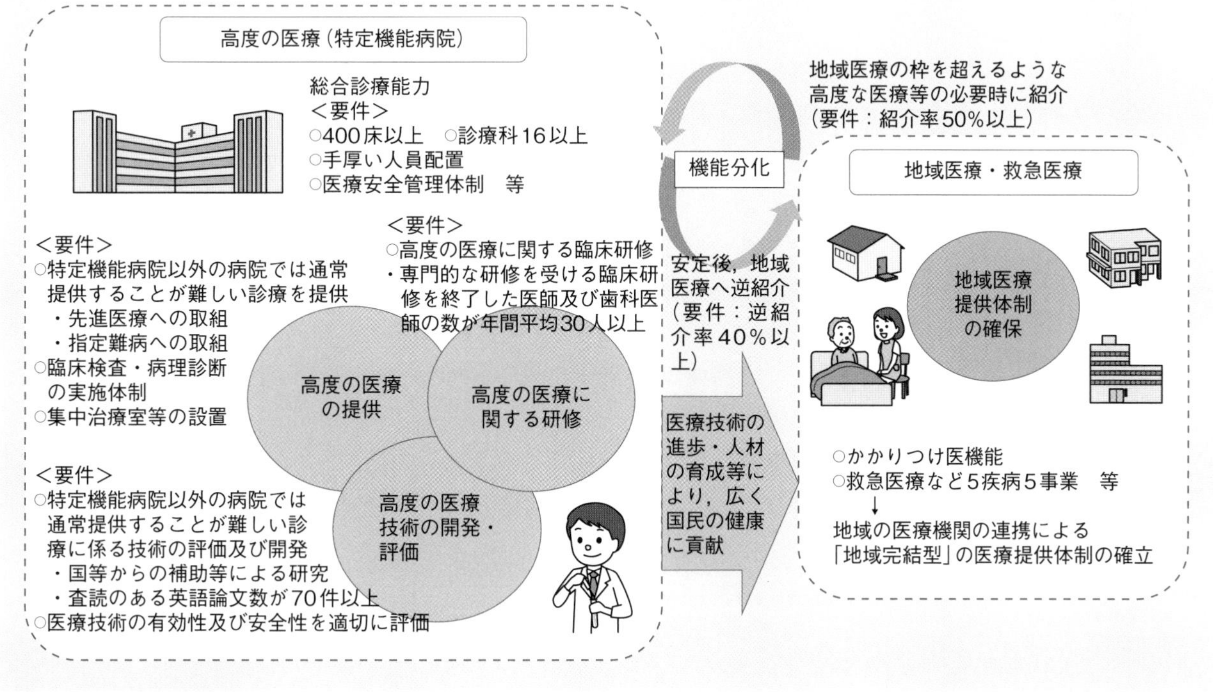

図６　特定機能病院の役割

（厚生労働省：特定機能病院について[3]）

表５　病床が担う医療機能の分類（病床機能報告制度に従った区分）

医療機能の名称	医療機能の内容
高度急性期機能	● 急性期の患者に対し，状態の早期安定化に向けて，診療密度が特に高い医療を提供する機能 ※高度急性期機能に該当すると考えられる病棟の例 救命救急病棟，集中治療室，ハイケアユニット，新生児集中治療室，新生児治療回復室，小児集中治療室，総合周産期集中治療室であるなど，急性期の患者に対して診療密度が特に高い医療を提供する病棟
急性期機能	● 急性期の患者に対し，状態の早期安定化に向けて，医療を提供する機能
回復期機能	● 急性期を経過した患者への在宅復帰に向けた医療やリハビリテーションを提供する機能 ● 特に，急性期を経過した脳血管疾患や大腿骨頸部骨折等の患者に対し，ADLの向上や在宅復帰を目的としたリハビリテーションを集中的に提供する機能（回復期リハビリテーション機能）
慢性期機能	● 長期にわたり療養が必要な患者を入院させる機能 ● 長期にわたり療養が必要な重度の障害者（重症の意識障害者を含む），筋ジストロフィー患者または難病患者等を入院させる機能

（厚生労働省：平成29年度 病床機能報告 報告マニュアル①．2017[4]）

域密着型の病院を受診することが多く，紹介状を介して他の医療機関と連携や情報交換を行う．

(3) 病床の機能的な分類と病床機能報告制度

各病院は求められる医療機能に応じて特化したさまざまな病床（病棟単位）を有しており，それぞれが院内および院外（地域および医療圏，さらに広域な範囲）と連携する必要がある．病床機能報告制度は，「地域における医療及び介護の総合的な確保を推進するための関係法律の整備等に関する法律」により改正された「医療法」第30条13に基づいて実施する制度で，医療機関のそれぞれの病棟が高度急性期機能，急性期機能，回復期機能（回復期リハビリテーション病棟に限らない），慢性期機能などの機能（**表5**）[4]を担っているのかについて毎年報告を提出させるものである．地域

MEMO

高度急性期機能をもつ病棟の例

- 集中治療室（intensive care unit：ICU）：意識や呼吸・循環・代謝などの重篤な急性機能不全の患者を24時間体制で収容して治療・管理する．
- 冠疾患集中治療室（coronary care unit：CCU）：虚血性心疾患をはじめとする重症の循環器疾患患者を24時間体制で治療・管理する．
- 脳卒中集中治療室（stroke care unit：SCU）：脳卒中（脳梗塞，脳出血，くも膜下出血）の急性期患者を24時間体制で専門医療チームが計画的に治療する．
- 脳神経外科集中治療室（neurosurgical care unit：NCU）：脳血管障害の術前，術後などの脳神経外科疾患の重症患者を24時間体制で治療・管理する．
- 新生児集中治療室（neonatal intensive care unit：NICU）：新生児，出生時に呼吸障害を認める満期産児，重症新生児，仮死の状態で出生した新生児，出生時から処置を要する先天性疾患を合併した新生児などを対象に24時間体制で治療する．
- 母体胎児集中治療室（maternal fetal intensive care unit：MFICU）：リスクの高い妊娠・出産・産後の母体と胎児の状態を把握するために24時間体制で治療する．

の医療機能や医療供給量を把握するための目安とするもので，都道府県単位で取りまとめられる．

（4）救急医療施設の分類

患者の重症度に応じて以下の施設に分類されている．

- **一次救急施設**：外来で対応可能な初期救急および軽症者（咽頭炎による発熱，外科手術を伴わない骨折など）に対する処置・投薬を行う．
- **二次救急施設**：入院設備をもち，重症患者（急性虫垂炎，四肢の骨折など）の処置を24時間365日受け入れる体制で行う．
- **三次救急施設**：生命の危険のある重篤患者（急性心筋梗塞，脳血管疾患，広範囲熱傷など）に24時間365日受け入れる高度医療を提供する救命救急センターであり，おおむね人口100万人あたり1施設が設置されている．

5）拠点病院

政策に基づき，特定の疾患や病院機能について重点的な診療機能や地域連携の拠点となる病院が設置されている．

（1）災害拠点病院

近年増加している自然災害やその他の災害に対する拠点は，「災害対策基本法」や防災基本計画に基づき整備されている．災害時の医療救護活動において重症の傷病者を受け入れるなどの災害医療体制の中心的な役割を担うとともに，後方医療機関として地域の医療機関を支援する機能も有する病院である．

救急医療を行うための高度診療機能，被災地からの重症患者の受け入れ機能，傷病者の広域後方搬送の対応機能，災害派遣医療チーム（DMAT）に代表される医療救護班の派遣機能などを備えていることが必要で，各都道府県に原則1か所以上の基幹災害医療センター，二次医療圏ごとに原則1か所以上の地域災害医療センターが全国で整備されている[5]．

（2）がん診療連携拠点病院

日本の死因第1位であるがんに対して，専門的な診断と治療を行うがん医療の提供および地域連携協力体制の構築や，がん患者とその家族に対する相談支援および情報提供などが拠点病院を中心に積極的に推進されている．がん診療連携拠点病院が全国393施設，地域がん診療病院43施設が指定されている[6]．その他にも，がんに関連する拠点病院は，小児がん拠点病院15施設と小児がん中央機関2施設や，がんゲノム医療中核拠点病院11施設およびがんゲノム医療連携病院156施設などが整備されている[6]．

（3）回復期リハビリテーション病棟

がんや災害対策のような国の政策による拠点病院は設けられていないが，リハビリテーション対象者は，ほぼ全科の入院および外来患者に及ぶ．急性期病院では，入院や手術などを起点とした早期リハビリテーションや術前からの介入が積極的に行われ，クリニカルパスなどに基づいたケアのプロセスによって早期の退院を目指している．しかし，短縮した入院期間内に完結しない対象者も多く，一定期間の集中的なリハビリテーションを受ける必要がある場合には，専門のリハビリテーション病棟に入院する．

疾患や病態に応じて入院日数の制限があるが，目標を達成して居宅などに退院もしくは中間施設などに転院する臨床経過のなかで，回復期リハビリテーション病棟は，今日の日本における医学的リハビリテーションの主たる場である．回復期病棟数は全国で約1,900病棟（約8万5,000床）に及んでいる[7]．

回復期リハビリテーション病棟には専従の医師やセラピストの定員数が定められ，

MEMO
災害拠点病院
基幹災害医療センター61施設，地域災害医療センター633施設（2015年）．

災害派遣医療チーム（disaster medical assistant team：DMAT）

MEMO
がん診療連携拠点病院393施設の内訳
国立がん研究センター2施設，都道府県がん診療連携拠点病院51施設，高度型地域がん診療連携拠点病院14施設，地域がん診療連携拠点病院325施設，特定領域がん診療連携拠点病院1施設．

診療に休日を定めない 365 日体制でリハビリテーションを提供することが推進されており，リハビリテーションの提供実績と，アウトカム指標ないしはクリニカルインディケーターとなる実績指数の提出が義務づけられている（Lecture 7 参照）．

(4) ケアミックス病院

　一般病床と療養型病床または精神病床などの混合型の病院であり，急性期病棟や回復期リハビリテーション病棟と療養病棟の複数を組み合わせた機能を有している施設である．1 つの病院で一般的な急性期治療や，手術およびその後のケアや回復期リハビリテーション，さらに終末期に至るまでの状態に適した医療サービスを提供することができ，最近は地域包括ケア病棟も含めた施設が増加している．

2. 病院内の組織とその役割

　病院は，高水準の医療を提供する専門施設であり，医学として個々の患者に対する科学的根拠に基づいた診断と治療を実施するためにも，また，適切なリハビリテーションや医療安全，感染制圧を提供するシステムとしての面でも，加えて，近年では医療従事者の健康を守る労働衛生の観点からも，高度な要求を満たすための機能が求められている．そのためには，臨床，教育，研究が日々の臨床とリンクした科学として実践できる施設運営が必要であり，その経済的基盤となる収益性も求められる．

1) 診療とケア提供のプロセス

　なんらかの疾患や状態が発生したために外来診療もしくは入院が必要となった患者に対して，一連の診療とケアを提供するのが医療機関の業務である．入院患者を例にとると，入院や退院の手続きや院外との連携，会計業務，診断および治療の中核となる医師の業務と，その診療業務をサポートし，患者や家族に対する直接的なケアの主体となる看護業務，臨床検査や画像検査などの検査業務，治療の枠組みのなかで大きな位置を占める薬剤管理と投薬の業務，手術業務，栄養業務，理学療法士や作業療法士などが大きな役割を担うリハビリテーション業務など，いくつもの部門と職種が連携した，チーム医療とよばれるプロセスが必要になる．

2) 病院の組織

　病院の組織は，規模や機能によって異なるが，基本的には診療プロセスを構成する診療部門（診療科，医局），看護部門，医療技術部門（薬剤科，検査科，放射線科，栄養科，リハビリテーション科など），事務部門から成り立ち（**図 7**），さらに呼吸ケアサポートチームや栄養サポートチームなどに代表される横断的な医療チームや，医療安全，倫理審査，教育，医療相談，地域連携，情報管理，経営戦略企画など，さまざまな専門領域の担当部署や委員会を設置して運営されている．

(1) 管理者

　医療法人立病院や公立病院などの法人格が運営する病院の場合は，医療法人の理事長や公立病院の管理者が経営の責任を担い，病院長が管理者として診療の責任を担っている．一方，個人設立の病院では，病院長が管理者として経営および診療の両方の責任を担っていることも多い．

(2) 診療部門（診療科，医局）

　医師の所属単位で，医局は一般に各診療科にまとめられた構成単位を指す．疾病構造や障害が多様化し，医療

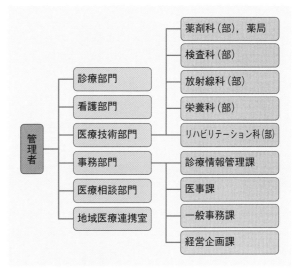

図 7　病院の組織図

全体が高度化するなかで多職種がそれぞれの専門性を発揮しながら連携するいわゆるチーム医療が必須となり，主治医は医師として専門分野の診断や治療方針の決定と実際の治療を行うだけでなく，各職種間のコミュニケーションを図って情報を集積して判断し，患者に対する最大の責任を担う．

（3）看護部門

看護師および看護補助者は病院のなかでも最も人数の多い，かつ患者と接する時間が最も長い職種である．看護師の直接的な仕事は，医師の診療補助業務と，患者の全身管理や ADL のケアに大別される．

ADL（activities of daily living；
日常生活活動）

（4）医療技術部門

a．薬剤科（部），薬局

薬剤科の役割は，品質が保証された医薬品を有効かつ安全に，適切な情報とともに提供することである．また，薬品の管理や医師の処方に基づいた調剤，患者に対する服薬指導，薬品情報を入手して適切に使用させることが薬剤師の業務である．

b．検査科（部）

臨床検査技師や衛生検査技師をはじめとする職種が担当する仕事には，血液や尿などの検体に対する生化学的検査や，血液学的検査，免疫学的検査，アレルギー検査，微生物学的検査，組織や細胞の病理学的検査など広範な内容が含まれる．さらに，心電図，呼吸機能，脳波や筋電図，超音波などの生理検査や一部の画像検査も，医師の補助として臨床検査技師が担当しており，これらはいずれも診療に必須の病院機能である．

c．放射線科（部）

CT（computed tomography；
コンピュータ断層撮影）
MRI（magnetic resonance
imaging；磁気共鳴画像）

放射線科の役割は，X 線撮影（レントゲン撮影）や CT，MRI などの画像診断と，血管造影などの画像診断の手技を応用したり，放射線を直接治療手段としたりする治療に大別される．診療放射線技師は，自らの被曝線量を管理しつつ，これらの検査・治療に関する業務にあたっている．

d．栄養科（部）

栄養サポートチーム
（nutrition support team：NST）

栄養科には，管理栄養士，栄養士，調理師などが入院患者食あるいは職員食を担当し，栄養面での指導も行う．食事も治療の一環であり，近年では特に栄養サポートチーム（NST）において中心的な役割を果たしている．

e．リハビリテーション科（部）

リハビリテーション科は，リハビリテーション医，理学療法士，作業療法士，言語聴覚士，視能訓練士，義肢装具士，リハビリテーション看護師などの専門家によるリハビリテーションを提供する．疾患を問わず，また超急性期から退院を支援し，外来や訪問診療に至るまで生活機能を支援するリハビリテーションは，今日のチーム医療の質を構成する要であり，院内で横断的に組織されるチームにも多くの積極的かつ主導的な関与が求められている．

事務部門については，Lecture 3
を参照．

（5）事務部門

a．診療情報管理課

IT（information technology；
情報技術）

医療機関では，診療情報や会計情報，社会資源の利用状況や家族の情報などの膨大な量と種類の個人情報を扱う．IT 化の進む情報管理部門の役割は，診療情報と情報システムの管理である．診療情報の管理は診療情報管理士が，さまざまな医療情報システムの運営や医療統計，疾病統計などの管理に関しては専門的なシステムエンジニアやアナリストが情報管理部門で大きな役割を担っている．

b．医事課

患者側に対しては受診の受付や会計，処方箋の受け渡し，入院時の事務手続き，入

退院時の請求書の作成を行い，保険者側に対しては保険請求業務を行う．必要な書類の準備やクラーク業務を担当することも多い．

c. 一般事務課

医療機関を会社として運営するための事務機能である総務，人事，経理，庶務，施設，用度，広報などの担当に分かれて，「ヒト・モノ・カネ」と情報を扱い，病院の診療運営をサポートするとともに，職員が働きやすい環境を整え，改善することが役割である．

d. 経営企画課

名称は病院によって異なるが，主に経営面から戦略を立案して実行状況を監視し，病院運営を支援する専門組織である．外部コンサルタント企業に委託する場合もある．病院の管理および運営にかかわる指標である病床稼働率や入退院数，診療報酬請求点数やその他の収益と支出を集計して分析し，これらの情報分析に基づいて病院全体の短期的あるいは中・長期的な計画経営戦略を立案し実行を支援する．

(6) 医療相談部門

医療ソーシャルワーカー（MSW）などが，患者あるいは家族のかかえる心理的，経済的な悩みや疑問，疾患やその治療に対する相談を受け，院内外の医療資源や社会資源を利用して問題解決や助言を行う．セカンドオピニオンに特化した窓口を設けている場合もある．入退院の相談窓口や退院後の地域の医療・保健・福祉施設との連携を調整することも多く，地域医療連携室と統合されている場合もある．

(7) 地域医療連携室

日本の医療制度においても，疾患や障害を回復し，良好な生活機能を獲得して自宅に退院させ，その後の二次予防までを一つの医療機関で完結させることは困難である．病期や対象に応じて，地域における各医療機関が専門性や特性に基づいた機能分担を図り，地域で個々の対象者の状態に適した医療を効率よく提供するために，医療機関や介護施設などからの患者紹介を受けたり，これらの機関との逆紹介を含めた連絡を調整したりする．

医療ソーシャルワーカー
(medical social worker：MSW)

 MEMO
セカンドオピニオン
現在診療を受けている医療機関の担当医とは別の医療機関の医師に，診断や治療選択などについての意見を求めることをいう．現状の判断の妥当性を確認したり，「第二の意見」を求めたりする際に用いられる．

■引用文献

1) 厚生労働省：医療計画の概要について．
   https://www.mhlw.go.jp/stf/shingi/2r9852000000zc42-att/2r9852000000zc72.pdf
2) 厚生労働省：二次医療圏の状況について．第2回地域医療構想策定ガイドライン等に関する検討会（参考資料1）．
   https://www.mhlw.go.jp/file/05-Shingikai-10801000-Iseikyoku-Soumuka/0000061654.pdf
3) 厚生労働省：特定機能病院について．
   https://www.mhlw.go.jp/stf/seisakunitsuite/bunya/0000137801.html
4) 厚生労働省：平成29年度 病床機能報告 報告マニュアル①．2017.
   https://www.mhlw.go.jp/file/06-Seisakujouhou-10800000-Iseikyoku/0000176914.pdf
5) 厚生労働省：災害拠点病院一覧．
   https://www.mhlw.go.jp/seisakunitsuite/bunya/kenkou_iryou/iryou/saigai_iryou/dl/saigai_iryou07.pdf
6) 厚生労働省：がん診療連携拠点病院等．
   https://www.mhlw.go.jp/stf/seisakunitsuite/bunya/kenkou_iryou/kenkou_gan/gan_byoin.html
7) 回復期リハビリテーション病棟協会：データ資料集．
   http://www.rehabili.jp/sourcebook.html

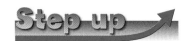
1. 病院の機能を評価する

　良好な医療の提供には，機能的に分化した専門的な医療機関の連携が必要である．それぞれの病院が期待された機能を十分に発揮しているかどうかについては，クリニカルインディケーターなどを用いた評価（**巻末資料・表2**参照）によって施設（設置主体）が自己点検し，さらに都道府県や国などの行政機関の監査や指導が行われるが，近年では第三者評価機構による評価が行われることも増えている．

　日本医療機能評価機構による病院機能評価[1]は，日本の病院からの審査申請に対して，日本医療機能評価機構が書類審査および評価調査者（サーベイヤー）による訪問審査をとおして，組織全体の運営管理ならびに提供されている医療の状況について，中立的，科学的，専門的な見地から評価と認定を行うしくみである．国民が安全で安心な医療が受けられるように，病院の質改善の活動を支援するために設置されており，患者中心の医療の推進，良質な医療の実践①，良質な医療の実践②，理念達成に向けた組織運営の4つの評価対象領域から構成される評価項目が病院の機能種別ごとに設定され，審査および認定を行う．全病院数（厚生労働省医療施設動態調査，約8,300施設）中の2,172施設が病院機能評価の認定を受けている．

　JCI（Joint Commission International）認定[2]は，アメリカの医療機関を対象とした第三者評価機構の国際部門として1994年に設立された医療機能評価機構で，本部はシカゴ州にある．JCIの審査は，国際患者安全目標，ケア（麻酔・手術，薬剤，感染），品質改善など14の評価分野1,146の判定項目に及び，それぞれについて患者側の視点で運営システムや方針，実際の診療やケアの手順・実践方法が適切な基準を満たしているかどうかを検証するものである．現在，世界100か国以上で1,000以上の施設がJCIによる認定を受けている．

2. 医療従事者の労務管理

1) 法定労働時間と働き方改革

　「労働基準法」第32条では，法定労働時間（1日8時間，かつ1週40時間以下，休憩時間を除く）が定められ，使用者は労働者に対してこの上限を超えて労働させてはならない．現在進行中の「働き方改革」では，医療職に関する労務改革も大きな関心対象である（Lecture 9のStep up参照）．医師および看護師に関する報道が多く，特に応召義務が明文化されている医師では「年1,860時間」を当面の数値目標として2024年4月までに「年1,860時間」超の医師をゼロにする計画であるが，医師以外の医療従事者については先行して2019年4月から時間外労働の上限規制が適用されている．理学療法士においては，数が充足してきたことと，回復期リハビリテーション病棟をはじめとする施設の多くが365日診療もしくはそれに準じるかたちで休日を設けないリハビリテーション診療体制に移行しつつあることから，理学療法士の勤務体制にも変化が生じている．

医師の応召義務：「医師法」第19条は「診療に従事する医師は，診察治療の求めがあった場合には，正当な事由がなければ，これを拒んではならない」と定められている．診療に応じる義務，応召義務とよばれる条文であり，明文化している国は比較的まれである．今日的にはこの条文に対する解釈や是非について，倫理および医師に課せられる法的責任の両方の視点から議論がなされている．

2) 36協定（サブロク協定）

　使用者は労働者に対して法定労働時間を超えて労働させてはならないが，「労働基準法」第36条に従って，時間外労働，休日労働に関する労働者代表との協定である，いわゆる「36協定（サブロク協定）」を締結し，所轄の労働基準監督署に届け出るなど，一定の要件を備えれば，この上限を超えて，あるいは法定休日に，その協定の範囲内で労働させることができる．もちろん，時間外労働や休日労働は必要最小限にとどめられるべきものであり，「時間外労働の限度に関する基準」に適合したものとしなければならない．また，「労働基準法」第37条に基づく割増賃金として，時間外労働は25%以上，法定休日労働には35%以上，深夜業（午後10時から翌日午前5時までの労働）に対しては25%以上の支払い義務が発生する．

■引用文献

1) 日本医療機能評価機構：病院機能評価事業．　https://www.jq-hyouka.jcqhc.or.jp/
2) Joint Commission International．　https://www.jointcommissioninternational.org/

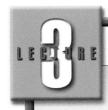

専門職とチームケア

到達目標

- 医療・介護に携わる専門職とその役割を理解する.
- チームケアの必要性とその背景を理解する.
- 医療機関における事務部門の役割を理解する.

この講義を理解するために

この講義では, リハビリテーション分野を中心としたチームケアを学びます. 背景にある診療報酬と介護報酬のしくみ,「障害者総合支援法」を学習し, この講義と関連づけて理解するとよいでしょう. また, 個人のライフサイクルに照らして, 乳幼児健診, 予防接種などの保健, 予防, 疾病に対する医療, 障害や加齢に対する介護, 福祉といった社会保障制度と関連づけて学習するとより理解が深まります.

専門職とチームケアを学ぶにあたり, 以下の項目をあらかじめ学習しておきましょう.

- □ 日本の社会保障制度および保険制度 (医療保険, 介護保険) を学習する (Lecture 4〜6 参照).
- □「障害者総合支援法」について学習する (Lecture 8 参照).
- □ 病院の組織, 部門とその機能を復習する (Lecture 2 参照).
- □ 診療報酬, 介護報酬における多職種連携の必要性を学習する.
- □ ライフサイクルと保健, 予防, 医療, 介護, 福祉のかかわりを学習する (Lecture 8 参照).
- □ 業務管理, 情報管理を学習する (Lecture 9, 10 参照).

講義を終えて確認すること

- □ 理学療法士が仕事をするうえでかかわる専門職の役割が理解できた.
- □ 現在の臨床で実際に行われている医療における「チームケア」が理解できた.
- □ 就職活動にも関係する事務部門を含め, 病院の各部門の機能と役割が理解できた.

MEMO
チームケアに関連する用語として、パラメディカルスタッフ (para-medical staff) とコ・メディカルスタッフ (co-medical staff) がある. どちらも医師以外の医療従事者を示しているが、「パラ(para)」は補足、従属という意味があり、医師を頂点とした体制下で医師に従い補助をする職種という概念で捉えられることが多いため、現在の日本ではパラメディカルスタッフとよばれることは少ない.
一方、図1では患者を中心としてすべての医療従事者が医師と並列に扱われている.「コ(co)」は協同、協力という意味があり、すべての医療従事者は上下関係のない並列で相互協力すべきチームケアの一員という概念のもと、現在の日本ではコ・メディカルスタッフとよばれることが多い.

MEMO
インフォームド・コンセント(informed consent):説明と同意
患者が治療に関する説明を受け理解したうえで、治療への同意または拒否の意思表示ができること(詳細は Lecture 13 を参照).

1. チームケアの必要性とその背景

　理学療法士はリハビリテーション分野を担う医療職として位置づけられているが、リハビリテーションは、多くの専門職が連携して多角的に問題を解決するチームとしての取り組みが不可欠であり、医療・保健・福祉など多くの専門職がかかわっている(図1)[1]. したがって、理学療法士が実際に患者とかかわる際には、医療にとどまらず、医療・保健・福祉・介護を包括したケアの視点、チームケアの視点が必要である.

　一般的な臨床場面においても、以下の背景により「チームケア」の視点が求められている.

1) 医療技術の高度化

　医師は法律上すべての診療科であらゆる診療行為を行うことができるが、医学・医療の進歩とともに診療科が細分化され、より高い専門性が求められるようになってきた. さらに、医療技術や医療機器の進歩・高度化により、医師がすべての医療業務に対応することが困難となったため、業務を分業し専門職による連携が不可欠となった.

2) 患者数の増加と入院期間の短縮

　65歳以上の患者数、および平均入院期間について2000年から2016年で比較すると、それぞれ828万人から960万人、24.8日から16.1日に変化している. 患者数が増加する一方、患者の治療期間は短くなっており、チームとして医療を効率的に提供することが求められている.

3) 治療の選択肢の増加

　近年、治療は医療従事者が決定するのではなく、インフォームド・コンセントの理念に従い、患者や家族が決定するようになってきた. 患者や家族の生き方に寄り添った医療の提供が求められ、治療やケアが多様化している. がんを発症しても入院して

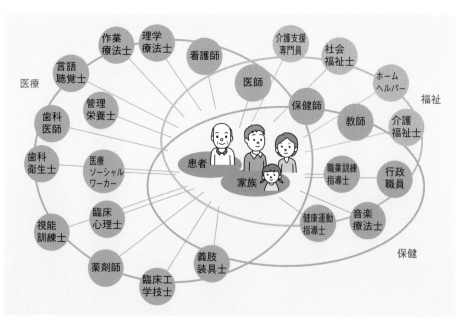

図1　リハビリテーション医療を構成する専門職
(落合慈之監、稲川利光編：リハビリテーションビジュアルブック. 第2版. 学研メディカル秀潤社；2016. p.3[1] をもとに作成)

手術する手段のみではなく，自宅で生活しながら外来で化学療法や放射線治療を受けることも可能な時代である．こうした多様な選択に応えるためにも，その選択肢を提示することのできるチームでの対応が必要である．

2. 専門職

リハビリテーションにかかわる主な専門職の役割を**表1**に示す．これらの職種に加え，国家資格を有する専門職を中心に概要を記述する．

1）医師

医療保険における医師，特にリハビリテーション医は，診察し，障害を評価し，リハビリテーションの適応を判断する．また，対象者の医学的管理を行い，診断や治療，対象者の全体像を把握したうえで看護職やリハビリテーション専門職へ指示する．「身体障害者福祉法」「児童福祉法」などの社会福祉サービス，介護サービス，年金の受給，生活保護の受給といったさまざまな社会保障を受けるにあたり，必要とされる書類の作成や補装具の処方なども行う．

通所リハビリテーションや訪問リハビリテーションでは，その事業所の医師がかかりつけ医と診療情報提供書で連携したうえで定期的な診察を行い，通所・訪問リハビリテーションの指示を出す．指示内容は，リハビリテーションの目的や方針，開始時の注意点，負荷量，中止基準などである．リハビリテーション計画を定期的に評価し，適宜計画を見直すために，リハビリテーション会議を定期的に開催する．事業所の医師が対象者とその家族にリハビリテーション計画を説明し，同意を得て，それを記録に残すことでリハビリテーションマネジメント加算を算定できる．

2）看護師

内服管理と指導，バイタルサインや症状の推移，治療に伴う症状の確認，皮膚創の処置，インスリン注射の管理および指導，経管栄養や輸液，尿道カテーテル，ドレーンなど全身の管理を担う．

対象者の心理面を含めた状況の把握，入院生活やADLの評価および援助，退院に向けた家族指導，訪問看護師への情報提供なども行う．疾病や病期，年齢に合わせて必要な情報提供も行う．小児がんや若年者のがんでは，治療に伴う副作用の対処法の説明，かつらの紹介，妊孕性温存のための情報提供なども行う．

看護師は国家資格だが，資格取得後も日本看護協会による卒後教育として認定看護師，専門看護師の制度がある．

（1）認定看護師

看護師として5年以上の実践経験（うち3年以上は認定看護分野の実務研修）をもち，日本看護協会が定める600時間の認定看護師教育を修め，認定看護師認定審査に合格することで取得できる資格である．21分野（2020年）に及ぶ認定看護分野ごとの専門性を発揮しながら認定看護師の「実践・指導・相談」の3つの役割を果たしている．

（2）専門看護師

看護師として5年以上の実践経験（うち3年以上は専門看護分野の実務研修）をもち，看護系の大学院で専門看護師の修士課程を修了し，必要な単位を取得した後に，専門看護師認定審査に合格することで取得できる資格である．13分野（2020年）に及ぶ専門看護分野において，患者・家族に起きている問題を総合的にとらえて判断する力と広い視野をもって，専門看護分野の専門性を発揮しながら専門看護師の「実践・相談・調整・倫理調整・教育・研究」の6つの役割を果たしている．

表 1 リハビリテーションにかかわる主な専門職種の役割の例

	急性期・回復期 病院	生活期 介護保険施設，通所・訪問リハビリテーション施設 地域包括支援センター	
医師（リハビリテーション医）	●医学診察，障害の把握，リスク管理 ●リハビリテーション処方，方針の決定，家族への説明 ●治療（痙縮緩和治療，義肢装具・車椅子・電動車椅子の処方・適合判定，福祉サービスや社会資源活用の援助，ニューロリハビリテーション・ロボット技術を応用した訓練など）	●医学管理 ●リハビリテーションの処方・方針・運動強度・リスク管理 ●コメディカルへの指示 ●リハビリテーション会議（通所・訪問リハビリテーション）	
看護師	●疾病・病期に合わせた全身管理，ケア，情報提供 ●患者の状況把握 ●入院生活の説明，ADL の評価・援助 ●家族指導 ●在宅担当看護師への情報提供	●病状観察，全身管理，医師の指示による医療処理 ●在宅復帰時や在宅生活者の内服管理指導，ケアの指導 ●家族からの病気や介護相談 ●ターミナルケア	
保健師		●地域保健に関する相談・指導 ●PT・OT・ST・地域住民と連携して介護予防事業の促進	
理学療法士（PT）	●運動機能の評価・改善（特に体幹〜下肢の機能，運動耐容能，痛みなど） ●起居移動動作・ADL の改善・拡大 ●装具・補助具などの検討・適合判定 ●自宅・社会復帰に向けた患者・家族・職場などの環境調整・指導 ●転院先・生活期担当 PT への情報提供	●運動機能の評価・維持・改善（特に体幹〜下肢） ●起居移動動作・ADL の改善・拡大 ●急性期・回復期担当 PT への生活状況やリハビリテーションの報告 ●地域包括支援センターでは介護予防，地域包括ケアシステムの構築	●社会参加の促進 ●福祉用具の選定，住環境の評価，住宅改修の提案 ●介護士・家族へ介助方法の指導
作業療法士（OT）	●運動機能の評価・改善（特に体幹〜上肢の機能） ●ADL（特に上肢を用いる活動）の改善・拡大，自助具の作製・提案 ●精神機能・高次脳機能障害の評価・改善 ●自宅・社会復帰に向けた患者・家族・職場などの環境調整・指導 ●転院先・生活期担当 OT への情報提供	●運動機能の評価・改善（特に体幹〜上肢の機能） ●認知症・高次脳機能障害の評価・維持・改善 ●ADL の改善・拡大 ●集団リハビリテーション・レクリエーションの提供 ●急性期・回復期担当 OT への生活状況・リハビリテーションの報告	
言語聴覚士（ST）	●言語機能の評価・改善 ●コミュニケーション能力の評価・改善・援助 ●高次脳機能障害の評価・改善 ●復学・復職に向けた評価・改善・援助 ●摂食嚥下機能の評価・改善，口腔ケアの実施・指導 ●食形態の評価・提案・改善	●コミュニケーション能力の評価・改善 ●嚥下機能の評価・改善，口腔ケアの実施 ●食形態の評価・提案・改善 ●食の楽しみの提供 ●高次脳機能障害の評価・改善 ●急性期・回復期担当 ST への生活状況・リハビリテーションの報告	
義肢装具士*	●採型・採寸，義肢・装具の作製・適合判定	●生活用装具の再作製・修理・適合判定（医療機関・更生相談所と連携） ●生活での補装具の使用状況の確認	
車椅子作製業者*	●採型・採寸，車椅子・電動車椅子とその付属品（座位・姿勢保持装置，除圧クッションなど）の作製・適合判定		
管理栄養士	●栄養管理，栄養指導（疾病・活動量を考慮） ●食事の内容・形態などの調整 ●調理法の指導	●栄養管理，栄養指導（疾病・活動量を考慮） ●ST と連携し食形態の調整	
薬剤師	●調剤 ●服薬指導，情報提供 ●医師と連携して薬剤を調整・整理 ●一包化***		
歯科医師，歯科衛生士**	●う歯・歯周病などの治療 ●口腔ケア ●口腔機能の改善 ●義歯の適合・調整 ●構音・嚥下・咀嚼機能の評価・改善	●う歯・歯周病などの治療 ●口腔ケア ●義歯の適合・調整 ●嚥下・咀嚼機能の評価・改善	

表1 リハビリテーションにかかわる主な専門職種の役割の例（つづき）

	急性期・回復期 病院	生活期 介護保険施設，通所・訪問リハビリテーション施設 地域包括支援センター	
社会福祉士 （ソーシャルワーカー）	●相談業務 ●情報収集（生活状況，経済状況，家族状況，社会的資源の利用状況など） ●退院調整・支援（自宅退院，転院） ●介護サービスまたは障害福祉サービスの検討・導入 ●社会的資源活用の検討・提案 ●地域連携	●相談業務，サービス事業者・行政との連携業務 ●情報収集（生活状況，経済状況，家族状況，社会的資源の利用状況など） ●入退所相談，退所先の調整 ●本人・家族との生活拠点の方向性の確認（在宅，施設入所） ●社会資源の提案 ●地域連携	
介護福祉士 （ケアワーカー）		●介護の相談・指導・助言	●身体介助 ●生活援助
介護職員， ホームヘルパー， ヘルパー		●家事援助	●生活リハビリテーション ●他の職種へ情報提供（実生活の状況，能力など）
介護支援専門員 （ケアマネジャー）		●本人・家族との面接 ●介護サービスの給付計画（ケアプラン）の作成 ●介護サービス事業者との調整 ●福祉用具レンタル・購入の相談・提案・契約の手配	

*病院に所属せず週1回程度，訪問する職種.
**医療施設にいないこともある.
***一包化：一度に飲む薬をまとめて一包にまとめること.

3) 准看護師

看護師は国家資格であるのに対し，准看護師は2年以上履修し，都道府県で行われる試験に合格すると都道府県知事発行の免許が得られる．准看護師の業務内容は，医師や看護師の指示のもと，疾患や傷害をもつ人の看護や診療の補助である．看護師と業務の範囲は変わらず，就業先も変わらないが，自らの判断で業務をすることはできない．

准看護師から看護師になる場合，所定の実務経験を積んだうえで看護師学校養成所にて2〜3年課程を修了し，国家試験に合格する必要がある．

4) 保健師

地域住民の保健指導や健康管理が主な業務内容である．都道府県，市区町村の保健所，保健センターに勤務する保健師が最も多い．保健所の業務は「地域保健法」に提示されていて，その内容は多岐にわたる．特に，難病（特定疾患）患者に対する支援事業では，理学療法士がかかわることがある．

地域包括支援センターには，保健師が社会福祉士，主任介護支援専門員（主任ケアマネジャー）とともに配置されており，健康管理だけでなく，介護，リハビリテーション，医療，看護，福祉など，さまざまな相談の受付や情報提供を行っている．

5) 作業療法士

運動療法や作業療法をとおして上肢の機能，巧緻動作能力の改善を図る．また，上肢を用いるADLの改善，拡大を図り，自助具を作製する．精神機能・高次脳機能障害の評価やその改善も作業療法に含まれる．自宅・職場復帰に向けた家事動作や職能評価およびその改善，環境調整も行う．転院先や生活期担当作業療法士への情報提供なども行う．

✎ MEMO

准看護師専門の養成課程
全日制，定時制（昼間・夜間），通信制があり，コースによって実務経験の年数と養成課程の年限が異なる．

✎ MEMO

保健師による難病患者に対する支援事業
保健師は難病患者の個別支援も行っている．
●在宅難病患者の療養相談：家庭訪問，電話，所内相談．必要な場合は，理学療法士や栄養士などの他職種と同行訪問．
●地域関係者会議の開催：専門医，地域主治医，訪問看護師，ヘルパー，ケアマネジャーなどが参加．
●在宅療養支援活動：家族介護者のレスパイトのための支援，困難事例の検討会など．
●難病医療費助成の申請，地域における療養患者数の把握．
●仲間づくり，患者会活動の支援．
●難病に関する講演会などの企画・運営．
●地域にない新しいサービスの提案　など．

栄養サポートチーム
(nutrition support team：
NST)

6）言語聴覚士

言語機能およびコミュニケーション能力、高次脳機能障害を評価し、改善を図り、復学や復職に向けた支援なども行う。

摂食嚥下機能を評価し、その改善を図り、口腔ケアの実施と指導を行う。

7）義肢装具士

医師の指示のもとに、義肢および装具の装着部位を採型し作製する。身体への適合判定も行う。病院に所属している義肢装具士もいるが、多くは義肢装具の会社から病院へ週1回程度訪問して採型・採寸する。義肢や装具の作製は会社で行い、後日病院にて適合判定を行う。

治療用の義肢や装具が必要となった場合、医療保険のもと作製することとなる。このような医療用装具は、疾病の治療過程において用いられる装具のことで、治療上必要な範囲に限り、各種医療保険において作製が認められている。

訓練用仮義肢も同様に、治療上必要と認められる場合に、各種医療保険において作製が認められている。その際は、治療上必要であるという医師の処方と義肢や装具の必要性を証明するための診断書が必要となる。

治療上必要とされた医療用装具の使用などの段階を終え、日常生活や社会生活（職業生活）のなかで長期にわたって使用する必要がある場合は、「障害者総合支援法」による補装具費の支給となる。生活期における義肢装具の作製は、医療機関あるいは身体障害者更生相談所での作製となる。

8）管理栄養士

疾病や状態に合わせた給食を提供し、栄養管理を行う。必要に応じて栄養指導を行い、栄養管理計画を立てる。食物アレルギーを有する対象者に対応し、禁止食品の情報を共有できるよう、情報を入力するなどして管理する。

医療機関では、多職種が連携した栄養サポートチームの一員として、治療や活動量に合わせた栄養管理、言語聴覚士と連携した食形態の提案などをする。

9）薬剤師

調剤、医療用医薬品の管理、対象者への服薬指導と情報提供、医師に対する医薬品の情報提供、医師と連携して対象者の服薬内容の整理などを行う。通院が難しい対象者の場合は、自宅を訪問して対応することもある。

10）歯科医師，歯科衛生士

う歯および歯周病の治療、口腔ケア、義歯の適合判定および調整だけでなく、咀嚼機能、嚥下機能の改善にも携わる。生活期では、歯科診療所がケアマネジャーなどを介して、訪問診療の対応をしていることが多い。

近年、歯周病が単に口の中だけの病気ではなく、心臓病や血管病、糖尿病など全身に影響を与えていることがわかってきたため、口腔ケアおよび歯周病治療が重要視されている。

11）社会福祉士

ソーシャルワーカーともよばれ、保健、医療、児童福祉、高齢者福祉、障害者福祉、行政、その他社会福祉事業全般の支援をしている。医療機関では医療ソーシャルワーカー（MSW）、公立の福祉事務所ではケースワーカー、社会福祉施設では生活相談員などとよばれている。

MSW は、医療スタッフから依頼を受け、経済的問題や社会保障制度の利用、社会復帰に関する援助などを社会福祉の立場から行っている。ある対象者に退院の方針が出た場合、退院調整として、自宅生活に必要となりそうな福祉機器や社会制度の紹介、訪問介護サービスの紹介や手続きの援助、連携などの場面で支援する。

12) 精神保健福祉士

精神保健福祉領域のソーシャルワーカーの国家資格である．精神障害者に対して，保健，福祉の立場から地域相談支援の利用に関する相談やその他の社会復帰に関する相談に応じ，助言，指導，日常生活への適応のために必要な訓練その他の援助を行う．

13) 介護福祉士（ケアワーカー）

介護・福祉分野の国家資格であり，身体上もしくは精神上の障害があることにより日常生活を営むうえで支障がある対象者に対して心身の状況に応じた介護（喀痰吸引などを含む）を行い，対象者およびその介護者に対して介護に関する指導を行う．また，国家資格の有無を問わず，身体介助や家事全般の手伝いなどの生活援助を行う職種はケアワーカーとよばれている．

14) 介護支援専門員（ケアマネジャー）

介護保険制度に基づいてケアマネジメントを行う．要介護認定を行い，要支援や要介護と認定された対象者や家族からの相談を受けて，介護サービスの給付計画（ケアプラン）を作成する．支給限度額の確認と対象者の自己負担額を計算し，自治体や他の介護サービス事業者との連絡，調整などを行う．なお，資格試験は各都道府県により実施されているため，国家資格ではない．

15) 訪問介護員

介護保険法に基づく訪問介護を提供する専門職であり，ホームヘルパーともいう．食事や入浴，排泄の支援などの身体介護，外出支援などの移動介助，調理，洗濯，買い物の援助や代行などの生活援助を行う．

16) 診療放射線技師

医師や歯科医師の指示により，放射線を使う検査や治療を行う．検査では一般的なX線検査だけでなく，消化管造影検査，CT検査，血管造影検査，乳房X線撮影（マンモグラフィ），核医学検査，超音波検査，骨密度検査などの検査，加えて，放射線を使わないMRI検査にも携わる．治療では心筋梗塞，脳血管障害などにおける血管内治療，画像下治療による腫瘍の栄養血管の塞栓，血管の拡張，出血部位の特定と止血，がんに対する放射線治療などを行う．

17) 臨床検査技師

検査には検体検査と生理機能検査（生体検査）がある．検体検査は，人体から採取した血液，尿，喀痰，組織，細胞，体液などの検体を用いて，その成分や微生物，悪性細胞の有無，血球成分の数や形態，機能，薬剤への感受性などを検査する．生理機能検査は，超音波検査，MRI検査，心電図検査，脳波検査，呼吸機能検査，心肺運動負荷試験などがあり，対象者の体から直接情報を記録して，体の状態を調べる．

18) 臨床工学技士

医学的，工学的知識をもとに血液浄化装置，人工心肺装置，人工呼吸器などの医療機器を操作する．また，上記の装置や輸液・シリンジポンプ，除細動器，心電計といった医療機器の保守・点検を行う．

19) 視能訓練士

小児の弱視や斜視の視能矯正，視機能の検査，視機能低下者に対する拡大鏡，拡大読書器，単眼鏡，遮光眼鏡，拡大読書器など補助具の選定や日常生活における工夫の指導，視覚障害リハビリテーション施設との連携などを行う．

20) 救急救命士

主に救急車に同乗し，病院までの搬送中に心肺停止などの緊急事態が起こったときに，医師の指示のもと，気道の確保，心拍の回復，輸液処置など救急救命処置を行う．

精神保健福祉士
（psychiatric social worker：PSW）

MEMO

社会福祉士，精神保健福祉士，介護福祉士は国家資格であるが，理学療法士と同様に名称独占である．

- 名称独占：ある資格をもっている人だけが，その名称を名乗ることができること．
- 業務独占：ある資格をもっている人だけが，独占的にある業務を行うことができること．

MEMO

検査の種類

- 消化管造影検査：バリウムを用いた胃の検査．
- CT（computed tomography）：コンピュータ断層撮影装置を用いて，X線を使って身体の断面を撮影する．
- 血管造影検査：動脈に造影剤を注入しながら血管の形状や流れを撮影する．
- 核医学検査：体内に投与した放射性医薬品が臓器や体内組織などに集まる様子を画像化する検査で，SPECTとPETがある．
- 超音波検査（エコー検査）：超音波は臓器や組織の境界で反射する性質がある．この性質を利用して，反射してくる音（反射波）を受信し画像化する検査．
- 骨密度検査：骨密度（骨塩量）を測定する検査．
- MRI（magnetic resonance imaging；磁気共鳴画像）：強い磁石と電磁波を使って体内の状態を断面像として画像化する検査．
- 心電図検査：心臓の電気的興奮を計測し，分析することで，興奮の異常や停止，頻度の異常などを検査する．
- 脳波検査：脳の電気信号を記録する．
- 呼吸機能検査：最大限息を吸った後，吐ききるまでの量（肺活量）や，勢いよく息を吐いたときの1秒間の呼気の割合（1秒率）などを計測する．
- 心肺運動負荷試験（cardiopulmonary exercise testing：CPX，CPET）：エルゴメータやトレッドミルを用い，心電図および呼気ガス分析装置を併用して行う運動負荷検査．

21) はり師・きゅう師・あん摩マッサージ指圧師

はり師は, 鍼とよばれる専用の治療具を用い, 身体の表面の経穴とよばれる部位や特定の筋肉・各部位などに刺すことによる治療を行う.

きゅう師は, 艾を用いたきゅう (お灸) を身体の表面の経穴とよばれる部位に置くことで温熱刺激による治療を行う.

あん摩マッサージ指圧師は, 押し, 引き, なで, さすり, もみ, 叩くなどの手技を用い, 身体の表面の経穴とよばれる部位を意識して施術するあん摩・指圧と, リンパや血液の流れ, 筋の走行に従って施術するマッサージを行う.

22) 柔道整復師

骨, 関節, 筋, 腱, 靭帯などに加わる外傷性の原因によって発生する骨折, 脱臼, 打撲, 捻挫, 挫傷などの損傷に対し, 手術をしない非観血的療法によって, 整復, 固定などを行う.

23) 臨床心理士

心の悩みや問題を軽減・解決するために, 臨床的な心理学の技法を用いて心理療法を行う. 心理に携わる専門職は, 心理相談員, 心理カウンセラー, 心理判定員などとよばれている. また, 2017 (平成29) 年の「公認心理師法施行令」により「公認心理師」という国家資格が制定され, 保健医療・福祉・教育その他の分野において, 心理学に関する専門的知識及び技術をもって指導・援助を行う.

3. 医療におけるケアチームや各種委員会

医療機関においては, 患者の生活の質の向上や治癒促進, 合併症の予防などを目的としてさまざまなケアチームが設けられている. 多種職から成るチームでの診療は, 診療報酬が加算される仕組みがある. また, 法律で医療安全や感染対策に関する委員会の設置が義務づけられている. これらのチームや委員会は院内のリソース (人的資産) を活用するために多種職による横断的な編成で構成されていることが多く, チーム医療の良い例でもある (**表2**).

1) 呼吸 (ケア) サポートチーム (RST)

医師, 臨床工学技士, 看護師, 理学療法士などの多職種から成る (3学会合同呼吸療法認定士や呼吸ケア指導士などの学会などによる認定資格取得者も含む), 医療安全を目的とした院内横断的な診療支援チームの代表である. 呼吸療法 (人工呼吸療法, 酸素療法, 吸入療法など) が必要な患者に対するラウンド (回診) と, 主治医および病棟スタッフに対して専門的な助言を行い, 医療従事者に対する教育を行うなど

表2 病院に設置されている委員会やチームの例

チーム	呼吸 (ケア) サポートチーム (RST) 院内急変対応チーム (RRT) 感染管理チーム (ICT) 抗菌薬適正使用支援チーム (AST) 栄養サポートチーム (NST) 摂食・嚥下チーム	糖尿病教育支援チーム (DET) 褥瘡対策チーム 認知症サポートチーム (DST) 排尿ケアチーム (UCT) 緩和ケアチーム (PCT)
委員会	医療安全委員会 感染管理委員会 医療材料委員会 倫理委員会 教育研修委員会 保険診療委員会 医療情報システム委員会 医療ガス安全管理委員会	医療機器安全管理委員会 栄養管理委員会 緩和ケア委員会 褥瘡対策委員会 病床運営委員会 防災防犯対策委員会 放射線安全委員会 利益相反委員会

も主な機能である.

2) 院内急変対応チーム（RRT）

医師（麻酔科医，救急医など）と看護師（救急看護認定看護師，集中ケア認定看護師など）を中心に，院内における心停止や重症化を予防する目的で，院内急変に対して迅速に対応し，また医療安全管理委員会（部）と連携して院内急変事例を分析して，これを未然に発見・阻止するための教育・啓発活動などを行うチームである.

3) 感染管理チーム（ICT）

院内外の感染対策に関する実践的な活動を行う横断的な組織で，感染から患者および医療従事者を守るチームである. 感染制御医（ICD）や感染管理認定看護師（ICN），臨床検査技師，感染制御認定薬剤師（BCPIC），理学療法士，臨床工学技士，事務職などから成り，ICTカンファレンス，ICTラウンドを行って感染制御（防御および対策）を実行する. また，細菌培養検査結果などのサーベイランスを24時間体制で把握し，伝染性や難治性感染症の原因となる病原体のアウトブレイクや種々の感染症に対して，隔離を含む速やかな対応策を指示する. さらに，医療従事者に対する感染対策教育を行って対策を浸透させ，感染率の低減を図る.

4) 抗菌薬適正使用支援チーム（AST）

ICTと密接に関連する抗菌薬の適正使用にかかわる専門チームであり，主治医が抗菌薬を使用する際に，最大の治療効果を得ると同時に耐性菌の発生を含む有害事象を最小限にとどめた最適な抗菌療法が行えるように支援する.

5) 栄養サポートチーム（NST）

医師（内科，外科，耳鼻咽喉科，口腔外科など），歯科医師，摂食・嚥下障害看護認定看護師，管理栄養士，理学療法士，言語聴覚士，薬剤師，臨床検査技師などから構成される（総合的栄養療法修了医師，NST専門療法士，病態栄養認定管理栄養士などを含む）. 栄養療法は最も基本的な治療であり，身体活動や運動機能にも密接に関連する. 検査値や患者の状態に対する総合的な評価結果に合わせた栄養療法を提案する.

6) 摂食・嚥下チーム

食事動作，咀嚼，嚥下や食思の問題に対して，医師（内科，外科，耳鼻咽喉科，口腔外科など），歯科医師，看護師，言語聴覚士，管理栄養士，理学療法士，作業療法士，歯科衛生士，臨床検査技師などが支援する. NSTに含まれる場合もある.

7) 糖尿病教育支援チーム（DET）

医師，看護師，理学療法士，薬剤師，管理栄養士，臨床検査技師（糖尿病療養指導士などを含む）などによって構成され，病態，食事療法，運動療法，薬物療法，自己管理に関する教育を行う糖尿病教室をはじめとする療養指導を行うチームである.

8) 褥瘡対策チーム

形成外科医，皮膚科医，NST担当医，皮膚・排泄ケア認定看護師（WOCナース），理学療法士，薬剤師，栄養士などから構成され，入院・外来患者に対して，褥瘡の発生予防と治療に関する提案を行うための多職種チームである. 入院する患者は，いわゆる「もちこみ褥瘡」を併存していることもあり，また，居宅生活者における褥瘡の発生予防と治療に関する指導も必要である.

9) 認知症サポートチーム（DST）

医師（老年内科，精神科，神経内科など），認知症看護認定看護師，臨床心理士，理学療法士，作業療法士，言語聴覚士，薬剤師，社会福祉士などによる多職種チームで，認知症症状の程度に応じて，主治医や病棟看護師に対応方法や適正な薬物療法などの助言や提案を行う.

院内急変対応チーム
(rapid response team：RRT)

LECTURE
3

感染管理チーム
(infection control team：ICT)
感染制御医
(infection control doctor：ICD)
感染管理認定看護師
(infection control nurse：ICN)
感染制御認定薬剤師
(board certified pharmacist in infection control：BCPIC)

抗菌薬適正使用支援チーム
(antimicrobial stewardship team：AST)

糖尿病教育支援チーム
(diabetes mellitus education support team：DET)

皮膚・排泄ケア（wound, ostomy and continence：WOC)

認知症サポートチーム
(dementia support team：DST)

排尿ケアチーム
(urination care team：UCT)

QOL (quality of life；生活の質)

緩和ケアチーム
(palliative care team：PCT)

10) 排尿ケアチーム (UCT)

泌尿器科医師，看護師，理学療法士，作業療法士などで構成され，導尿カテーテルを留置した患者の排尿管理やカテーテル抜去後の排尿ケアに関する活動，尿閉や排尿困難，尿失禁や頻尿などの下部尿路機能障害で生じる症状に対して，排尿ケアや有熱性尿路感染を予防し，ADL や QOL の改善を図る．

11) 緩和ケアチーム (PCT)

がんや慢性疾患をはじめとする終末期の患者と家族の心身の苦痛を緩和するためのチームで，緩和ケア医，精神科医，緩和ケア認定看護師，理学療法士，作業療法士，薬剤師，臨床心理士，管理栄養士，ソーシャルワーカーなどで構成され，個別性，日常性を尊重した支援と，院内外における医療者に対する緩和ケア教育を行う．

4. 事務部門とチームケア

医療は「専門職」のみで成り立っているのではなく，チームケアを支える事務部門の存在が不可欠である．この点で，事務部門も広義の「チームケア」の一員である．病院により構成が異なるが，一般的な事務部門の例を図2に示す．

1) 総務，庶務

全体の事務を統括し，雑多な事務を行う．病院全体，職員全体をサポートする．

2) 用度

病院で使用するすべての物品を買い揃え，管理する．薬品，治療材料，消耗品，ディスポーザブル製品，医療機器，備品などの購入方法や購入先の決定などを行う．

理学療法士や作業療法士が使用する消耗品や材料，機器の購入なども用度を介して発注することとなる．

3) 人事

職員の入職・退職時の手続き，給与，賞与，退職金の算定や支払いの管理，求人や採用，配置の決定などを行う．人事考課として昇格や昇進の決定，社会保険労務事務や就業規則の管理も行う．採用における窓口となり，就職説明会などで学生と面談し，採用条件や求めている人材の提示などを行う．入職した際の手続き，社会保険や給与面の説明などがある．昇格の辞令なども人事から出る．

4) 経理

病院における出入金の管理，資金繰り，会計および税務に関する事務を行う．

📝 MEMO
ディスポーザブル (disposable)
ディスポと略される．「使い捨て」を意味し，使い捨ての物品や定期的に交換する物品を指す．使い捨ての物品としては綿棒，Y字ガーゼ，消毒綿，手袋などがある．

📝 MEMO
人事考課
会社が従業員の業務成績や能力・業務への取り組みに対する意欲を，一定の方式に従って評価するしくみ．

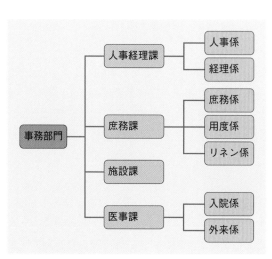

図2 事務部門の構成例

表3 医師事務作業補助者（医療クラーク）

医師や看護師の書類作成や説明の代行を医師の指示のもとに行う．病棟内勤務の場合は病棟クラーク，外来勤務は外来クラークなどとよばれている	
医療文書作成の代行	医師の診断に基づく診断書や処方箋などの作成補助，患者の診療，入院，手術などの予約，入院に必要な手続きや，患者および家族への説明，各種保険の証明書などの作成代行などである
カルテの記載・入力の代行	医師のカルテの記載代行，電子カルテの場合は入力代行を行う
その他	治療や診療に関するデータの管理・整理，がん登録などの統計作成や調査，院内会議の資料の作成，議事録の作成などを行う

表4 医療相談室の業務（相談内容）

- 受診の相談
- 経済問題に関する援助
- 治療，療養生活への不適応に関する援助
- 社会生活，家庭生活上の諸問題に関する援助
- 社会的資源など制度利用に関する援助
- 社会復帰に関する援助

LECTURE
3

5）医事課

　診療報酬請求明細書の作成，病院での会計業務を行う．施設認定への施設基準コストの算定，電子カルテへの移行や診療報酬改定に伴う算定システムへの対応，国際疾病分類（ICD）の変更に伴うシステムへの対応，クレジットカード払いへの対応なども行う．また，一般的に医師事務作業補助者（医療クラーク）が所属し，表3に示す業務を行っている．

6）施設課

　病院設備の管理と保全に関し，電気設備，ボイラー，昇降機，空調機器や熱源の運転管理，給水・給湯・排水設備などの衛生管理を行う．防災設備の管理として，停電や断水に対応できるよう設備の保守，点検も行う．また，各種エネルギーの運用を管理するため，消費量のチェック，統計データの作成なども行い，省エネルギーに努めている．

5. その他の連携

　病院などの医療施設には，医療相談室が設置されていることが多い．患者や家族のあらゆる相談に対応できるよう，専任の社会福祉士や介護支援専門員，さらに精神保健福祉士などが配置されている．主な相談内容を表4に示す．その内容は，受診の相談や医療費に関すること，さらに社会的資源など制度利用に関することなど，相談内容は多岐にわたっている．

　個々の対象者や家族に切れ目なく，対象者の不安を払拭し，疾病にまつわる諸問題を解決できるチーム医療を提供するためには，多職種の連携を強化するしくみが必要となる．

MEMO
国際疾病分類
（International Classification of Diseases：ICD）
国際的な死因および疾病統計に使用される分類方式．最新版は2018年に世界保健総会で承認された第11版（ICD-11）である．

■引用文献

1）落合慈之監，稲川利光編：リハビリテーションビジュアルブック．第2版．学研メディカル秀潤社；2016．p.3

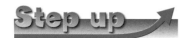

病院では多くの診療科とコメディカル，事務が連携をしていく必要があり，さまざまな委員会や検討会がある．筆者の所属している養成校は医療法人と関連した学校法人であり，ここでは関連医療施設における委員会の活動などを紹介する．

関連医療施設における委員会

医療法人を構成する施設を表1に示す．総合病院，回復期リハビリテーション病院，精神科病院，総合健診センター，介護老人保健施設，訪問看護ステーション，グループホーム，居宅介護支援事業所，地域包括支援センター，看護学校などから成り，包括的な医療，在宅介護を提供している．

総合病院における委員会の一部とその内容を表2に示す．理学療法士は，委員会の研修を担当したり，院内対策の共通認識をリハビリテーション科職員全員に周知したりするなどの役割を果たしている．

委員会での活動

（1）診療記録管理委員会

診療報酬の診療記録管理体制加算では，コードに基づく診療録の管理や専従の職員の配置，退院14日以内の退院時要約作成率（退院した患者のうち，退院時の要約を作成した割合）が90％以上など，いくつかの基準を達成する必要がある．これらの情報を委員会で共有するとともに，退院時要約作成率の報告と対策，電子カルテへの入力の周知，徹底などを行っている．

（2）安全管理委員会

インシデント（事故などが発生するおそれのある事態），アクシデント（不慮の事故，偶発事故）の集計，その結果報告，分析や再発防止策の立案などを行っている．委員会では，その原因として確認不足や不眠時に処方される薬の影響があげられ，転倒・転落防止の対策などが議論されている．

院内職員向けの安全管理研修を実施し，理学療法士は移乗動作の講習会，転倒予防研修会などに携わる．

（3）感染症対策委員会

感染症の分離状況の報告，面会制限の検討，予防接種や針刺し事故の防止などの職員の感染対策，感染に対する情報提供，教育研修などを実施している．

（4）検査適正管理委員会

適正かつ効率的な臨床検査を行うために，検査の実施状況，精度管理などの報告，基準値変更の周知，セット検査の見直しや診療報酬の摘要などの検討を行っている．

（5）栄養サポートチーム（NST）委員会

該当患者に対し，NSTの回診，カンファレンスを定期的に行い，適切と考えられる栄養療法を主治医に提案する．そのうえで，栄養治療実施計画書・報告書に栄養状態の評価結果を記載し，患者および家族へ説明する．こうした情報はチーム内で共有する．また，NST委員会内で勉強会を企画・運営する．

表1 医療法人の役割と施設

役割	施設
急性期医療 一般診療，救急医療	総合病院（腎センターを含む）
リハビリテーション	回復期リハビリテーション病院
精神医療	精神科病院
予防・健診	総合健診センター
介護	介護老人保健施設 訪問看護ステーション グループホーム 居宅介護支援事業所 地域包括支援センター
スタッフの育成	看護学校

表2 総合病院内の委員会の例

委員会	内容	リハビリテーション科担当職種
診療記録管理委員会	診療録の利用手続き，資料の散在防止，円滑な管理業務のために問題などを検討する	言語聴覚士
安全管理委員会	医療安全，患者相談，医薬品・医療機器の安全に関する事項を管理する	理学療法士
感染症対策委員会	感染対策体制の確保・推進のために感染対策を総合的に企画・実施するための活動を行う	理学療法士
検査適正管理委員会	臨床検査に関する諸事項を検討し，適正な運営を図る	理学療法士
NST委員会	入院患者の栄養管理とスタッフの指導を行う	言語聴覚士 作業療法士

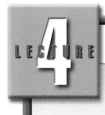

社会保障のしくみ

LECTURE
4

到達目標

- 社会保障の構成要素と，その役割を理解する．
- 保険料を財源とする社会保険の内容を理解する．
- 税金を財源とする公的扶助，社会福祉および公衆衛生の内容を理解する．
- 社会保障の機能と，その費用負担について理解する．

この講義を理解するために

　理学療法士は医療保険制度や介護保険制度のもとに働いていますが，これらは社会保障という大きな枠組みの一部にすぎません．日本は高齢化とともに本格的な人口減少社会を迎えるなかで，医療や介護に関する制度だけでなく，社会全体として社会保障制度の改革が進んでいく時代となりました．

　これらを受けて今後の理学療法の対象や目的，手段にも大きな変化が生じることが予想され，理学療法士においても社会保障制度はとても重要です．また，これからの人生において結婚，子育て，親の介護など，さまざまなライフイベントが控えている一人の国民・市民の立場としても，同様です．

　そこで，この講義では，①理学療法士という専門職の立場，②国民・市民としての立場，という双方の立場で社会保障の概要を学習します．理学療法管理学の一部として学ぶことにとどまらず，これから社会人として歩んでいくために知っておくべき教養としてもとらえてください．

　社会保障のしくみを学ぶにあたり，以下の項目をあらかじめ学習しておきましょう．

　　□ 日本の人口構成，人口の推移，人口動態を確認しておく．
　　□ 法律上の理学療法士の役割について学習しておく．

講義を終えて確認すること

　　□ 社会保障の構成要素と，その役割が理解できた．
　　□ 保険料を財源とする社会保険の種類を知り，その内容が理解できた．
　　□ 税金を財源とする公的扶助，社会福祉および公衆衛生の対象とその内容が理解できた．
　　□ 社会保障の機能と，その費用負担について理解できた．
　　□ 社会保障の今後の課題について考えることができた．

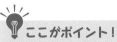
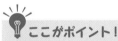
1. 社会保障の構成要素とその役割

第二次世界大戦中のイギリスにおけるベバリッジ報告書から派生した「ゆりかごから墓場まで」という文言が，社会保障を一言で示すものとして知られている．この意味は，人が生まれてから死ぬまで，国がその生涯の生活を保障することである．日本の社会保障は，大別すると社会保険，社会福祉，公的扶助，公衆衛生から構成され，生活の安定が保障される国民の権利と，それを保障する国家の義務が示されている（「日本国憲法」第 25 条).

私たちの日常生活は，年齢を問わず誰もが病気，障害，失業，介護，死亡など自立した生活が困難になるリスクをかかえている．また，健康で長生きは望ましいことだが，誰も自分の寿命や将来の経済・社会状況の完全な予測はできないため，老後の生活費が不足するリスクもある．社会保障はこうしたリスクに対する安全装置として，私たちのライフサイクル全般にわたるセーフティネットの役割をもっており，保険料と税金で制度運営がなされている（**図 1**).

2. 保険料を財源とする社会保険

社会保障を構成する社会保険のなかで，医療保険と介護保険については Lecture 5, 6 にて記載されているため，本講義ではこれらを除く保険制度について記述する.

1）年金保険

（1）年金の種類としくみ

日本の年金は，老齢年金，障害年金，遺族年金の 3 種類から構成されており，定年退職した高齢者だけに恩恵がある制度ではない．したがって，日本の年金を別の言葉で表すのなら「老齢・障害保険」制度となる.

現役世代が納めた保険料を高齢世代の年金にあてる賦課方式とよばれるしくみであ

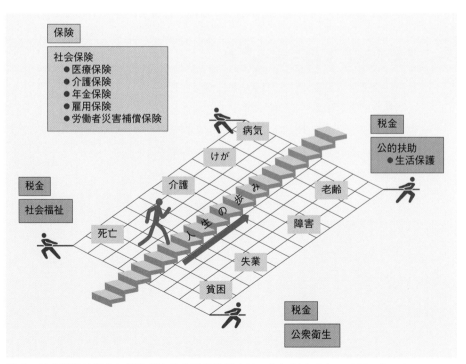

図 1 社会保障は税金と保険が支える日常生活のリスクに対するセーフティネット

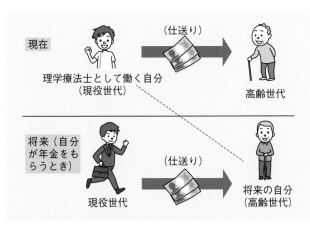

図2 日本の年金制度：賦課方式とは？

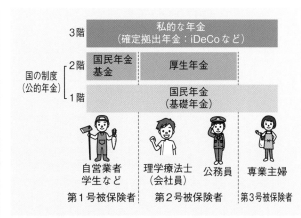

図3 年金制度の構造

り，現役世代から高齢世代へ「仕送り」をしている形である．自分自身が高齢世代になったときには，そのときの現役世代に「仕送り」してもらうのである（**図2**）．自分が支払った保険料を老後に受け取る「積み立て」の保険制度ではないことを理解しておく必要がある．

（2）年金の構造

日本の年金の構造は，「3階建て」の家にたとえられる．「1階」は20～60歳までの全国民が加入する国民年金で，基礎年金とよばれている．「2階」は厚生年金とよばれ，会社員，公務員などが加入し比例報酬による年金が加算（上乗せ）される．1階と2階は国が制度として運用する公的年金であるのに対し，「3階」は自らが運用する私的な年金で，近年クローズアップされているiDeCo（個人型確定拠出年金）が該当する．

多くを占める医療機関勤務の理学療法士は，「国民年金＋厚生年金」を受け取る第2号被保険者である（**図3**）．また，20歳からは学生でも国民年金の保険料を納める義務が生じるが，申請により在学中にこれが猶予される「学生納付特例制度」が設けられている．

（3）年金の保険料（支払い）と給付（受け取り）の金額

理学療法士をモデルとした年金の「支払い」と「受け取り」の概算を**表1**[1]に示す．

「支払い」となる保険料として，実際には「給与×18.3％」の金額が支払われているが，雇用主負担と自己負担との折半になるしくみのため，理学療法士個人は「給与×9.15％」の自己負担である．

また，年金は65歳からの受給だが（1961年以降生まれの場合），70歳まで繰り下げて受け取ることができる．仮に70歳から受給を開始すると，生涯42％増額された年金を受け取ることができる（147,051円×1.42＝208,812円）．

（4）年金制度の財政検証

少子高齢化が進行している現在，年金を受け取る高齢者の割合が増加することにより年金の「受け取り」総額が増加する．したがって，この方式では，「保険料の支払い」と「年金の受け取り」のバランスである給付と負担のバランスを保つことができないため，おおむね5年ごとの財政検証が導入されている．概要を**図4**[2]に示す．

所得代替率は，年金を受け取り始める65歳時点の年金額が，現役世代の手取り収入額と比較した場合の割合を示している．右肩下がりの直線（**図4**-青線）は，マクロ経済スライドを示している．これは，現役世代人口の減少や平均余命の伸び（年金を受け取る高齢者の増加）による社会の変化に合わせて年金額を自動的に調整するもの

気をつけよう！

「年金＝老齢年金」といった単一的な印象をもっているのではないだろうか．

- 障害年金：20歳以上の人が万が一，事故や病気で障害をもった場合（障害者手帳1～2級）に支給される．20歳以上の学生も含まれる．
- 遺族年金：働いている親が亡くなれば，その配偶者と18歳未満の子どもに支給される．

MEMO
現役世代
働いている世代．

MEMO
比例報酬
所得（給料）に比例して年金保険料が増額され，将来受け取る年金の金額が増えること．

iDeCo（individual-type Defined Contribution pension plan；個人型確定拠出年金）

MEMO
雇用主
給料を支払う立場の人．医療機関の場合は，理事長，院長など経営責任者が該当する．

MEMO
所得代替率
例えば，所得代替率60％とは，その時点の現役世代の手取り収入の60％を年金として受け取れるということ．2019年度は61.7％である．

表1　理学療法士をモデルとした「年金の支払いと
　　　受け取り」の概算

	国民年金＋厚生年金
保険料（現役世代の支払い）	給料×9.15%
受給（受け取る金額の平均月額）*	147,051円/月
受給の開始年齢	65歳：100%　　　　　（基準） 66歳：108.4% 67歳：116.8% 68歳：125.2% 69歳：133.6% 70歳：142.0%　　繰り下げ

*個別の実際の受給金額は比例報酬のため，勤続年数と給与水準
　により異なる．
（厚生労働省年金局：平成29年度 厚生年金保険・国民年金事業の概況.
2018[1]）

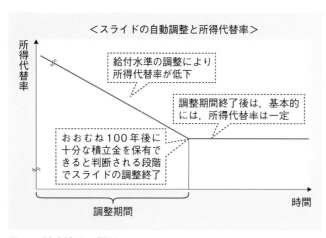

＜スライドの自動調整と所得代替率＞

給付水準の調整により
所得代替率が低下

調整期間終了後は，基本的
には，所得代替率は一定

おおむね100年後に
十分な積立金を保有で
きると判断される段階
でスライドの調整終了

所得代替率　　時間

調整期間

図4　財政検証の概要
（厚生労働省：「いっしょに検証！公的年金」マクロ経済スライド導入の経緯[2]
より抜粋）

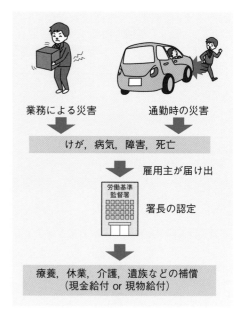

業務による災害　　　通勤時の災害

けが，病気，障害，死亡

雇用主が届け出

労働基準
監督署

署長の認定

療養，休業，介護，遺族などの補償
（現金給付 or 現物給付）

図5　労働者災害補償（労災）保険のしくみ

MEMO
マクロ経済スライド
「保険料の支払い」の範囲内で
「年金の受け取り」の水準を自動
調整するしくみ．

MEMO
公共職業安定所（ハローワーク）
厚生労働省により全国で約540
か所に設置され，職業紹介や雇
用保険に関する業務を行ってい
る．

MEMO
控除
給料から差し引かれること（いわ
ゆる「天引き」）．

で，現在はマクロ経済スライドによる調整期間のため所得代替率は低下し，将来の
「年金の受け取り」は減少していく方向にある．
　この所得代替率が50%を下回ることが見込まれる場合は，「保険料の支払い」と「年
金の受け取り」について検討を行い，所要の措置を講ずるとされており，財政検証で
は所得代替率が重要な指標となる．

2）雇用保険

　失業のリスクに対する保険が雇用保険である．この制度における「失業」とは，倒
産や解雇によるものだけではなく，いわゆる「一身上の都合（自己都合）」による離職
も含まれる．また，失業しているだけでは制度の対象とはならず，求職活動をしてい
ることが前提である．具体的には公共職業安定所への登録が必要である．
　基本的には，離職から求職活動をする間の生活の安定を目的として，現金が給付さ
れる．

3）労働者災害補償保険

　労働災害とは，職場で仕事をしているときと通勤時に生じたけがや病気，障害，死
亡を示す．労働災害が発生した場合は，雇用主が労働基準監督署に届け出て，認定さ
れれば療養費等の給付を受けることができる（図5）．
　また，社会保険（医療・介護・年金・雇用保険）では，将来就業した際には保険料
が給与から控除されるが，労働者災害補償保険（以下，労災保険）のみ保険料は雇用

表2 生活保護の種類と内容

種類	具体的な内容	給付形態	備考
医療扶助	医療サービス（外来・入院費など）	現物給付	本人負担なし：費用は国→医療機関へ直接支払い
介護扶助	介護サービス		本人負担なし：費用は国→介護事業者へ直接支払い
生活扶助	日常生活に必要な費用（食費・被服費・光熱費等）	現金給付	食費等の個人的費用と光熱水費等の世帯共通費用を合算して算出された基準額
住宅扶助	家賃や住宅維持の費用		定められた範囲内で実費を支給
教育扶助	義務教育に必要な費用（学用品，給食費など）		定められた基準額を支給
出産扶助	分娩に必要な費用		定められた範囲内で実費を支給
生業扶助	就労に必要な技能の修得等にかかる費用		定められた範囲内で実費を支給
葬祭扶助	葬祭に必要な費用		定められた範囲内で実費を支給

（厚生労働省：生活保護制度[3]をもとに作成）

表3 社会福祉の領域

領域	法律	対象	相談の窓口
児童福祉	児童福祉法	18歳未満の障害児を含むすべての児童	福祉事務所，児童相談所
障害者福祉	身体障害者福祉法	18歳以上の身体障害者	福祉事務所，更生相談所
	知的障害者福祉法	18歳以上の知的障害者	
	精神保健福祉法*	統合失調症，精神病質，その他の精神疾患を有する人	精神保健福祉センター
	発達障害者支援法*	自閉症，アスペルガー症候群，学習障害などで日常生活や社会生活に制限を受ける人	発達障害者支援センター
老人福祉	老人福祉法	65歳以上の人（生活になんらかの支障のある人）	福祉事務所
母子父子福祉	母子および父子並びに寡婦福祉法	母子・父子・寡婦家庭	
生活保護	生活保護法	生活困窮者	

*を除く6つの法律は「福祉六法」とよばれている．

主が全額を支払うしくみになっている．

3．税金を財源とする公的扶助，社会福祉，公衆衛生

1）公的扶助（生活保護）

公的扶助とは，生活に困窮する人に対して「最低限度の生活」を保障するための経済的援助を行う救済制度であり，生活保護制度を意味する．生活保護は，もっている資産（預貯金や不動産）や稼働能力，他の法律による援助など，すべてを活用しても生活が維持できなくなった世帯に対して，再び自立できるよう国が所得を保障する制度である．そのため，「最後のセーフティネット」と表現されることがある．

生活保護は，現物給付として本人負担なしで受けることのできる医療・介護サービスと，現金が支給されるその他の扶助から構成される（**表2**）[3]．

2）社会福祉の領域と対象

社会福祉とは，社会的弱者とされる生活困窮者，障害者，ひとり親家庭の児童などに対する支援であり，具体的には前述の生活保護を含めた個々の法律により体系づけられている（**表3**）．これらの法律に基づいて，国や地方公共団体，社会福祉法人などがさまざまな支援を行っている．

社会福祉を担う国家資格として，以下の「3福祉士」とよばれる専門職がある．

（1）社会福祉士

患者や障害者，その家族がかかえる経済的・心理的・社会的問題に対して相談に応じ，他の保健・医療・福祉の専門職との連絡や調整を行い，解決につなげることで広義の社会復帰の促進を図る役割がある．ケースワーカー，ソーシャルワーカー，病院などでは医療ソーシャルワーカー（MSW）の名称で就業していることが多い．理学療

MEMO
稼働
働いて収入を得ること．

MEMO
現金給付と現物給付
保険料を納めることによって得られる「権利」について，年金などのように現金で得られる場合が現金給付，医療や介護などサービス（行為）で得られる場合が現物給付である．

医療ソーシャルワーカー
（medical social worker：MSW）

法士にとっては，医療チームの一員として，患者の転・退院時に相談をする機会の多い専門職の一つである．主な役割を以下に示す．

- 医療費，生活費などの経済的問題の調整，援助．
- 心理的・社会的問題の解決，調整，援助．
- 社会復帰の援助（転・退院，復職，復学，住居の確保など）

(2) 介護福祉士

身体や精神の障害によって日常生活に支障のある人の入浴，排泄，食事その他の介護を行うとともに，介護方法や生活動作に関する説明，指導，相談を行う．ケアワーカーとよばれることもある．

(3) 精神保健福祉士 (PSW)

社会福祉士が対象を問わず福祉に関する支援を行うのに対し，精神保健福祉士は精神障害を有する人に特化した支援を行う．

精神科の医療機関などで医療チームの一員としての役割を有するが，近年では「障害者総合支援法」（Lecture 8 参照）により入院医療から地域生活への移行が促進されており，精神保健福祉センター，保健所，市区町村行政など地域保健・福祉の分野においても活動している．こうした分野で活動している作業療法士のなかには，精神保健福祉士の有資格者も存在する．

主な役割として，入退院や在宅復帰への支援，社会生活や社会参加に向けた支援，権利擁護などがある．

3) 公衆衛生

社会保障の構成要素としての公衆衛生とは，国民の健康を守るためのさまざまな予防，および衛生への公的な取り組みである．具体的には感染症予防，生活習慣病の検診，食中毒の予防，被災（浸水）した住宅への消毒作業などがある．いずれも対象は個人ではなく，集団に対して行政などの組織が中心となり実施している．

4. 社会保障の機能

社会保障は日常生活のリスクに対するセーフティネットの機能に加えて，私たちの生活を安定させるためのさらなる2つの機能を有する．

1) 所得の再分配

税金や社会保険料を財源とする社会保障制度は，所得に応じてその支払い額が定められている．具体的には累進性とよばれるもので，所得の高い人はより多くの税金や保険料を支払い，所得の低い人はより少ない税金や保険料を負担することで，所得に関係なく社会保障の給付を受けることができる．

税金を財源とする生活保護制度は，「所得の多い人」から「所得の少ない人」へ所得の再分配が行われることで，所得の格差を緩和する効果がある．また，所得の再分配には現金給付だけでなく，医療や介護サービスなどのような現物給付による方法もある．このように，所得が多い，少ないにかかわらず，生活を支える社会保障サービスが平等に利用できるしくみになっている（図6）．

2) 経済の安定

「所得の多い人」から「所得の少ない人」へ所得の再分配が行われなければならない理由を示す．

社会の安定の基本は，物やサービスを買う，すなわち消費により景気が維持され経済的な安定を得ることである．消費が減少して景気が落ち込むことは，この観点から好ましくない．失業や定年退職などにより収入が得られなくなると消費は減少しがちであるが，雇用保険や年金による経済的な支援を受けることにより収入が支えられて

精神保健福祉士 (psychiatric social worker：PSW)

MEMO

権利擁護
自分自身がもつさまざまな権利（生命，財産，人権など）を表出することが困難な高齢者や精神障害をもつ人に対して，こうした権利を守るための取り組み．

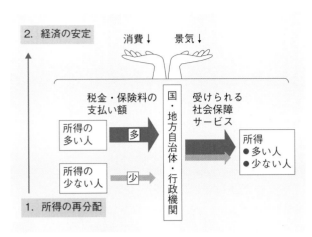

図6 社会保障の機能

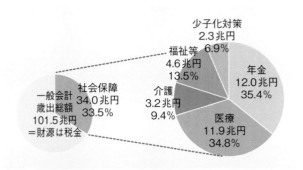

図7 一般会計に占める社会保障費の内訳
（財務省：平成31年度予算のポイント[4]，財務省：平成31年度社会保障関係予算のポイント[5]をもとに作成）

いるという安心感が，消費の減少を回避して消費の維持につながっている．このような消費活動の下支えを通じて景気の落ち込みが抑制されることにより，経済・社会の安定に寄与している（**図6**）．

5. 税金と保険料負担からみた社会保障

　理学療法士は，勤務して報酬（収入）を得た結果，税金と保険料を支払う義務を担っている．これは他の職業と同様に当然のことであるが，税金と保険料という費用負担の観点から社会保障について述べる．

　一般的に，社会保障に費やす金額，すなわち社会保障費の財源は税金であり，年金，医療，介護に代表される社会保険の財源は「保険料＋税金」である．

1）税金が財源の社会保障

　私たちが納める税金から，一般会計とよばれる国の予算が毎年編成される．その内訳は，社会保障費をはじめ国債費，地方交付税交付金，公共事業費，文教科学費，防衛費などであり，総額で約101兆円である．これに占める社会保障費の割合は33.5%であり，国家予算のなかでは最も高い割合を占めている（**図7**）[4,5]．

　社会保障費の内訳をみると，理学療法士の業務に直結する医療と介護の分野が全体のほぼ半数を占めており，理学療法士は社会保障を担う職種の一つであるといえる．

2）税金と保険料が財源の社会保障：医療

　理学療法士の業務に関連の深い医療にかかわる費用を例に説明する．社会保障費に占める医療費は11.9兆円であったが（**図7**）[4,5]，各種の報道や資料で一般的に提示される日本の「医療費」は40兆円を超えている（**図8**）[6]．この差の理由は，実際の医療費には税金だけではなく保険料と自己負担額などの費用が含まれることによる．

　図8[6]の折れ線グラフは国民所得に占める医療費の比率を示しており，図中の表の国民所得をもとに算出されている．この値は1995年からの20年間で右肩上がりに増加しているが，このことは国民所得は大きな変化がない一方で，医療費は増加し続けていることに起因する．

3）理学療法士の立場から

　医療に携わることの多い理学療法士にとって，「医療費の増加＝対象者の拡大（高齢化による対象患者の増加）」，それに付随して職域の拡大の可能性も見込めるため，医療費の増加は医療従事者としては歓迎できる要素があるかもしれない．

　一方で，理学療法士は医療従事者以外の他職種と同様に，給与所得を得て税金と保険料を納める「国民・市民」の一員でもある．現在の日本がおかれている少子高齢化

LECTURE 4

MEMO
報酬に占める税金と保険料の内訳を示す．
- 税金：所得税，住民税．
- 社会保険料：医療保険，年金保険，雇用保険，介護保険（40歳から）．

一般的に初任給（4月）は所得税と雇用保険のみ控除（天引き）され，4月分の社会保険料は5月から控除される．したがって，5月の給与の実額は初任給よりも減額となる．

住民税は前年の所得に対して課税され翌年6月の給与から控除されるため，2年目の6月から前年の給与の実額よりも減額となる．

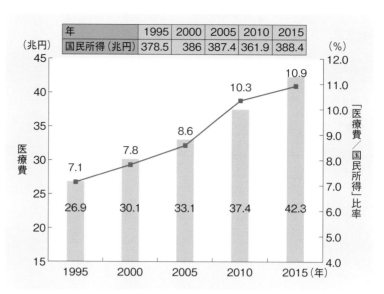

年	1995	2000	2005	2010	2015
国民所得（兆円）	378.5	386	387.4	361.9	388.4

図8　医療費および「医療費/国民所得」比率の年次推移
（厚生労働省：平成28年度 国民医療費の概況[6]）

調べてみよう

なぜ少子高齢化が年金，医療，介護の税金・保険料負担を増加させるのか，それぞれの機序（背景）を調べてみよう．

という状況から社会保障を考えると，社会保障の多数を占める年金，医療，介護それぞれの税金および保険料の負担は増加する動向にある．**図8**[6]で示したとおり，所得が増えないなかで税金と保険料から成り立つ医療費が増加し続けるのであれば，「国民・市民」の立場としては歓迎できないかもしれない．

　上記の2つの相反する立場については，人口動態の変化やたび重なる制度改定などとも関連する事象のため，直ちに解決策が見つかる状況ではないが，こうした立場におかれている理学療法士だからこそ，引き続き医療従事者および国民・市民という双方の立場で社会保障をとらえていく必要がある．

■引用文献

1）厚生労働省年金局：平成29年度 厚生年金保険・国民年金事業の概況．2018．
https://www.mhlw.go.jp/content/000453010.pdf
2）厚生労働省：「いっしょに検証！公的年金」マクロ経済スライド導入の経緯．
https://www.mhlw.go.jp/nenkinkenshou/finance/popup1.html
3）厚生労働省：生活保護制度．
https://www.mhlw.go.jp/stf/seisakunitsuite/bunya/hukushi_kaigo/seikatsuhogo/seikatuhogo/index.html
4）財務省：平成31年度予算のポイント．
https://www.mof.go.jp/budget/budger_workflow/budget/fy2019/seifuan31/01.pdf
5）財務省：平成31年度社会保障関係予算のポイント．
https://www.mof.go.jp/public_relations/finance/201904/201904c.html
6）厚生労働省：平成28年度 国民医療費の概況．
https://www.mhlw.go.jp/toukei/saikin/hw/k-iryohi/16/index.html

■参考文献

1）厚生労働省：平成29年版 厚生労働白書．
https://www.mhlw.go.jp/wp/hakusyo/kousei/17/dl/all.pdf
2）日本医療ソーシャルワーク研究会編：医療福祉総合ガイドブック．2019年度版．医学書院；2019．
3）厚生労働統計協会編：国民衛生の動向 2018/2019．厚生労働統計協会；2018．

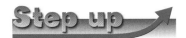

1. 年金は本当に「払い損」か？

「年金は自分が支払った金額を将来受け取れないので損」という印象をもつ若い世代は少なくないが，実際はどうだろうか．2019 年度の国民年金の月額保険料 16,140 円，および平均受給月額 55,615 円をモデルに試算すると，以下のようになる．

　　支払額：16,140 円×12 か月×40 年（加入年数の最大）＝7,747,200 円

　　受給額：55,615 円×12 か月×20 年　　　　　　　　＝13,347,600 円

　　（受給は 65 歳から受け取り，85 歳まで生存と仮定）

何年生存できるか（いつ死ぬか）は個人差があるので，上記の試算がすべての人に該当するわけではない．また，現在の若い世代が年金を受け取る将来において，現行の受給額が保たれているかは不明であるが，少なくともすべての人が「支払った金額を将来受け取れない」というしくみにはなっていないことがわかる．

さらに，自分が 20 歳になり年金の保険料を納める義務が生じた以降に，事故や病気で障害が残存した場合に障害年金が支給されることを考慮すると，「年金（保険料）を支払うのは損」という考え方はありえないのではないだろうか．保険料を納めないことで生じる無年金のリスクやデメリットは計り知れない．

2. 20 歳代から考えるライフステージに応じて生じる費用（お金）

2019 年に世間から関心を集めた話題に「老後資金 2,000 万円問題」がある．きっかけとなった金融庁の報告書には賛否が分かれるものの，人生 100 年時代を迎え，個々のライフステージに応じた生活に必要な費用が発生するこ

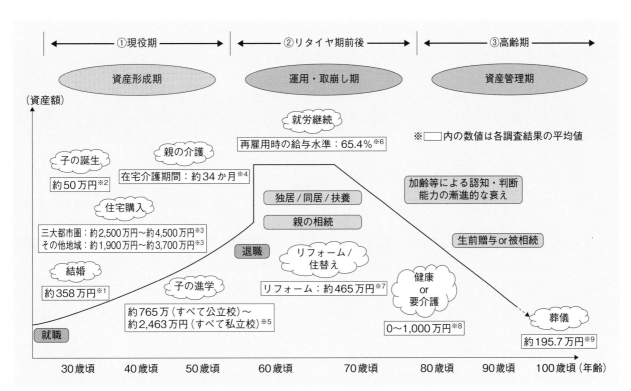

（出典）※1 株式会社リクルートマーケティングパートナーズ「ゼクシィ結婚トレンド調査 2018」
※2 公益社団法人国民健康保険中央会「正常分娩分の平均的な出産費用について（平成 28 年度）」
※3 住宅金融支援機構「2017 年度フラット 35 利用者調査」より土地付注文住宅，注文住宅，建売住宅，マンション，中古戸建及び中古マンションの取得費（建築費・土地取得費含む）の平均値
※4 厚生労働省「今後の仕事と家庭の両立支援に関する研究会報告」参考資料
※5 文部科学省「平成 28 年度子どもの学習費調査結果」及び独立行政法人「平成 28 年度学生生活調査報告書」より金融庁作成
※6 厚生労働省「平成 29 年職種別民間給与実態調査」
※7 国土交通省「平成 25 年住生活総合調査結果」
※8 生命保険文化センター「平成 27 年度生命保険に関する全国実態調査」初期費用 80 万円＋（月額 7.9 万円×12 月×10 年）＝1,028 万円
※9 一般財団法人日本消費者協会「葬儀についてのアンケート調査」

図 1　ライフステージに応じて発生する費用等の例
（金融庁：金融審議会市場ワーキング・グループ報告書「高齢社会における資産形成・管理」資料．2019[1]）

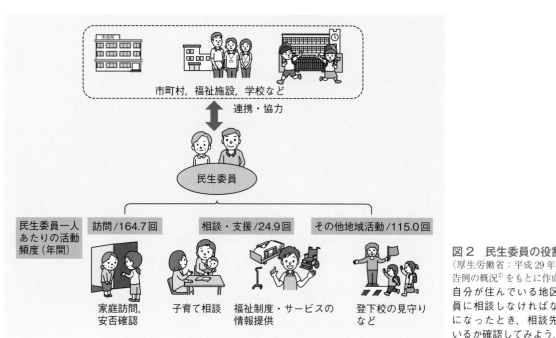

図2 民生委員の役割と活動
（厚生労働省：平成29年度福祉行政報告例の概況[2] をもとに作成）
自分が住んでいる地区で，民生委員に相談しなければならない状況になったとき，相談先がわかっているか確認してみよう．

とは誰も否定できない（図1）[1]．寿命が延びて活動し続けることができるということは，生活するための「お金」がよりいっそう必要になることを意味している．

　理学療法士は，国際生活機能分類（ICF）に基づいた「活動」と「参加」をふまえて患者への治療・介入を行っているが，患者が「活動」と「参加」を現実的に展開するため，患者が家庭，地域，社会，市民生活を充実させ心豊かに楽しむためには，一定の健康状態や身体機能のみならず一定の費用（お金）も必要である．皆さんが将来，理学療法士になった際に患者の「個人因子」「環境因子」を含めたバックグラウンドを推し量るうえでも，この視点は重要である．もはや「平均的な高齢者像」は存在せず，多様性と格差が現実になる近い将来，個人のおかれた環境によって，あるべき「活動」と「参加」の姿も変わってくるだろう．

　このような視点は「自分のこと」としても認識すべきである．学生である皆さんが就職して社会人となる時代は，まさに「人生100年時代の到来」といえる．講義で解説した「社会保障のしくみ」の理解にとどまることなく，年金を基盤とした「金融リテラシー」を高めておくことも，これから世に出る社会人として必要である．

3. 知っていますか？　民生委員の存在と役割

　社会福祉を担う国家資格として社会福祉士など「3福祉士」を紹介したが，社会福祉の理念をもとに，地域でボランティアとして活動する民生委員という役割がある．民生委員は厚生労働大臣から委嘱され，市区町村行政，学校などと連携を図りながら，主に小中学校区域をベースに住民からの相談に応じて必要な援助を行っている．全国で約23万人（平均年齢61.9歳）が活動しており，身近な存在であるといえる．

　主な役割と活動状況を図2[2] に示す．民生委員の多くは，子育ての不安や妊娠中の心配ごとなどの相談や支援，子どもの見守りなどを行う「児童委員」としての役割も兼ねている．対象者の年齢を問わない，住民にとってまさに「身近な存在」である．

　理学療法士は医療の専門職として社会保障の一端を担っているが，ボランティアとして活動している民生委員や児童委員もまた，地域住民に最も近い存在として社会保障の土台を担っていることを認識してほしい．さらには，地域包括ケアシステムの構築が求められる今日，理学療法士には地域のニーズにこたえる能力がますます求められる．地域のニーズを把握するために「現実」を知るうえでも，こうした役割を認識することは将来役に立つ．

■引用文献
1) 金融庁：金融審議会市場ワーキング・グループ報告書「高齢社会における資産形成・管理」資料．2019.
　　https://www.fsa.go.jp/singi/singi_kinyu/tosin/20190603/02.pdf
2) 厚生労働省：平成29年度福祉行政報告例の概況．
　　https://www.mhlw.go.jp/toukei/saikin/hw/gyousei/17/index.html

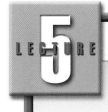

医療保険制度

到達目標

- 医療保険の歴史を理解する.
- 医療費について理解する.
- 保険診療のしくみと医療保険の種類を理解する.

この講義を理解するために

　日本では，医療を受ける際の医療費について，患者が一部を負担する医療保険制度が敷かれています．世界に誇れるこの国民皆保険制度によって，日本は世界で有数の長寿国を実現しています．国民皆保険制度によって，患者は自由に医療機関を選択することができ，安い医療費で高度な医療を受けることができます．

　この講義では，医療保険制度を理解するための基礎知識の習得を目的として，医療保険の歴史ならびに制度の概要について学習します．

　医療保険制度を学ぶにあたり，以下の項目をあらかじめ学習しておきましょう．

　　□ 日本において最低限度の生活を保障する社会保障について復習しておく（Lecture 4 参照）.

　　□ 日本の人口および平均寿命の推移を調べておく（Lecture 1 参照）.

講義を終えて確認すること

　　□ 医療保険の歴史を知り，国民皆保険制度のしくみが理解できた.

　　□ 国民皆保険制度による医療費と今後の課題について理解できた.

　　□ 年齢，地域，職業によって異なる保険診療のしくみが理解できた.

　　□ 医療保険の種類が理解できた.

1. 医療保険制度の歴史

1) 日本の保険制度の特徴とその歴史

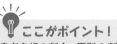

日本において，誰もが携帯している保険証であるが，これは国民皆保険制度[1]によ
り，すべての国民が公的な医療保険で保障されているからである.

日本の医療保険の始まりは，1922（大正11）年に制定された旧健康保険法であった.
工場などで働く肉体労働者（ブルーカラー）が対象であり，ドイツの疾病保険（医療
保険）を参考に作られた.また，企業などで働く事務労働者（ホワイトカラー）を対
象とした医療保険制度は，1938（昭和13）年の旧国民健康保険法により導入された.
一方で，1950年代半ばまで，農民や自営業者，零細企業従業員を中心に国民の約1/3
にあたる3,000万人が無保険者であり，大きな社会問題になっていた.そこで1958
（昭和33）年に（新）国民健康保険法が施行され，国民への医療保障は国の責務だと再
定義された.そのうえで，市町村区域内の全住民を国民健康保険の強制被保険者とみ
なし，被用者保険や共済組合への加入者を例外として除き，無保険者をカバーする方
策がとられた.ここが国民皆保険の歴史的起点であり，国民健康保険は皆保険の「最
後の砦」といわれる.

皆保険であるがゆえ，日本においては医療機関を自由に選択することができ（フ
リーアクセス），安い医療費で高度な医療が受けられる.また，医療機関や薬局窓口
で支払った額（入院時の食費負担や差額ベッド代などは含まない）が1か月（1日から
月末まで）で上限額を超えた場合に，その超えた金額を支給する「高額療養費制度」
や低所得者に対する医療費負担の軽減もなされている.社会保険方式を基本としつ
つ，皆保険を維持するために公費を投入している.

現在，高齢化に伴う医療費の増大に対して，国民皆保険をいかにして持続可能なも
のにしていくかが大きな課題となっている.これに対し，現在の後期高齢者医療制度
が2008（平成20）年に施行された.

2) 日本の医療制度の概要

日本の医療制度の概要は，**図1**[1]に示すとおりである.患者（被保険者）は保険者
に保険料を支払う（**図1**-①）.病気やけがの際，被保険者は保険医療機関を受診（**図
1**-②）し，診療を受ける（**図1**-③）.この際，被保険者には窓口負担が生じる（**図1**-②）.
保険医療機関は，審査支払機関を介して保険者に診療報酬を請求する（**図1**-④）.保
険者は，審査支払機関を介して，保険医療機関に診療報酬を支払う（**図1**-⑤）.医療
費ならびに医療保険制度の詳細については後述する.

3) 医療保険制度の患者一部負担の推移

患者負担額は，**図2**[1]に示すとおりである.自己負担額は，かつては加入する医療
保険によってその割合に違いがあった.しかし，平成15年度から加入する保険によ
り異なっていた自己負担の割合が統一され，年齢別になっている.義務教育就学前2
割，就学後～70歳未満は3割負担であるが，「こども医療費助成制度」「未就学児医療
費制度」などの名称で，自治体によっては，15歳未満の子どもに対する助成制度が敷
かれ，受給者証などを示すことにより保険診療の自己負担が減額または無料で医療機
関を受診できる.国民の高齢化ならびに医療費の抑制を背景に，特に高齢者に関する
負担額は大きく変化してきた.今後，新たに75歳になる者から70～74歳時と同じ2
割負担の維持や現役並み所得の判定基準の見直しなどが迫られている.

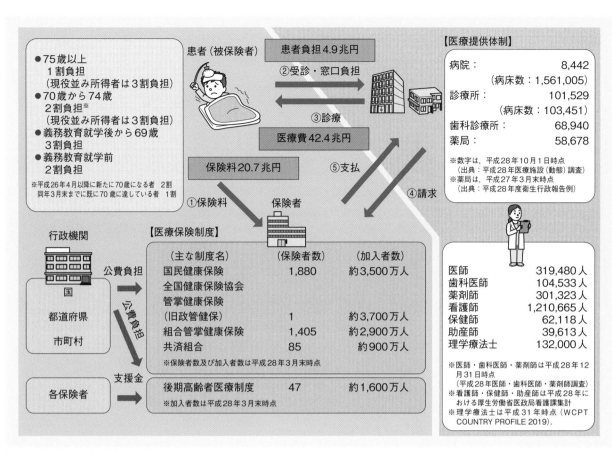

図1　わが国の医療制度の概要
(厚生労働省：我が国の医療保険について[1]をもとに作成)

	～昭和47年12月	昭和48年1月～			昭和58年2月～	平成9年9月～	平成13年1月～	平成14年10月～	平成15年4月～	平成18年10月～	平成20年4月～
	老人医療費支給制度前	老人医療費支給制度（老人福祉法）			老人保健制度						後期高齢者医療制度
国保	3割	高齢者	なし		入院300円/日	→1,000円/日	定率1割負担（月額上限付き）＊診療所は定額制を選択可 薬剤一部負担の廃止 高額医療費創設	定率1割負担（現役並み所得者2割）		定率1割負担（現役並み所得3割）	75歳以上 1割負担（現役並み所得者3割）
被用者本人	定額負担				外来400円/月	→500円/日（月4回まで）＋薬剤一部負担					70～74歳 2割負担（現役並み所得者3割）※平成26年3月末までに70歳に達している者は1割（平成26年4月以降70歳になる者から2割）
被用者家族	5割	若人	国保	3割 高額療養費創設（S48～）	入院3割 外来3割＋薬剤一部負担（3歳未満の乳幼児2割（H14年10月～））			3割 薬剤一部負担の廃止		3割	70歳未満 3割（義務教育就学前2割）
			被用者本人	定額 →1割（S59～） 高額療養費創設	入院2割 外来2割＋薬剤一部負担						
			被用者家族	3割（S48～）→入院2割（S56～）高額療養費創設 外来3割（S48～）	入院2割 外来3割＋薬剤一部負担（3歳未満の乳幼児2割（H14年10月～））						

(注)●昭和59年に特定療養費制度を創設．将来の保険導入の必要性等の観点から，従来，保険診療との併用が認められなかった療養について，先進的な医療技術等にも対象を拡大し，平成18年に保険外併用療養費制度として再構成．
　　●平成6年10月に入院時食事療養費制度創設，平成18年10月に入院時生活療養費制度創設．
　　●平成14年10月から3歳未満の乳幼児は2割負担に軽減，平成20年4月から義務教育就学前へ範囲を拡大．

図2　医療保険制度の患者一部負担の推移
(厚生労働省：我が国の医療保険について[1])

被用者本人：雇われている労働者本人のこと．

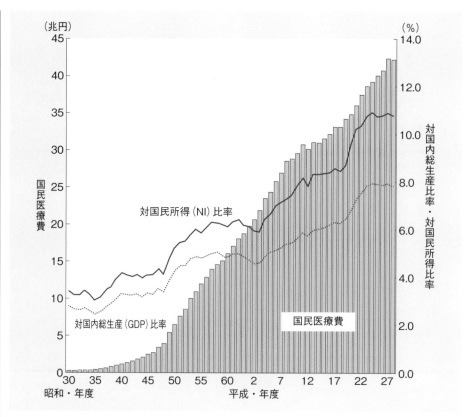

図 3　国民医療費の状況
(厚生労働省：平成 28 年国民医療費の概況[2])

2. 国民医療費

　国民医療費の状況は，**図 3**[2)]に示すとおりである．国内総生産（GDP）ならびに国民所得（NI）に対する比率は増加の一途をたどっているが，ここ 5 年は横ばいで推移している．2016（平成 28）年度の国民医療費は，42 兆 1,381 億円であり，前年度と比較し，2,263 億円，0.5％の減少となった[2)]．

　財源別国民医療費（2016 年度）としては，公費 38.6％（軽減特例措置は，国庫に含む），保険料 49.1％，その他 12.2％（患者負担 11.5％）であった．一方，制度区分別国民医療費は，患者等負担分 12.2％，医療保険等給付分 46.4％，後期高齢者医療給付分 33.6％，軽減特例措置（70〜74 歳の患者の窓口負担の軽減措置に関する国庫負担分）0.3％，公費負担医療給付分 7.5％であった[2)]．

　実際に医療機関にかかった場合に，医療保険が給付されるが，その種類と内容は**表 1**に示したとおりである．厚生局長の指定を受けた病院や診療所が，療養の給付を行うしくみになっており，このような病院・診療所を保険医療機関という．

　被保険者が疾病・負傷の際，被保険者証を提示すればどの病院にでもかかれるということではなく，この保険医療機関にかからなければ，保険診療を受けることができない．また，薬局の場合も，地方厚生局長から指定を受けた保険薬局に限り，保険で薬を買うことができることとなっている．

3. 医療保険制度の体系とその概要

1）医療保険の種類と対象の概要

　日本の医療保険制度は，**図 4**[3)]に示すとおり，職，地域，年齢によってその制度（保険）が分かれている．医療保険は，自営業者および年金生活者，非正規雇用者な

国内総生産
(gross domestic product：GDP)
国民所得
(national income：NI)

MEMO
財源別国民医療費
● 公費：公費負担医療制度，医療保険制度，後期高齢者医療制度等への国庫負担金および地方公共団体の負担金．
● 保険料：医療保険制度，後期高齢者医療制度，労働者災害補償保険制度等の給付費のうち，事業主と被保険者が負担すべき額．
● その他：患者負担および原因者負担（公害健康被害の補償等に関する法律および健康被害救済制度による救済給付等）．

表1　医療保険における給付の種類

区分		給付の種類
疾病・負傷	被保険者証で治療を受ける場合	療養の給付 入院時食事療養費 入院時生活療養費 保険外併用療養費 訪問看護療養費 柔道整復師等の施術
	立替払いの場合	療養費 高額療養費
	緊急時などに移送された場合	移送費
	療養のため休んだ場合	傷病手当金
出産		出産育児一時金 出産手当金
死亡		埋葬料（費）

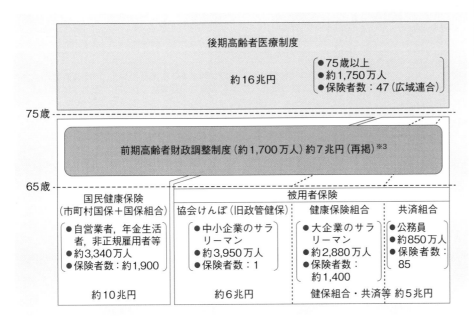

図4　医療保険制度の体系
※1 加入者数・保険者数，金額は，平成30年度予算ベースの数値.
※2 上記のほか，経過措置として退職者医療（対象者約23万人）がある.
※3 前期高齢者数（約1,700万人）の内訳は，国保約1,280万人，協会けんぽ約310万人，健保組合約90万人，共済組合約10万人.
（厚生労働省保険局：医療保険制度をめぐる状況. 第111回社会保障審議会医療保険部会資料1-2. 2018[3]）

どを対象とした国民健康保険（市町村国保＋国保組合），中小企業のサラリーマンを対象とした協会けんぽ，大企業（従業員数700人以上の企業）のサラリーマンを対象とした健康保険組合，公務員などを対象とした共済組合に大きく分かれている．75歳以上を対象とした後期高齢者医療制度については後述する．各保険者についての比較は**巻末資料・表3**を参照.

2008（平成20）年，これまで社会保険庁が担っていた業務は，新たに設立した全国健康保険協会へ移管し，この協会が運営する健康保険の愛称を「協会けんぽ」とした．保険者数は1協会であるが，加入者数としては一番大きな保険となっている.

2）医療保険制度の体系

65歳未満であれば4つの保険に分かれているが，75歳以上になると後期高齢者医療制度の対象となる．一方で，65歳以上75歳未満であれば，前期高齢者財政調整制度（枠組み）の対象となっている．この期間は，制度間の医療費の不均衡調整のため，

MEMO
給付の対象にならないもの
● 保険診療の対象ではないもの
①評価療養（先進医療〈高度医療を含む〉等）
②選定療養（入院時室料差額分，歯科差額分等）
③不妊治療における生殖補助医療　など
● 傷病の治療費ではないもの
①正常な妊娠・分娩に要する費用
②健康の維持・増進を目的とした健康診断・予防接種などに要する費用
③固定した身体障害のために必要とする義眼や義肢など

LECTURE 5

気をつけよう！
負傷時に保険医療機関（病院，診療所など）で治療中は，同じ負傷に対して柔道整復師等の施術を受けた場合は，保険の対象にはならない.

ここがポイント！
医療費＝保険料＋税金＋患者自己負担

被用者保険者

健康保険組合

協会けんぽ（全国健康保険協会）

健康保険法に基づき，健康保険事業を行う公法人
（平成28年3月末：1,405組合）

● 単一組合：1企業により組織された組合
（被保険者数：700人以上）

● 総合組合：同種同業の事業主等で組織された組合
（被保険者数：3,000人以上）

それぞれの組合で保険料水準は異なる
（平成27年度平均：9.0％）

加入者数：2,914万人（平成28年3月末）
（被保険者1,581万人，被扶養者1,333万人）

健康保険法に基づき，自らは健康保険組合の設立が困難
である中小・小規模事業所の従業員とその家族が加入で
きるよう，設立された保険者

都道府県支部ごとに保険料率を設定
（平成28年度平均：10.0％）

加入者数：3,718万人（平成28年3月末）
（被保険者2,159万人，被扶養者1,559万人）

共済組合

共済各法に基づき，国家公務員や地方公務員，私立学校教職
員等を対象として設立された保険者
（平成26年3月末現在：85組合）

それぞれの組合で保険料水準は異なる（平成25年度平均：国
共済8.2％，地共済9.4％，私学共済7.4％）

加入者数：891万人（平成26年3月末）
（被保険者449万人，被扶養者442万人）

健保組合が解散すると，当該健保組合の被保険者等は協
会けんぽに加入することとなり，協会けんぽは被用者保
険のセーフティーネットとしての役割を果たしている

加入者は，適用事業所に使用される者及びその被扶養者等
● 適用事業所・・・国，地方公共団体，法人事業所，又は土木・建築，医療等の強制適用業種である従業員5人以上の個人事業所
● 使用される者・・・所定労働時間，所定労働日数が当該事業所で同種の業務に従事する通常の就業者と比べて，概ね3/4以上
の者
※H28.10より，従業員501人以上の企業（適用拡大前の基準で算定）について，①週20時間以上，②月額賃金8.8万円（年収
106万円）以上，③勤務期間1年以上見込み，の要件を満たす者（学生は適用除外）に適用拡大

図5 被用者保険者の概要
（厚生労働省：我が国の医療保険について[1]）

75歳未満の加入者数に応じて4つの保険が医療費を負担することとなっている．若
年層の加入の多い健康保険組合などから，「前期高齢者納付金」という形で前期高齢
者の多い国民健康保険の財政支援を行わねばならず，健康保険組合等に大きな負担が
求められることになる．ちなみに，被保険者が65～75歳に達するまでの間は，被用
者保険加入者は現在加入している各医療保険者によって療養の給付や高額療養費など
の給付などを受ける．

3) 各医療保険制度の概要

(1) 被用者保険（図5）[1]

被用者保険者とは，協会けんぽ，健康保険組合，共済組合の3つの保険者をまとめ
たよび方である．健保組合が解散すると，当該健保組合の被保険者等は協会けんぽに
加入することとなり，協会けんぽは被用者保険のセーフティネットとしての役割を果
たしている．

(2) 国民健康保険（市町村国保）（図6）[3]

国民健康保険とは，他の医療保険に加入していない住民を被保険者とする，国民皆
保険制度の基礎であり，最後の砦（セーフティネット）である．

被保険者数は約3,200万人であり，昭和30年代は農林水産業者，自営業者が中心
であったが，現在は非正規労働者や年金生活者等の無職者が7割を占め，平均年齢は
51.9歳となっている（2015年）[1]．

実際の保険料は，各市区町村が医療費水準などを勘案して定めている．なお，これ
まで市区町村が個別に運営してきたが，2018（平成30）年度から都道府県が財政運営
の責任主体となり，安定的な財政運営や効率的な事業の確保などに中心的な役割を担
い，制度を安定化させる目的で国民健康保険制度改革が行われた[4]．

📖 **調べてみよう**
自分の家族（保護者）が加入し
ている医療保険を確認してみよ
う．

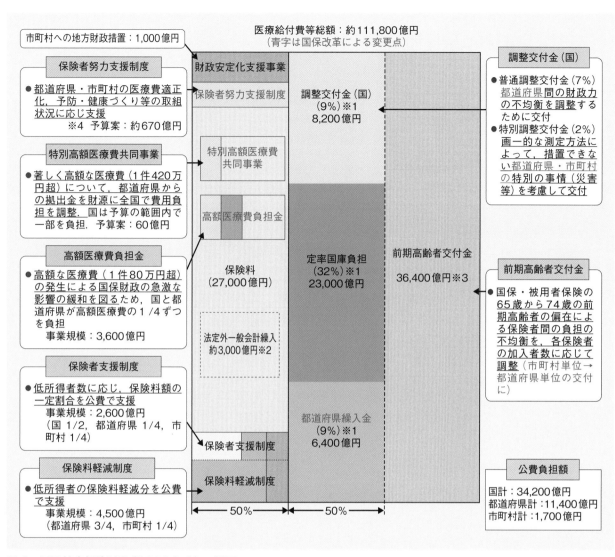

図6　国民健康保険財政（2018年度）の概要
※1 それぞれ保険給付費等の9％，32％，9％の割合を基本とするが，定率国庫負担等のうち一定額について，財政調整機能を強化する観点から国の調整交付金に振りかえる等の法律上の措置がある．
※2 平成28年度決算（速報値）における決算補填等の目的の一般会計繰入の額．
※3 退職被保険者を除いて算定した前期高齢者交付金額であり，実際の交付額とは異なる．
※4 別途，平成29年度に特例基金に措置した500億円のうち170億円を活用．
（厚生労働省保険局：医療保険制度をめぐる状況．第111回社会保障審議会医療保険部会資料1-2. 2018[3]）

4）高齢者医療制度 （図7）[3]

　国民健康保険と被用者保険の二本立てで国民皆保険を実現しているが，所得が高く医療費の低い現役世代は被用者保険に多く加入する一方，退職して所得が下がり医療費が高い高齢期になると国民健康保険に加入するという構造的な課題があった．このため，高齢者医療を社会全体で支える観点に立って，75歳以上は現役世代からの支援金と公費で約9割を賄うとともに，65〜74歳は保険者間の財政調整を行うしくみが設けられている（前期高齢者財政調整制度）．また，旧老人保健制度において「若人と高齢者の費用負担関係が不明確」などの批判があったことをふまえ，75歳以上を対象とする制度を設け（後期高齢者医療制度），世代間の負担の明確化などが図られている．

4. 診療行為別にみた入院の1日あたり点数

　平成30年の社会医療診療行為別統計の概況（厚生労働省）[5]によると，医科の入院

MEMO
国民健康保険財政
- 調整交付金：市町村間の財政力の不均衡を調整するためや，災害など地域的な特殊事情を考慮して交付される．
- 財政基盤強化策：高額な医療費（1件80万円超）や，低所得者が多い市町村国保への財政支援策（高額医療費共同事業，保険者支援制度）．
- 財政安定化支援事業：市町村国保財政の安定化，保険料平準化のための地方財政措置．

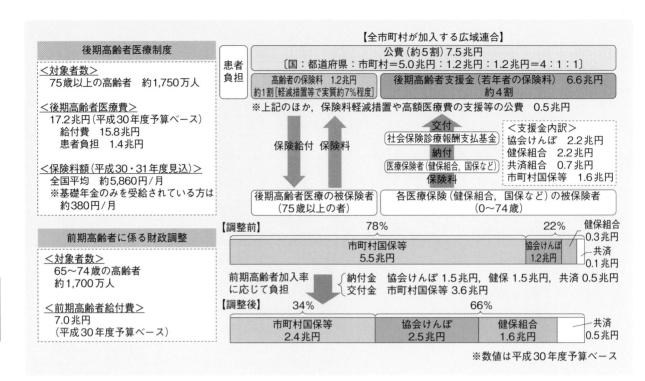

図 7　高齢者医療制度の概要
（厚生労働省保険局：医療保険制度をめぐる状況．第 111 回社会保障審議会医療保険部会資料 1-2.　2018[3]）

における 1 日あたり点数は 3,490.4 点であり，前年に比較して 91.8 点，2.7％の増加であった．診療行為別にみると，「入院料等」が 1,223.3 点（構成割合 35.0％）で最も高く，次いで「診断群分類による包括評価等」1,079.4 点（同 30.9％），「手術」622.0 点（同 17.8％）の順となっている．「リハビリテーション」は 194.6 点（同 5.6％）で 4 番目であり，前年に比較して 9.3 点，5.0％の増加であった．

診断群分類別包括評価
（Diagnosis Procedure Combination：DPC）

なお，2 番目を占める急性期入院医療に係る診断群分類別包括評価（DPC 制度）であるが，平成 15 年に導入された．DPC の診療報酬額は，診断群分類による包括評価と出来高評価の合計額となる．医科点数表の入院基本料や検査・画像診断・投薬・注射など，病院の運営に関連する費用は 1 日当たり包括点数に含まれ，手術や内視鏡検査など医師の専門的な技術に関連する費用は，出来高で算定する仕組みになっている．DPC 制度下においても，リハビリテーションは出来高評価に含まれている．

■引用文献

1）厚生労働省：我が国の医療保険について．
　　https://www.mhlw.go.jp/stf/seisakunitsuite/bunya/kenkou_iryou/iryouhoken/iryouhoken01/index.html
2）厚生労働省：平成 28 年国民医療費の概況．
　　https://www.mhlw.go.jp/toukei/saikin/hw/k-iryohi/16/index.html
3）厚生労働省保険局：医療保険制度をめぐる状況．第 111 回社会保障審議会医療保険部会資料 1-2.　2018.
　　https://www.mhlw.go.jp/file/05-Shingikai-12601000-Seisakutoukatsukan-Sanjikanshitsu_Shakaihoshoutantou/0000204021.pdf
4）厚生労働省：国民健康保険制度における改革について．
　　https://www.mhlw.go.jp/stf/seisakunitsuite/bunya/hokabunya/shakaihoshou/hokenseido_kaikaku.html
5）厚生労働省：平成 30 年社会医療診療行為別統計の概況．
　　https://www.mhlw.go.jp/toukei/saikin/hw/sinryo/tyosa18/dl/ika.pdf

LECTURE
5

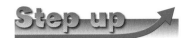

1. 主要国の医療保障制度の給付内容と自己負担の概要 (表1)[1]

　日本と同様に国民皆保険であるのはフランスであるが，一方でほとんどの国が国民皆保険を達成していない．アメリカは，メディケア（高齢者および障害者医療制度）とメディケイド（低所得者医療制度）の2つが公的医療保険となっているが，2014年に医療保険の加入が原則義務化されても現役世代は民間保険が中心であり，無保険者も見受けられる．医療保険制度下においても，自己負担割合は国によって異なる．海外へ長期に渡航する場合には，民間保険を含め，皆保険でないその国の制度に応じた医療保険について検討する必要がある．

2. 医療保険制度の適正かつ効率的な運営を図るための健康保険法等の一部を改正する法律[2]

1) 改正の趣旨

　医療保険制度の適正かつ効率的な運営を図るため，保険者間で被保険者資格の情報を一元的に管理するしくみの創設と，その適切な実施などのために医療機関等へ支援を行う医療情報化支援基金の創設，医療・介護給付の費用の状況などに関する情報の連結解析と提供に関するしくみの創設，市区町村において高齢者の保健事業と介護予防を一体的に実施する枠組みの構築，被扶養者の要件の適正化，社会保険診療報酬支払基金の組織改革などの措置を講ずるために，健康保険法などの改正が行われた．

2) 改正の概要

　法律の改正に伴い，具体的には以下に示す7項目について変更があった．
①オンライン資格確認の導入．
②オンライン資格確認や電子カルテなどの普及のための医療情報化支援基金の創設．
③NDB (National Data Base：医療保険レセプト情報等のデータベース)，介護DB（介護保険レセプト情報等のデータベース）などの連結解析など．
④高齢者の保健事業と介護予防の一体的な実施など．
⑤被扶養者等の要件の見直し，国民健康保険の資格管理の適正化．
⑥審査支払機関の機能の強化．
⑦その他：国民健康保険と健康保険の間における保険料の二重払いの解消．

3. ジェネリック医薬品（後発医薬品）の使用促進

　医薬品には，一般の薬局や薬店で販売されている一般用医薬品 (over the counter：OTC) と医療機関で診察を受けたときに医師から処方される医療用医薬品がある．このうち医療用医薬品には，先発医薬品（新薬）と後発医薬品があり，後発医薬品はジェネリック医薬品ともよばれている．欧米では，医師が薬を処方する際に銘柄名を記載するのではなく，generic name（一般名，成分名）を処方箋に記載することが多いことから，「generics」（ジェネリック医薬品）が世界共通の呼称となっている．

　新薬には，医薬品メーカーによって独占的に製造・販売できる特許期間などがある．しかし，その特許期間が終わると，有効成分や製法は国民共有の財産となり，厚生労働大臣の承認を得ることにより，他の医薬品メーカーでも製造・販売することができる．新薬の特許などの期間満了後に販売（後発）される医薬品がジェネリック医薬品である．ジェネリック医薬品は，新薬と同じ有効成分を使っており，品質，効き目，安全性が同等な薬である．

　新薬の開発には，9〜17年程度の長い期間と数百億円もの投資が必要といわれているが，ジェネリック医薬品の開発には新薬ほど開発期間がかからず，費用も少なくすむことから，薬価を抑えることができるという利点がある．

　医療技術の進歩や高齢化などによって今後も医療費の上昇が懸念されるなか，国民皆保険を継続していくためには，必要な医療を確保したうえで，可能な限り効率化を図ることが重要となる．厚生労働省はこのような背景からジェネリック医薬品の使用を促進している．

LECTURE
5

表 1　主要国の医療保障制度の給付内容および自己負担の概要

	日本	ドイツ	フランス	イギリス	アメリカ
制度類型	社会保険方式 ※国民皆保険 ※職域保険および地域保険	社会保険方式 ※国民の約87%が加入 ※被用者は職域もしくは地域ごとに公的医療保険に加入．一定所得以上の被用者，自営業者，公務員等は強制適用ではない ※強制適用の対象でない者に対しては民間医療保険への加入が義務づけられており，事実上の国民皆保険	社会保険方式 ※国民皆保険 ※職域ごとに被用者制度，非被用者制度（自営業者）等に加入	税方式による国営の国民保健サービス（NHS） ※全居住者を対象	メディケア，メディケイド ※メディケア：65歳以上の高齢者および障害者等を対象 メディケイド：一定の条件を満たす低所得者を対象 ※2014年から医療保険の加入が原則義務化．現役世代は民間保険が中心（67.2%）で，無保険者は9.1%（2016年） ※2015年から企業に対し医療保険の提供をすることが原則義務化
給付内容	外来診療，入院診療，調剤，歯科診療等の医療サービス	外来診療，入院診療，調剤，歯科診療等の医療サービスのほか，一定の検診等の予防給付，医療リハビリテーション	外来診療，入院診療，調剤，歯科診療等の医療サービス	予防医療，リハビリテーション，地域保健を含めた包括的な保健医療サービス	入院医療，ナーシング・ホームサービス，ホスピスケア，在宅医療等の医療サービス
自己負担	自己負担：3割 ●義務教育就学前：2割 ●70〜74歳：2割 現役並み所得者は3割 平成26年4月以降に新たに70歳になる者は2割 同年3月末までに既に70歳に達している者は1割 ●75歳以上：1割 現役並み所得者は3割 高額療養費制度：年齢・所得に応じた自己負担限度額がある	●外来：なし ●入院：1日につき10ユーロ（年28日を限度） ●薬剤：10%定率負担（上限10ユーロ，下限5ユーロ） 負担上限額： ●一般患者：年間所得の2% ●慢性疾患患者：年間所得の1%（予防検診受診または疾病管理プログラム参加が要件）	●外来：30% ●入院：20% ●薬剤：35% ※抗がん剤等の代替策のない高額な医薬品0%，抗生物質など著しい効果の認められる薬剤35%，胃薬等70%，有用性の低い薬剤85%，ビタミン剤や強壮剤100% ※償還制であり，一旦窓口で全額を支払う必要あり（入院等の場合は現物給付） ※公的医療保険による自己負担分を補塡するため，共済組合等による補足的医療保険（基本的に被保険者の収入に応じて保険料が設定され，低所得者は税財源により無拠出で加入できる等，公的な側面を有する仕組み）が普及している	原則自己負担なし ※外来処方薬については1処方当たり定額負担（8.40ポンド〈2016〉），歯科治療については3種類の定額負担あり なお，高齢者，低所得者，妊婦等については免除があり，薬剤については免除者が多い	＜メディケア＞ ●入院（パートA）（強制加入） 〜60日：$1,288までは自己負担 61〜90日：$322/日 91日〜：$644/日 ※生涯に60日だけ，それを超えた場合は全額自己負担 ●外来（パートB）（任意加入） 年間$166＋医療費の20% ●薬剤（パートD）（任意加入） $360まで：全額自己負担 $360〜3,310：25%負担 $3,310〜4,850：45%負担（ブランド薬）/58%負担（ジェネリック） $4,850〜：5%負担または$2.95（ジェネリック）/$7.40（ブランド薬）（2016）

（厚生労働省医政局：第3回上手な医療のかかり方を広めるための懇談会．参考資料3「社会保障制度等の国際比較について」．2018[1]）

■引用文献
1）厚生労働省医政局：第3回上手な医療のかかり方を広めるための懇談会．参考資料3「社会保障制度等の国際比較について」．2018.
　https://www.mhlw.go.jp/content/10800000/000394936.pdf
2）厚生労働省保険局：医療保険制度の適正かつ効率的な運営を図るための健康保険法等の一部を改正する法律の成立について．第118回社会保障審議会医療保険部会 資料1-1．2019.
　https://www.mhlw.go.jp/content/12401000/000517324.pdf

LECTURE
5

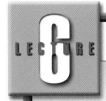

介護保険制度

到達目標

- 介護保険制度の特徴とリハビリテーションとの関係について理解する.
- 介護保険制度の対象を理解する.
- 申請から要介護認定を受けるまでの過程を理解する.
- 利用できるサービスの内容と特徴を理解する.
- 地域包括支援センターの役割について理解する.

この講義を理解するために

　介護保険制度が2000（平成12）年に施行されて以降，理学療法士の職域は大きく拡大しました．訪問リハビリテーションや通所リハビリテーションなどをはじめとする医療機関以外の業務に加え，介護予防という予防の分野でも活動するようになりました．また，これからの日本は，医療・介護・福祉を住み慣れた地域で提供できる地域包括ケアシステムの構築が急務であり，医療従事者である理学療法士にとっても，医療のみならず介護保険制度を理解しておくことは必須といえます.

　本講義では，この制度を理学療法士という専門職の立場で理解することは当然のこととして，自分の家族が介護保険を利用する状況になった際に，正しい支援や助言ができることを目指します.

　介護保険制度を学ぶにあたり，以下の項目をあらかじめ学習しておきましょう.

　□ 介護保険において必要な ADL（日常生活活動）の評価の視点として，基本の ADL と手段的 ADL（IADL）
　　の項目と特徴を復習する.

　□ 要介護認定で使用される「障害高齢者の日常生活自立度（寝たきり度）」「認知症高齢者の日常生活自立度」の
　　2つの判定基準を確認しておく.

講義を終えて確認すること

　□ 介護保険制度の特徴を知り，リハビリテーションと密接な関係があることを理解できた.
　□ 介護保険制度の対象とその背景が理解できた.
　□ 申請から要介護認定を受けるまでの過程が理解できた.
　□ 利用できるサービスの内容と特徴が理解できた.
　□ 地域包括支援センターの役割について理解できた.

MEMO

「介護保険法」第4条（国民の努力及び義務）
国民は，自ら要介護状態となることを予防するため，加齢に伴って生ずる心身の変化を自覚して常に健康の保持増進に努めるとともに，要介護状態となった場合においても，進んでリハビリテーションその他の適切な保健医療サービス及び福祉サービスを利用することにより，その有する能力の維持向上に努めるものとする．

「介護保険法」第2条4
保険給付の内容及び水準は，被保険者が要介護状態となった場合においても，可能な限り，その居宅において，その有する能力に応じ自立した日常生活を営むことができるように配慮されなければならない．

QOL（quality of life；生活の質）

MEMO

被保険者（介護保険の場合）
介護保険の保険料を市区町村（保険者）に支払い，介護が必要になったときに介護サービスを利用するための申請ができる人のこと．

1. 介護保険制度の特徴

1）リハビリテーションとの密接な関係

　介護保険制度は，社会全体で介護を支えることを目的として2000（平成12）年に施行された．介護保険という言葉の印象から「介護＝受け身のサービス」という印象を受けがちだが，「介護保険法」の第4条をみると，「自ら要介護状態となることを予防する」「進んでリハビリテーションを利用する」「能力の維持向上に努める」ことが明記されている．受け身ではなく，努力義務としてリハビリテーションサービスを利用した能力の向上と，要介護状態になることの予防，すなわち介護予防について言及していることから，理学療法士にとっても関連の深い制度である．

2）施設サービスから在宅サービスへの転換

　介護保険制度の施行前は，「老人病院」とよばれる慢性期医療の病院が介護の受け皿になっていた時代があった．その背景には介護の受け皿となる施設の圧倒的な不足があり，本来の介護が必要な高齢者のQOLの向上のためには，在宅におけるサービスを充実させる必要があった．

3）サービス利用者の自己決定権の尊重

　介護保険施行以前は，高齢者に対する介護サービスには利用者が選べるだけの量および質が十分ではなかったため，サービス利用者自身の選択に基づいて，適切なサービスが多様な事業者から提供されるよう配慮されるべきことが明記された．

2. 介護保険制度の対象

　介護保険における被保険者は，年齢により2つに分けられている．65歳以上であれば疾患の有無に関係なく介護保険を利用するための申請ができる第1号被保険者と，65歳未満であっても40歳以上で，かつ特定疾患に該当する第2号被保険者である（**表1**）．特定疾患は加齢に関係し，高齢者の有病率が高い疾患が中心となっている．

　なお，40歳以上のすべての国民は，特定疾患の有無にかかわらず介護保険料を納めなければならない．

表1　介護保険の被保険者

	第1号被保険者	第2号被保険者
年齢	65歳以上	40〜65歳未満
疾患	不問（疾患は関係なし）	特定疾患（16疾患）*
保険料の支払い	年金から「天引き」	医療保険と合わせて一括納付

*第2号被保険者の認定要件となる特定疾患（16疾患）
 1. 末期がん
 2. 筋萎縮性側索硬化症
 3. 後縦靱帯骨化症
 4. 骨折を伴う骨粗しょう症
 5. 多系統萎縮症
 6. 初老期における認知症
 7. 脊髄小脳変性症
 8. 脊柱管狭窄症
 9. 早老症
10. 糖尿病性神経障害，糖尿病性腎症および糖尿病性網膜症
11. 脳血管疾患
12. 進行性核上性麻痺，大脳皮質基底核変性症およびパーキンソン病
13. 閉塞性動脈硬化症
14. 関節リウマチ
15. 慢性閉塞性肺疾患
16. 両側の膝関節または股関節に著しい変形を伴う変形性関節症

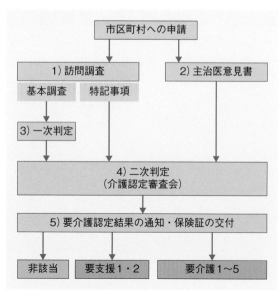

図1　要介護認定の流れ

3. 申請から要介護認定を受けるまで（図1）

　介護保険を利用するには「要介護認定」を受ける必要があるが，最初に市区町村の介護保険の担当窓口に申請することから始まる．申請は利用者本人だけでなく，家族や居宅介護支援事業者が代行することもできる．

1）訪問調査

　要介護認定の申請を受けると，市区町村から調査員が申請者本人のもとに派遣され，認定調査票（Step up 参照）による聞き取り調査が実施される．認定調査票は，概況調査，身体機能，生活機能など74項目から成る基本調査と，特記事項から構成されている．調査員は市区町村職員の他，ケアマネジャーに委託されることもある．

2）主治医意見書

　医療において医師の診断が不可欠であるのと同様に，介護保険の利用においても主治医意見書が必須であるため，受診が必要である．疾病，心身の状況に関する意見の他，介護保険サービスを利用することによる生活機能の維持・改善の見込みや医学的観点からの意見などが記載される．また，二次判定の参考資料としても用いられる．

3）一次判定

　訪問による基本調査の結果をもとに**図2**に示す5つの分野に集約され，それぞれに要介護認定等基準時間がコンピュータにより自動的に算出される．この5つの分野の基準時間の合計から要介護認定の審査判定基準に基づき，一次判定としての要介護度（仮の要介護度）が決定される．

4）二次判定（介護認定審査会）

　市区町村は介護認定審査会を設置し，おおむね5人で構成される介護認定審査委員会において一次判定の要介護度，主治医意見書，訪問調査の特記事項をもとに議論され，一般的には**図3**に示すような形で要介護度の最終決定がなされる．

　また，一次判定で示された要介護認定の審査判定基準をみると，32分以上50分未満の場合は要支援2と要介護1が混在している．原則は要支援2と判定されるが，①認知症の状況，②短期間での重症化の2点が審査され，要介護1になることもある．

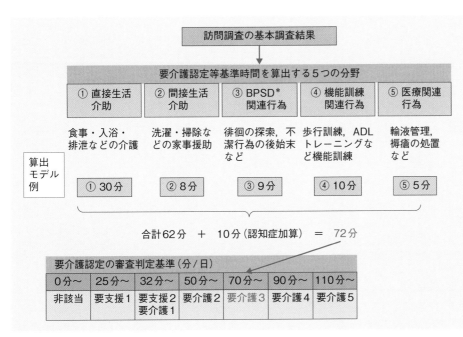

図2　一次判定の決定過程
＊BPSD（behavioral and psychological symptoms of dementia）：認知症に伴う行動障害と精神症状．

💡 **ここがポイント！**
介護保険制度の特徴（まとめ）
● 介護予防とリハビリテーションを重視．
● 在宅におけるケアと日常生活の自立を推進．
● 利用者自身によるサービスの選択．
● 利用者の立場に沿ったサービスの提供．
● 社会全体で支えるしくみ．

📖 **調べてみよう**
介護保険の申請窓口は市区町村によって「介護保険課」「高齢福祉課」など名称が異なる．自分の住んでいる市区町村の介護保険申請の窓口を確認してみよう．

✍ **MEMO**
特記事項
認定調査票において，○印を記入するチェック項目では表現できない内容（認知症による問題行動など）について自由に記載する．

ケアマネジャー
（care manager；介護支援専門員）

💥 **気をつけよう！**
要介護認定等基準時間
介護の手間にかかる相対的な「時間」を示したものであり，身体・精神機能の「程度」ではない．したがって，要介護度とは，ADL（activities of daily living；日常生活活動）評価のような人間の「機能の状態」や障害の程度を表しているのではなく，介護に費やされる「時間」であることを認識しておく必要がある．

💡 **ここがポイント！**
以下の①②どちらかに該当すると，要支援2から要介護1に判定される．
①認知症の状況：認知症高齢者の日常生活自立度の判定基準がⅡ以上かM．
②短期間での重症化：おおむね6か月以内に心身の状態が悪化する可能性がある．

MEMO

不服の申し立て
通知を受け取った翌日から60日以内に介護保険審査会に不服の申し立てをすることができ、改めて調査が行われる.

区分変更申請
要介護の区分が変わったと判断した段階で、いつでも申請できる. 要介護認定の結果に納得できない人も利用することができ、30日以内に結果が通知される.

ケアプラン (care plan;介護サービス利用計画)

介護認定審査委員会は、医療、保健、福祉に関する実務・学識経験者から構成されている. 介護認定審査会においては、理学療法士は看護師らとともに「保健」の専門職として位置づけられている (**図3**).

5) 要介護認定結果の通知・保険証の交付

介護保険の申請から30日以内に、要介護度の認定結果と介護保険被保険者証が通知 (郵送) される. 心身の状態からみた要介護度の目安を**表2**に示す. 認定の有効期間は、原則として新規申請が6か月、更新の場合は12か月であるが、心身の状態によってそれぞれ12か月、36か月に延長される. なお、認定結果に納得できない場合は、不服の申し立てや区分変更申請を行うことができる.

4. ケアプランの作成からサービス利用まで

要介護度を認定された後、介護保険のさまざまなサービスを利用するためにはケアプランの作成が必須である. **図4**に示すように、ケアプランの作成の対象は要支援や要介護に認定された人だけではない. 認定結果が非該当でも、要支援や要介護になるおそれのある人に対しては、介護予防ケアプランが作成され介護予防事業につなげている. 介護保険は予防も重視していることがポイントである.

1) ケアプランの作成とケアマネジメント

ケアプランとは、サービス利用者 (申請者) の心身の状況、生活環境、その家族のニーズなどを把握し目標設定をしたうえで、利用するサービスの種類と内容が決定された計画のことである. 利用者は、介護度に応じた支給限度額 (**表3**) の範囲でサービスの種類と内容を自ら選び、ケアプランを作成することができる. しかし、一般的にはケアマネジャー

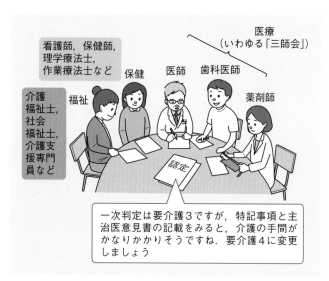

看護師, 保健師, 理学療法士, 作業療法士など

保健

医療 (いわゆる「三師会」)

医師　歯科医師　薬剤師

介護福祉士, 社会福祉士, 介護支援専門員など

福祉

認定

一次判定は要介護3ですが、特記事項と主治医意見書の記載をみると、介護の手間がかなりかかりそうですね. 要介護4に変更しましょう

図3　介護認定審査会

表2　要介護認定における状態のめやす

要介護度	平均的な心身の状態例
要支援1	● 排泄や食事はほとんど自分ひとりでできる ● 身の回りの世話の一部になんらかの介助 (見守りや手助け) を必要とし、適切にサービスを利用すれば改善の見込みが高い
要支援2	● 排泄や食事はほとんど自分ひとりでできる ● 身の回りの世話になんらかの介助 (見守りや手助け) が必要 ● 適切なサービス利用により、明らかな要介護状態に移行することを防ぐことができる可能性がある
要介護1	● 排泄や食事はほとんど自分ひとりでできる ● 身の回りの世話になんらかの介助 (見守りや手助け) を必要とする
要介護2	● 排泄や食事になんらかの介助 (見守りや手助け) を必要とすることがある ● 身の回りの世話の全般になんらかの介助を必要とする ● 歩行や移動の動作になんらかの支えを必要とする
要介護3	● 身の回りの世話や排泄が自分ひとりでできない ● 移動などの動作や立位保持が自分でできないことがある ● いくつかの問題行動や理解力の低下がみられることがある
要介護4	● 身の回りの世話や排泄がほとんどできない ● 移動などの動作や立位保持が自分ひとりではできない ● 問題行動や全般的な理解力の低下がみられることがある
要介護5	● 排泄や食事がほとんどできない ● 身の回りの世話や移動などの動作や立位保持がほとんどできない ● 多くの問題行動や全般的な理解力の低下がみられることがある

（要介護1～5の場合），保健師など（要支援1，2の場合）に作成を依頼することが多い.

　利用者が要介護1～5を想定した場合，

①ケアマネジャーがサービスの種類と内容，利用料，目標と達成時期などを記載したケアプランの原案を作成する.

②サービス担当者会議（図5）を開催し，ケアプランを決定する.

③その後，ケアマネジャーはケアプランに盛り込まれた介護サービスの実施状況を把握し（モニタリング），必要に応じてケアプランの変更，サービス事業担当者と連絡・調整を行う.

　これら①～③の一連の流れは，ケアマネジメントとよばれる.

📖 **調べてみよう**

利用者が自らケアプランを作成できるしくみになっている根拠について，本講義のなかから調べてみよう.

📖 **調べてみよう**

家族として，ケアマネジャーはどのように探すのか

ケアマネジャーの多くは居宅介護支援事業所や地域包括支援センターに勤務している. そのリストは市区町村の介護保険担当課で確認できるとともに，自治体によっては要介護認定の通知に同封して市区町村から送付されることもあるので，これらのなかから選択することになる.

表3　要介護度別の支給限度額

要介護度	支給限度額（/1か月）
要支援1	50,030 円
要支援2	104,730 円
要介護1	166,920 円
要介護2	196,160 円
要介護3	269,310 円
要介護4	308,060 円
要介護5	360,650 円

LECTURE 6

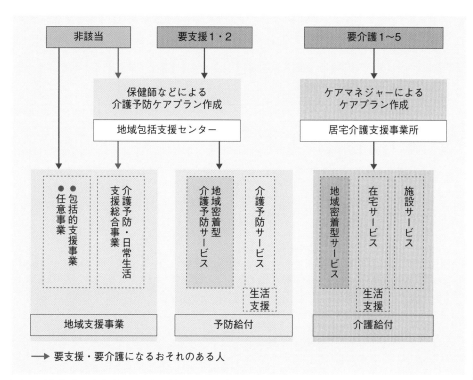

図4　要介護認定からサービス利用までの流れ

介護保険は上記のようにさまざまな専門職が連携して利用者を支えるしくみであり，これをコーディネートするのが主にケアマネジャーである

サービス担当者会議では，介護サービスの利用者，その家族，ケアマネジャー，ケアプランに盛り込んだサービス（例えば，訪問介護やデイサービス）の事業担当者や主治医などが集まり，達成目標やサービス内容に関して意見交換が行われる

図5　サービス担当者会議

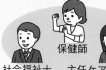
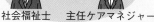

図6　地域包括支援センターにおける高齢者に対する主な業務

2) 介護支援専門員（ケアマネジャー）

理学療法士を含む国家資格の有資格者で，5年以上かつ900日以上の実務経験をもつ人が試験と実務研修を経て得られる資格である．この試験は各都道府県により実施されているため，ケアマネジャーは国家資格ではない．主な業務内容は上記1）のケアプランの作成を含むケアマネジメント業務と要介護認定に関する業務である．

表4 居宅サービス（在宅サービス，介護予防サービス共通）

	サービスの種類	サービスの内容	予防給付 要支援 1・2	介護給付 要介護 1～5
訪問	訪問介護 （ホームヘルプサービス）	訪問介護員（ホームヘルパー）などが居宅を訪問し，入浴，排泄，食事などの介護や，調理，洗濯，掃除などの生活支援を行う	○	○
	訪問入浴介護	訪問介護員や介護福祉士などが浴槽を居宅に持ち込み，または入浴車を用いて入浴の介護を行う	○	○
	訪問看護	看護師などが医師の指示のもとに居宅を訪問して，療養上の世話や点滴管理などの診療の補助を行う	○	○
	訪問リハビリテーション	理学療法士や作業療法士，言語聴覚士などが医師の指示のもとに居宅を訪問して，リハビリテーションを行う	○	○
	居宅療養管理指導	通院が困難な利用者に対して，医師，歯科医師，薬剤師などが居宅を訪問し，診療や服薬指導など療養上の管理・指導を行う	○	○
通所	通所介護 （デイサービス）	通所介護施設に通い，入浴，排泄，食事などの介護や，その他の日常生活上の支援・世話，機能訓練などを日帰りで行う	○	○
	通所リハビリテーション （デイケア）	通所リハビリテーション施設に通い，理学療法，作業療法などのリハビリテーションや，入浴，食事の提供などを日帰りで行う	○	○
短期入所	短期入所生活介護 （ショートステイ）	介護老人福祉施設などに短期間入所し，入浴，排泄，食事などの介護や，日常生活上の支援，機能訓練などを行う	○	○
	短期入所療養介護 （ショートステイ）	介護老人保健施設などに短期間入所し，医学的管理に基づく介護，機能訓練，必要な医療などを行う	○	○
生活支援	福祉用具貸与 （レンタル）	要介護度に応じた以下の13品目の福祉用具がレンタルできる ●要支援1・2，要介護1 1）手すり，2）スロープ，3）歩行器，4）歩行補助杖 ●要介護2～5：上記4品目に加え， 5）車椅子，6）車椅子付属品 7）特殊寝台（介護用ベッドなど），8）特殊寝台付属品 9）床ずれ防止用具（エアーマットなど） 10）体位変換器（起き上がり補助用具を含む） 11）認知症老人徘徊感知機器（離床センサーを含む） 12）移動用リフト（つり具の部分を除く．階段移動用リフトを含む） ●要介護4・5：上記12品目に加え， 13）自動排泄処理装置（特殊尿器） 　（本体部のみ．カップ，吸引用ホースなどを除く）	○	○
	特定福祉用具販売 （購入）	入浴や排泄のための福祉用具は貸与になじまないため，要介護度にかかわらず1年間に10万円を限度として購入費が支給される 1．腰掛便座 2．自動排泄処理装置（特殊尿器）のカップ，ホース部など消耗品 3．入浴補助用具（入浴用介助ベルトを含む） 4．簡易浴槽 5．移動用リフトのつり具の部分	○	○
	住宅改修費の支給	自宅での生活を可能にすることを目的に，自立支援や介護者の負担軽減のための住宅改修工事の費用が支給される 要介護度にかかわらず上限20万円まで．原則として同一住宅について改修は一人1回限り 1．手すりの取り付け 2．段差の解消 3．滑りの防止および移動の円滑化などのための床または通路面の材料の変更 4．引き戸などへの扉の取り替え 5．洋式便器などへの便器の取り替え 6．その他，1～5の住宅改修に付帯して必要となる住宅改修	○	○

3) 地域包括支援センターの役割

　地域包括支援センターは，原則として1つの市区町村に1か所以上，具体的にはおおむね人口2～3万人ごとの地域に1か所設置されている．**図4**に示す居宅介護支援事業所が要介護1～5の高齢者のケアプランを作成する事業所であるのに対し，地域包括支援センターは，介護度を問わず，すべての高齢者のさまざまな相談を受ける施設である．主に市区町村が設置・運営に携わっており，**図6**に示す業務の実施を中心として社会福祉士，保健師，主任ケアマネジャー（主任介護支援専門員）の3職種が配置されている．

4) 利用できるサービスの内容

　介護保険で利用できるサービスは，居宅サービス，施設サービス，地域密着型サービスに大別される．

(1) 居宅サービス

　要介護1～5の介護給付を受ける人が対象の在宅サービスと，要支援1・2の予防給付を受ける人が対象の介護予防サービスともに，名称と対象は異なるがおおむね同じ内容のサービスを受けることができる（**表4**）．また，生活支援として，福祉用具のレンタル・購入費の支給，住宅改修費の支給を受けることができる．

(2) 施設サービス

　介護保険3施設（介護老人福祉施設，介護老人保健施設，介護療養型医療施設／介護医療院）とよばれる施設サービスを**表5**に示す．これらは要介護1～5の介護給付を受ける人のみに提供され，要支援者は利用できない．施設のケアマネジャーがケアプランを作成する．

(3) 地域密着型サービス

　認知症高齢者や要介護者が住み慣れた地域で生活が継続できるよう24時間支えるべく，市区町村によって指定された事業者が，その市区町村に住む利用者にのみ提供するサービスである．2006（平成18）年から開始されたこのサービスは，小規模で運営されるグループホームなどへの入居，24時間対応が可能な介護職員による定期巡回サービス，認知症の高齢者だけに特化したケアなど，柔軟なサービスを受けられる点が特徴である．地域密着型サービスの内容を以下に示す．

a. 予防給付，介護給付ともに利用できるサービス

- 小規模多機能型居宅介護
- 認知症対応型通所介護
- 認知症対応型共同生活介護（グループホーム）

MEMO

要介護認定に関する業務
利用者に代わって申請手続きを代行することと，市区町村からの委託により訪問調査を実施することがある．

気をつけよう！
自宅から施設へ通って受ける（送迎も含む）通所サービスや，一定の期間に入所する短期入所サービスは，施設サービスではなく居宅サービスに含まれていることに注意が必要である．

気をつけよう！
歩行補助杖は，松葉杖，ロフストランドクラッチ，カナディアンクラッチ，多点杖，プラットホーム杖のみである．T字杖は含まれない（100％自己負担で購入）．

LECTURE 6

表5　施設サービス

サービスの種類	サービスの内容	予防給付 要支援1・2	介護給付 要介護1～5
介護老人福祉施設 （特別養護老人ホーム：特養）	身体，精神に著しい障害があるため常時介護が必要で，在宅の介護が困難な要介護者が，主に生活介護を受けながら生活する施設．いわゆる「終の棲家」	×	要介護3以上
介護老人保健施設 （老健施設）	病状が安定し治療の必要はないが，在宅復帰できるようにリハビリテーションや看護を中心とした介護が行われる施設	×	○
介護療養型医療施設 （療養病床など）	急性期の治療を終え病状が安定しているが，カテーテル装着など常時の医療を必要とする人のための医療施設 ※2024年3月末ですべて廃止となる予定	×	○
介護医療院	新たな介護保険施設．要介護者に対し，長期療養のための医療と日常生活上の世話（介護）を一体的に提供する医療施設	×	○

表 6　介護保険に関連する高齢者の住まいの概要

施設	基本的性格	特徴	利用できる介護保険	主な設置主体	対象者
介護老人福祉施設（特別養護老人ホーム：特養）	要介護 3 以上の高齢者の生活施設	入所者を擁護することを目的とした生活施設	施設サービス	●地方公共団体 ●社会福祉法人	●65 歳以上 ●要介護 3 以上 ●身体，精神に著しい障害があるため常時介護が必要で，在宅において介護が困難な者
養護老人ホーム	経済的に困窮した高齢者の施設	入所者が自立した生活を営み，社会活動に参加するために必要な指導・訓練・その他の援助を行うことを目的とした施設	●訪問介護，通所介護等の居宅サービス ●特定施設入居者生活介護		●65 歳以上 ●経済的理由により在宅において養護を受けることが困難な者
軽費老人ホーム	低所得高齢者の住居	無料または低額な料金で食事の提供，その他日常生活に必要なことを供与することを目的とした施設		●地方公共団体 ●社会福祉法人 ●知事許可を受けた法人	●60 歳以上 ●身体機能の低下などにより自立した生活が困難であると認められ，家族による援助が困難な者
有料老人ホーム	高齢者の住居	①入浴・排泄または食事の介護，②食事の提供，③洗濯，掃除などの家事，④健康管理のいずれかをする事業を行う施設			●老人 （老人福祉法で規定されている施設で，この法律上は「老人」に関する定義はない）
サービス付き高齢者向け住宅	高齢者の住居	状況把握サービス，生活相談サービスなどの福祉サービスを提供する住宅 厚生労働省と国土交通省の共同管轄		限定なし （営利法人，いわゆる「民間」）	●単身，夫婦世帯 ●60 歳以上，もしくは要介護認定を受けている 60 歳未満の者
認知症高齢者グループホーム	認知症高齢者のための共同生活住居	入浴，排泄，食事などの介護や日常生活上の世話，機能訓練を行う共同生活の住居	認知症対応型共同生活介護		●要介護・要支援で認知症の者

（厚生労働統計協会：国民の福祉と介護の動向 2019/2020 2019；66（10）：188-91[1] をもとに作成）

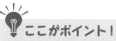

MEMO
国民生活基礎調査（2018 年）によると，単独世帯は 27.4%，夫婦のみ世帯は 32.3%である．

MEMO
有料老人ホーム：13,525 施設，定員数 51 万 8,507 人（2017 年）．
サービス付き高齢者住宅：24 万 4,917 戸（2019 年）．

ここがポイント！
できる限り住み慣れた地域で在宅を基本とした生活の継続をめざす地域包括ケアシステムが構築されていく今後の地域社会を見据え，理学療法士も「高齢者の住まい」にはさまざまな形態があることを知っておく必要がある．

b．介護給付のみ利用できるサービス

● 定期巡回・随時対応型訪問介護看護（24 時間対応）
● 地域密着型特定施設入居者生活介護
● 地域密着型介護老人福祉施設入所者生活介護

5. 介護保険に関連する高齢者の住まい

　高齢社会の進展により，65 歳以上の高齢者世帯のなかで単身者や夫婦のみの世帯が増加しており，合計すると 59.7%であり全世帯の半数を超えている．このことは介護が必要になり居宅サービスを利用する場合でも，自宅での利用は困難になっていくことが考えられる．自宅以外で「住まい」として位置づけられている施設として，介護保険による特別養護老人ホームがあるが，これ以外にも「高齢者の住まい」があり，介護保険のサービスを受けることができる（**表 6**）[1]．有料老人ホーム，サービス付き高齢者住宅の総数は年々増加しており，居宅として単身者や夫婦のみの世帯が利用できる重要な受け皿になっている．

■**引用文献**

1）厚生労働統計協会：高齢者の住まい対策．国民の福祉と介護の動向 2019/2020 2019；66（10）：188-91．

■**参考文献**

1）厚生労働統計協会：国民の福祉と介護の動向 2019/2020．厚生労働統計協会；2019．
2）厚生労働省：総合事業の関係規定等．総合事業ガイドライン（本文）．
https://www.mhlw.go.jp/stf/seisakunitsuite/bunya/0000184585.html

LECTURE
6

Step up

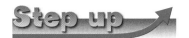

1．介護保険制度の誕生の背景

介護保険制度の開始から間もなく20年を迎えようとしている．今でこそ介護保険の利用は医療保険と同様に当たり前の存在になっているが，介護保険制度の創設が議論されていた当時は，政権与党の大臣経験のある国会議員ですら，テレビ取材のコメントで「介護は家族が行うのが日本の美徳．こんな制度はいらない」と堂々と公言していた時代であった．介護を社会全体で支えることに抵抗のある人は決して少なくなかったのである．

ではなぜ，このような時代背景から介護保険の誕生に向けて舵（かじ）が切られたのか．理由は大きく2つある．

1）福祉における措置の問題

第一は，福祉における措置の問題である．福祉における措置とは，行政が福祉サービスの必要性を判断し，サービスの種類や提供機関を決定する権限をもつしくみをいう．介護保険以前の高齢者介護は，主に「老人福祉法」により実施されていたため，特別養護老人ホームの入所や訪問介護などの利用は，この措置制度により市区町村行政がサービス内容や施設などを決定しており，利用者自らがニーズに合ったサービスを選ぶことはできなかった．とりわけ，措置のもとでのサービスは法規制に縛られた「施し」の要素が強かったため，福祉制度を利用して介護サービスを利用することは，行政すなわち「お上の世話になる」こととして敬遠される風潮があった．さらには，サービスの財源が公費（税金）で画一的であったため，サービスを提供する事業者間でその内容が競われることはほとんどなく，利用者のためのサービス改善につながりにくかった．

2）社会的入院の問題

第二は，社会的入院の問題である．社会的入院とは，治療はすでに必要のない（治癒している）患者を，介護を主な目的として病院に長期入院させることである．当時は高齢者が入所できる介護施設が大きく不足していたため，本来は医療の場である病院が介護の受け皿になっていた事情があるが，もう一つの理由がある．それは，措置による介護施設の入所は，「お上の世話になるので世間体が悪くなる」という社会的な恥辱感が生じていたため，「世間体を保つことのできる」病院への長期入院，すなわち社会的入院が選ばれていたのである．

こうした問題を解決することが介護保険の誕生につながってきたが，時代背景に沿って制度が変わっていくことは今後も続くだろう．何よりも，介護保険制度の開始当初は予防給付という枠組みはなく，介護予防という言葉すらなかった．介護保険の約20年の歩みは本来の介護に対する施策から，介護を必要とさせない予防に重きをおきつつあるが，理学療法士もこうした時代の変化に対応できる感度を磨き続けなくてはならない．

2．認定調査票

要介護認定の聞き取り調査で用いられる認定調査票を図1に示す．このうち，基本調査の調査項目を見て，理学療法士が聞き取り調査できる項目がどの程度あるのか調べ，介護保険と理学療法士との接点について考えてみよう．

調査は，調査対象者が通常の状態（調査可能な状態）であるときに実施して下さい．本人が風邪をひいて高熱を出している等，通常の状態でない場合は再調査を行ってください．

保険者番号＿＿＿＿　被保険者番号＿＿＿＿

認定調査票（概況調査）

Ⅰ　調査実施者（記入者）

実施日時	平成　年　月　日	実施場所	自宅内・自宅外（　　）
ふりがな 記入者氏名		所属機関	

Ⅱ　調査対象者

過去の認定	初回・2回め以降 （前回認定　年　月　日）	前回認定結果		非該当・要支援（　）・要介護（　）	
ふりがな 対象者氏名		性別	男・女	生年月日	明治・大正・昭和 年　月　日（　歳）
現住所	〒　－			電話	－　－
家族等連絡先	〒　－ 氏名（　）調査対象者との関係（　）			電話	－　－

Ⅲ　現在受けているサービスの状況についてチェック及び頻度を記入してください．

在宅利用〔認定調査を行った月のサービス利用回数を記入．（介護予防）福祉用具貸与は調査日時点の，特定（介護予防）福祉用具販売は過去6月の品目数を記載〕	
□（介護予防）訪問介護（ホームヘルプサービス）月　回	□（介護予防）福祉用具貸与　品目
□（介護予防）訪問入浴介護　月　回	□特定（介護予防）福祉用具販売　品目
□（介護予防）訪問看護　月　回	□住宅改修　あり・なし
□（介護予防）訪問リハビリテーション　月　回	□夜間対応型訪問介護　月　日
□（介護予防）居宅療養管理指導　月　回	□（介護予防）認知症対応型通所介護　月　日
□（介護予防）通所介護（デイサービス）　月　回	□（介護予防）小規模多機能型居宅介護　月　日
□（介護予防）通所リハビリテーション（デイケア）月　回	□（介護予防）認知症対応型共同生活介護　月　日
□（介護予防）短期入所生活介護（特養等）　月　日	□地域密着型特定施設入居者生活介護　月　日
□（介護予防）短期入所療養介護（老健・診療所）月　日	□地域密着型介護老人福祉施設入所者生活介護　月　日
□（介護予防）特定施設入居者生活介護　月　日	□定期巡回・随時対応型訪問介護看護　月　回
□複合型サービス　月　日	
□市町村特別給付［　］	
□介護保険給付外の在宅サービス［　］	

施設利用	施設連絡先
□介護老人福祉施設 □介護老人保健施設 □介護療養型医療施設 □認知症対応型共同生活介護適用施設（グループホーム） □特定施設入居者生活介護適用施設（ケアハウス等） □医療機関（医療保険適用療養病床） □医療機関（療養病床以外） □その他の施設	施設名＿＿＿＿ 郵便番号　－ 施設住所 電話　－　－

Ⅳ　調査対象者の家族状況，調査対象者の居住環境（外出が困難になるなど日常生活に支障となるような環境の有無），日常的に使用する機器・器械の有無等について，認定調査票（特記事項）の下部，「概況調査の特記すべき事項」欄に記入してください．

図1　認定調査票

認定調査票（基本調査）

調査日　　年　月　日　　　　　保険者番号＿＿＿＿＿＿　被保険者番号＿＿＿＿＿＿

1-1　麻痺等の有無について，あてはまる番号すべてに○印をつけてください．（複数回答可）
| 1．ない | 2．左上肢 | 3．右上肢 | 4．左下肢 | 5．右下肢 | 6．その他（四肢の欠損） |

1-2　関節の動く範囲の制限の有無について，あてはまる番号すべてに○印をつけてください．（複数回答可）
| 1．ない | 2．肩関節 | 3．股関節 | 4．膝関節 | 5．その他（四肢の欠損） |

1-3　寝返りについて，あてはまる番号に一つだけ○印をつけてください．
| 1．つかまらないでできる | 2．何かにつかまればできる | 3．できない |

1-4　起き上がりについて，あてはまる番号に一つだけ○印をつけてください．
| 1．つかまらないでできる | 2．何かにつかまればできる | 3．できない |

1-5　座位保持について，あてはまる番号に一つだけ○印をつけてください．
| 1．できる | 2．自分の手で支えればできる | 3．支えてもらえればできる | 4．できない |

1-6　両足での立位保持について，あてはまる番号に一つだけ○印をつけてください．
| 1．支えなしでできる | 2．何か支えがあればできる | 3．できない |

1-7　歩行について，あてはまる番号に一つだけ○印をつけてください．
| 1．つかまらないでできる | 2．何かにつかまればできる | 3．できない |

1-8　立ち上がりについて，あてはまる番号に一つだけ○印をつけてください．
| 1．つかまらないでできる | 2．何かにつかまればできる | 3．できない |

1-9　片足での立位保持について，あてはまる番号に一つだけ○印をつけてください．
| 1．支えなしでできる | 2．何か支えがあればできる | 3．できない |

1-10　洗身について，あてはまる番号に一つだけ○印をつけてください．
| 1．介助されていない | 2．一部介助 | 3．全介助 | 4．行っていない |

1-11　つめ切りについて，あてはまる番号に一つだけ○印をつけてください．
| 1．介助されていない | 2．一部介助 | 3．全介助 |

1-12　視力について，あてはまる番号に一つだけ○印をつけてください．
1．普通（日常生活に支障がない）	2．約1m離れた視力確認表の図が見える
3．目の前に置いた視力確認表の図が見える	4．ほとんど見えない
5．見えているのか判断不能	

1-13　聴力について，あてはまる番号に一つだけ○印をつけてください．
1．普通	2．普通の声がやっと聞き取れる
3．かなり大きな声なら何とか聞き取れる	4．ほとんど聞えない
5．聞えているのか判断不能	

2-1　移乗について，あてはまる番号に一つだけ○印をつけてください．
| 1．介助されていない | 2．見守り等 | 3．一部介助 | 4．全介助 |

2-2　移動について，あてはまる番号に一つだけ○印をつけてください．
| 1．介助されていない | 2．見守り等 | 3．一部介助 | 4．全介助 |

2-3　えん下について，あてはまる番号に一つだけ○印をつけてください．
| 1．できる | 2．見守り等 | 3．できない |

2-4　食事摂取について，あてはまる番号に一つだけ○印をつけてください．
| 1．介助されていない | 2．見守り等 | 3．一部介助 | 4．全介助 |

2-5　排尿について，あてはまる番号に一つだけ○印をつけてください．
| 1．介助されていない | 2．見守り等 | 3．一部介助 | 4．全介助 |

2-6　排便について，あてはまる番号に一つだけ○印をつけてください．
| 1．介助されていない | 2．見守り等 | 3．一部介助 | 4．全介助 |

2-7　口腔清潔について，あてはまる番号に一つだけ○印をつけてください．
| 1．介助されていない | 2．一部介助 | 3．全介助 |

2-8　洗顔について，あてはまる番号に一つだけ○印をつけてください．
| 1．介助されていない | 2．一部介助 | 3．全介助 |

2-9　整髪について，あてはまる番号に一つだけ○印をつけてください．
| 1．介助されていない | 2．一部介助 | 3．全介助 |

2-10　上衣の着脱について，あてはまる番号に一つだけ○印をつけてください．
| 1．介助されていない | 2．見守り等 | 3．一部介助 | 4．全介助 |

2-11　ズボン等の着脱について，あてはまる番号に一つだけ○印をつけてください．
| 1．介助されていない | 2．見守り等 | 3．一部介助 | 4．全介助 |

2-12　外出頻度について，あてはまる番号に一つだけ○印をつけてください．
| 1．週1回以上 | 2．月1回以上 | 3．月1回未満 |

3-1　意思の伝達について，あてはまる番号に一つだけ○印をつけてください．
| 1．調査対象者が意思を他者に伝達できる | 2．ときどき伝達できる |
| 3．ほとんど伝達できない | 4．できない |

3-2　毎日の日課を理解することについて，あてはまる番号に一つだけ○印をつけてください．
| 1．できる | 2．できない |

3-3　生年月日や年齢を言うことについて，あてはまる番号に一つだけ○印をつけてください．
| 1．できる | 2．できない |

3-4　短期記憶（面接調査の直前に何をしていたか思い出す）について，あてはまる番号に一つだけ○印をつけてください．
| 1．できる | 2．できない |

3-5　自分の名前を言うことについて，あてはまる番号に一つだけ○印をつけてください．
| 1．できる | 2．できない |

3-6　今の季節を理解することについて，あてはまる番号に一つだけ○印をつけてください．
| 1．できる | 2．できない |

3-7　場所の理解（自分がいる場所を答える）について，あてはまる番号に一つだけ○印をつけてください．
| 1．できる | 2．できない |

3-8　徘徊について，あてはまる番号に一つだけ○印をつけてください．
| 1．ない | 2．ときどきある | 3．ある |

3-9　外出すると戻れないことについて，あてはまる番号に一つだけ○印をつけてください．
| 1．ない | 2．ときどきある | 3．ある |

4-1　物を盗られたなどと被害的になることについて，あてはまる番号に一つだけ○印をつけてください．
| 1．ない | 2．ときどきある | 3．ある |

4-2　作話をすることについて，あてはまる番号に一つだけ○印をつけてください．
| 1．ない | 2．ときどきある | 3．ある |

4-3　泣いたり，笑ったりして感情が不安定になることについて，あてはまる番号に一つだけ○印をつけてください．
| 1．ない | 2．ときどきある | 3．ある |

4-4　昼夜の逆転があることについて，あてはまる番号に一つだけ○印をつけてください．
| 1．ない | 2．ときどきある | 3．ある |

4-5　しつこく同じ話をすることについて，あてはまる番号に一つだけ○印をつけてください．
| 1．ない | 2．ときどきある | 3．ある |

4-6　大声をだすことについて，あてはまる番号に一つだけ○印をつけてください．
| 1．ない | 2．ときどきある | 3．ある |

4-7　介護に抵抗することについて，あてはまる番号に一つだけ○印をつけてください．
| 1．ない | 2．ときどきある | 3．ある |

4-8　「家に帰る」等と言い落ち着きがないことについて，あてはまる番号に一つだけ○印をつけてください．
| 1．ない | 2．ときどきある | 3．ある |

4-9　一人で外に出たがり目が離せないことについて，あてはまる番号に一つだけ○印をつけてください．
| 1．ない | 2．ときどきある | 3．ある |

4-10　いろいろなものを集めたり，無断でもってくることについて，あてはまる番号に一つだけ○印をつけてください．
| 1．ない | 2．ときどきある | 3．ある |

4-11　物を壊したり，衣類を破いたりすることについて，あてはまる番号に一つだけ○印をつけてください．
| 1．ない | 2．ときどきある | 3．ある |

4-12　ひどい物忘れについて，あてはまる番号に一つだけ○印をつけてください．
| 1．ない | 2．ときどきある | 3．ある |

4-13　意味もなく独り言や独り笑いをすることについて，あてはまる番号に一つだけ○印をつけてください．
| 1．ない | 2．ときどきある | 3．ある |

4-14　自分勝手に行動することについて，あてはまる番号に一つだけ○印をつけてください．
| 1．ない | 2．ときどきある | 3．ある |

4-15　話がまとまらず，会話にならないことについて，あてはまる番号に一つだけ○印をつけてください．
| 1．ない | 2．ときどきある | 3．ある |

5-1　薬の内服について，あてはまる番号に一つだけ○印をつけてください．
| 1．自立 | 2．一部介助 | 3．全介助 |

5-2　金銭の管理について，あてはまる番号に一つだけ○印をつけてください．
| 1．自立 | 2．一部介助 | 3．全介助 |

5-3　日常の意思決定について，あてはまる番号に一つだけ○印をつけてください．
| 1．できる | 2．特別な場合を除いてできる | 3．日常的に困難 | 4．できない |

5-4　集団への不適応について，あてはまる番号に一つだけ○印をつけてください．
| 1．ない | 2．ときどきある | 3．ある |

5-5　買い物について，あてはまる番号に一つだけ○印をつけてください．
| 1．できる | 2．見守り等 | 3．一部介助 | 4．全介助 |

5-6　簡単な調理について，あてはまる番号に一つだけ○印をつけてください．
| 1．できる | 2．見守り等 | 3．一部介助 | 4．全介助 |

6　過去14日間に受けた医療について，あてはまる番号すべてに○印をつけてください．（複数回答可）

処置内容	1．点滴の管理	2．中心静脈栄養	3．透析	4．ストーマ（人工肛門）の処置
	5．酸素療法	6．レスピレーター（人工呼吸器）	7．気管切開の処置
	8．疼痛の看護	9．経管栄養	
特別な対応	10．モニター測定（血圧，心拍，酸素飽和度等）	11．じょくそうの処置
	12．カテーテル（コンドームカテーテル，留置カテーテル，ウロストーマ等）	

7　日常生活自立度について，各々該当するものに一つだけ○印をつけてください．

| 障害高齢者の日常生活自立度（寝たきり度） | 自立・J1・J2・A1・A2・B1・B2・C1・C2 |
| 認知症高齢者の日常生活自立度 | 自立・Ⅰ・Ⅱa・Ⅱb・Ⅲa・Ⅲb・Ⅳ・M |

図1　認定調査票（つづき）

LECTURE 6

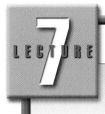

診療・介護報酬と収益構造

到達目標

- 診療報酬の支払いのしくみを理解する.
- 介護報酬の支払いのしくみを理解する.
- 理学療法士がかかわるリハビリテーション料の算定・加算を理解する.
- 人件費とコストのしくみを理解する.
- 給与の背景を理解する.

この講義を理解するために

　理学療法士は病院や施設などに就職し，リハビリテーションを実施します．そしてその対価として経営者（病院長，理事長など）から給料が支払われます．では，給料の源となる病院や施設は，どのように収入を得ているのでしょう．収入の一部には理学療法士が行ったリハビリテーションがあり，その他にも医師や看護師など，さまざまな職種が行った医療サービスや介護サービスの対価が収入となります．そしてそのサービスの価格は，さまざまな条件により高くなったり安くなったりします．この講義では，病院や施設の収入と支出を知り，給与について学びます．

　診療・介護報酬と収益構造を学ぶにあたり，以下の項目をあらかじめ学習しておきましょう．

　□ 保険診療のしくみを復習しておく（Lecture 5 参照）.
　□ 介護保険の費用負担を復習しておく（Lecture 6 参照）.

講義を終えて確認すること

　□ 診療報酬のしくみを知り，請求・支払いの関係が理解できた.
　□ 介護報酬のしくみを知り，請求・支払いの関係が理解できた.
　□ 理学療法士がかかわるリハビリテーション料の算定・加算が理解できた.
　□ 人件費とコストのしくみを知り，支出を抑える重要性が理解できた.
　□ 病院や施設の収入と支出を知り，給与の背景が理解できた.

1. 医療の値段

医療では，医師の診察や治療，理学療法士によるリハビリテーション，入院した場合であれば室料や看護料などの料金が規定されており，これを診療報酬とよぶ．こうした医療サービス以外にも，薬や医療材料の価格が決められている．診療報酬の価格は診療報酬点数表としてまとめられている．これらの医療サービスおよび医療行為の価格は点数で提示され，「1 点＝10 円」で計算される．そしてこの点数は，全国のどの医療機関のどの医師が実施しても同じである．経験豊富な医師が治療しても，数年の経験しかない医師が治療しても，同じ医療行為であれば同一価格である．

次に医療行為の値段について，主な計算システムを記述する．

1）出来高払いと包括払い

出来高払いは，提供した医療行為の種類や量に応じて請求し，その合計額が支払われる．それに対し，包括払いは，提供された一つ一つの医療行為や量ではなく，一連の医療サービスを一くくりとして 1 日ごとに定額の請求・支払いが行われる．出来高払いは外来での医療サービスで多く，包括払いは入院での医療サービスで多い．

2）包括医療費支払い制度（DPC 制度）

この制度は，1 回の入院に対して一つの病気を治療するという考えに基づいてできた制度である．入院期間中に治療した病気のなかで，最も医療費がかかった一疾患のみ厚生労働省の定めた 1 日あたりの定額の点数が請求されるが，一部従来どおりの出来高払いが認められている項目があり，その組み合わせで請求・支払いが行われる（図 1）．これにより，過剰な検査や投薬などが行われなくなり，医療費の抑制になると期待されている．

3）入院基本料

入院基本料は，基本的な入院医療の体制を評価したもので，医師の配置，看護師の配置，平均在院日数などによって決められる．また，高額な入院基本料を請求するには，一定以上の重症の患者が入院することが条件となる．入院基本料は，急性期一般入院基本料，地域一般入院基本料，療養病棟入院基本料，障害者施設等入院基本料などがある．例として，急性期一般入院基本料の基準の一部を**表 1**[1]に示す．

（1）看護師の配置基準

最も高い基準は一般病棟などの「7 対 1」で，患者 7 人に対し看護師を 1 人配置している．低い基準では，精神科病棟や療養病棟などで「20 対 1」の配置となる．

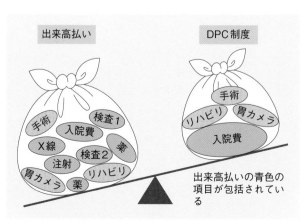

図 1　包括医療費支払い制度（DPC 制度）

表1　急性期一般入院基本料

区分	急性期一般入院料1	急性期一般入院料2	急性期一般入院料3	急性期一般入院料4	急性期一般入院料5	急性期一般入院料6	急性期一般入院料7
基本点数（1日）	1,650 点	1,619 点	1,545 点	1,440 点	1,429 点	1,408 点	1,382 点
看護職員の配置	7対1以上	10対1以上					
看護師の比率	70%以上						
平均在院日数	18日以内	21日以内					

(厚生労働省保険局医療課：令和2年度診療報酬改定の概要[1])

表2　回復期リハビリテーション病棟の施設基準

	入院料1	入院料2	入院料3	入院料4	入院料5	入院料6
医師	専任常勤1人以上					
看護職員	13対1以上（4割以上が看護師）		15対1以上（4割以上が看護師）			
看護補助者	30対1以上					
リハビリテーション専門職	専従常勤の理学療法士3人以上，作業療法士2人，言語聴覚士1人以上		専従常勤の理学療法士2人以上，作業療法士1人以上			
社会福祉士	専任常勤1人以上		―			
管理栄養士	専任常勤1人		専任常勤1人の配置が望ましい			
リハビリテーション計画書の栄養項目記載	必須		管理栄養士が配置されている場合：実施することが望ましい			
リハビリテーション実績指数などの院内掲示などによる公開	○					
データ提出加算			○		○（200床以上の病院のみ）	
休日リハビリテーション	○		― ※休日リハビリテーション提供体制加算あり			
「重症者」の割合	3割以上		2割以上			
重症者における退院時の日常生活機能評価 ※（　）内はFIM総得点	3割以上が4点（16点）以上改善		3割以上が3点（12点）以上改善		―	
在宅復帰率	7割以上				―	
リハビリテーション実績指数	40以上	―	35以上	―	30以上	―
点数	2,129 点	2,066 点	1,899 点	1,841 点	1,736 点	1,678 点

(厚生労働省保険局医療課：令和2年度診療報酬改定の概要[1])

（2）看護師の比率

看護師と准看護師の比率を表している．分母が看護師，分子が准看護師である．

4）リハビリテーションに関係する入院関連費

（1）回復期リハビリテーション病棟入院料

回復期リハビリテーション病棟は，脳血管疾患や大腿骨頸部骨折などの病気で急性期を脱しても，まだ医学的，社会的，心理的なサポートが必要な患者に対して，多くの専門職がチームを組んで集中的なリハビリテーションを実施し，心身ともに回復した状態で自宅や社会へ戻ることを目的とした病棟である．よって，一般病棟ではリハビリテーションが1日最大6単位であるが，回復期リハビリテーション病棟では1日最大9単位のリハビリテーションを実施することができる．施設基準を**表2**[1]に示す．

a．アウトカム

アウトカムとは日本語で「成果」や「結果」と訳される．近年，リハビリテーションの質が問われ，リハビリテーションの効果にかかわる実績が一定の基準を満たす必要性が出てきた．この効果を客観的に示すには，数字で表す必要があり，理学療法士がかかわる主なアウトカムのリハビリテーション実績指数や在宅復帰率も，数字で効果が測られている．**表2**[1]の太枠で囲んだ部分がアウトカムになる．以下，アウトカムの指標について説明する．

気をつけよう！

専従・専任の違い[2]
- 専従：当該業務に8割以上従事すること．
- 専任：当該業務に5割以上従事すること．

常勤とは
当該医療機関が定める1週間の就業時間のすべてを勤務していることをいう．ただし，当該医療機関が定める就業時間が32時間に満たない場合は，常勤とみなさない[2]．

LECTURE
7

表3 重症度

患者の状況など	患者の状態			介助の実施		評価
	0点	1点	2点	0	1	
寝返り	できる	何かにつかまればできる	できない	―	―	点
移乗	介助なし	一部介助	全介助	実施なし	実施あり	0点
口腔清潔	介助なし	介助あり	―	実施なし	実施あり	点
食事摂取	介助なし	一部介助	全介助	実施なし	実施あり	点
衣服の着脱	介助なし	一部介助	全介助	実施なし	実施あり	点
診療・療養上の指示が通じる	はい	いいえ	―	―	―	点
危険行動	ない	―	ある	―	―	点
					合計	点

×（患者の状態）＝（評価）

(厚生労働省保険局医療課：令和2年度診療報酬改定の概要[1] をもとに作成)

機能的自立度評価法
（functional independence measure：FIM）

📖 **調べてみよう**
退院先が在宅として認められているのは自宅以外にもある. どのような退院先が在宅と認められているのか確認してみよう.

a) 重症度

表2[1] の「重症者」とは，表3[1] に示す重症度の点数が10点以上，もしくは機能的自立度評価法（FIM）総得点55点以下の患者を示す. 重症度は「患者の状態」を3段階で点数化し，さらに「介助の実施」の有無で評価する. 術直後で安静臥床を余儀なくされている患者の移乗の場合，患者の状態は全介助なので「2点」，安静臥床が必要ということは移乗は実施できないため，介助はなしとなり「0点」になり，評価点は2点×0点＝0点となる.

b) 在宅復帰率

在宅復帰率は，1か月間で自宅に退院または居住系介護施設などに転院した患者数を，回復期リハビリテーション病棟から退棟した全患者数で除した数で表される. 計算式を以下に示す.

$$在宅復帰率＝\frac{\begin{array}{l}自宅\\ 居住系介護施設など（介護医療院を含む）\\ 有床診療所（介護サービス提供医療機関に限る）\\ ※死亡退院・再入院患者を除く\end{array}}{\begin{array}{l}回復期リハビリテーション病棟から退棟した患者\\ ※死亡退院・一般病棟への転棟転院患者・再入院患者を除く\end{array}}$$

c) リハビリテーション実績指数

リハビリテーション実績指数は，患者の退棟（退院）時のFIM得点（運動項目）から入棟（入院）時のFIM得点（運動項目）を減じた数値を，それぞれの患者の算定日数上限で除したものである. これは一定期間における機能の改善度を数値で示している.

大腿骨頸部骨折術後患者（入院時のFIM「運動項目」46点，退院時のFIM「運動項目」88点，在院日数68日）のリハビリテーション実績指数の計算式を以下に示す.

$$\frac{退院時FIM（運動項目）88点－入院時FIM（運動項目）46点}{在院日数68日}＝56$$

大腿骨頸部骨折術後の回復期リハビリテーション病棟入院料の算定上限日数90日

d) 回復期リハビリテーションの提供実績

回復期リハビリテーション病棟では，リハビリテーション料の上限として9単位（人/日）を請求することができるが，表4[1] に示す「a) リハビリテーションの提供実績を相当程度有する場合」および「b) 効果に係る相当程度の実績が認められない場合」などの基準により，6単位を超えたリハビリテーション料は包括される. 高い診療報酬を得るためには，一定期間内に患者の機能改善をより高く，より多く退院させることが求められているといえる.

表4　回復期リハビリテーション病棟における提供実績

6単位を超えたリハビリテーションが包括される場合	「a) リハビリテーションの提供実績を相当程度有する場合」および「b) 効果に係る相当程度の実績が認められない場合」の状態に3か月毎の集計で2回連続して該当した場合
a) リハビリテーションの提供実績を相当程度有する場合	①と②のいずれにも該当する場合 ①過去6か月間に該当病棟から退棟した患者数が10名以上 ②過去6か月間に該当病棟でのリハビリテーションの1日平均提供数が6単位以上 ＜リハビリテーションの1日平均提供数の計算＞ 　直近6か月に該当病棟に入院していた患者に提供した疾患別リハビリテーションの総単位数 　直近6か月に該当病棟に入院していた回復期リハビリテーションを要する患者の延べ入院日数
b) 効果に係る相当程度の実績が認められない場合	3か月毎のリハビリテーション実績指数が2回連続して27を下回った場合
算出月	毎年度4・7・10・1月の3か月毎に計算

（厚生労働省保険局医療課：令和2年度診療報酬改定の概要[1]をもとに作成）

b. 休日リハビリテーション提供体制加算

　リハビリテーションを継続して受けられるよう，休日であっても平日と同様のリハビリテーションの提供が可能な体制をとる保険医療機関を評価したものである（1日につき60点）．

（2）地域包括ケア病棟入院料

　地域包括ケア病棟には，患者が急性期治療を終えたがしばらく経過観察が必要な場合や在宅復帰のためにリハビリテーションが必要な場合，介護者のレスパイトが必要な場合などに入院する．よって，急性期治療を経過した患者および在宅において療養を行っている患者などの受け入れ並びに患者の在宅復帰支援などを行う機能を有し，地域包括ケアシステムを支える役割を担う．リハビリテーションにかかわる費用は地域包括ケア病棟入院料に含まれ，算定できない．

2. リハビリテーションの値段

　リハビリテーションの点数は，病気やけがの種類（疾患）によってリハビリテーションが分類されており，疾患別リハビリテーション料という．疾患別リハビリテーション料には，脳血管疾患等リハビリテーション，運動器リハビリテーション，呼吸器リハビリテーション，心大血管疾患リハビリテーション，廃用症候群リハビリテーションがあり，その他に，がん患者リハビリテーション，認知症患者リハビリテーション，障害児（者）リハビリテーションなどがある．理学療法士が算定できるものを記述する．

1）疾患別リハビリテーション料

　リハビリテーション料は，対象となる疾患や病院が届け出ている施設基準（セラピストの人数やリハビリテーション室の広さなど）などで点数が決定される．各医療機関・施設は基準を満たし，届け出を行う必要があり，また許可されていなければ算定できない．

　主となる脳血管疾患等リハビリテーション料の施設基準（**表5**）[1]，運動器リハビリテーション料の施設基準（**表6**）[1]，呼吸器リハビリテーション料の施設基準（**表7**）[1]，心大血管疾患リハビリテーション料の施設基準（**表8**）[1]を示す．これら疾患別リハビリテーション料は，患者1人につき1日合計6単位（別に厚生労働大臣が定める患者については1日9単位）に限り算定できる．

2）がん患者リハビリテーション料

　対象となる患者に対して，医師の指導監督のもと，がん患者のリハビリテーションに関する適切な研修を修了した理学療法士，作業療法士または言語聴覚士が個別に

MEMO
レスパイト
休息，息抜き，小休止という意味で，介護をしている家族などが一時的に介護から解放され，休息をとること．

LECTURE 7

MEMO
本書では，理学療法士，作業療法士，言語聴覚士をセラピストと称する．

MEMO
研修は，日本理学療法士協会や一般財団法人が主催するものがあり，がんのリハビリテーションを実践するうえで各専門職に必要となる知識，技術を身につける研修が2日間（約14時間）行われる．

表5 脳血管疾患等リハビリテーション料の施設基準

主な施設基準		(I)	(II)	(III)
	専任の医師	2人以上	1人以上	
	リハビリテーションの経験	1人は当該リハビリテーション臨床経験3年以上または当該リハビリテーション関連研修などの受講者	—	
	理学療法士（PT）作業療法士（OT）言語聴覚士（ST）すべて常勤	①専従PT 5人以上 ②専従OT 3人以上 ③言語聴覚療法を行う場合は専従のST 1人以上かつ①②③合わせて10人以上	①専従PT 1人以上 ②専従OT 1人以上 ③言語聴覚療法を行う場合は専従のST 1人以上かつ①②③合わせて4人以上	専従PT 専従OT 専従ST のいずれか1人以上
	専用の機能訓練室	160 m² 以上	病院：100 m² 以上，診療所：45 m² 以上	
		● 言語聴覚療法を行う場合は，遮蔽などに配慮した専用の個別療法室（8 m² 以上）を別に有すること ● 当該リハビリテーションの実施時間帯以外は，他用途への使用可		
	必要な器械・器具	歩行補助具，訓練マット，治療台，砂嚢などの重錘，各種計測器具，血圧計，平行棒，傾斜台，姿勢矯正用鏡，各種車椅子，各種装具，家事用設備，各種日常生活動作用設備		歩行補助具，治療台，各種測定用器具など
点数		245点	200点	100点
算定日数		発症，手術，急性増悪または最初の診断日から180日以内		

（厚生労働省保険局医療課：令和2年度診療報酬改定の概要[1]）

表6 運動器リハビリテーション料の施設基準

主な施設基準		(I)	(II)	(III)
	専任の常勤医師	当該リハビリテーションの経験医師が1人以上		1人以上
	リハビリテーションの経験	当該リハビリテーション経験3年以上または適切な当該リハビリテーション研修の修了者が望ましい		—
	理学療法士（PT）作業療法士（OT）すべて常勤	専従PTと専従OT合わせて4人以上	①専従PT 2人以上 ②専従OT 2人以上 ③専従PTおよび専従OT合わせて2人以上 のいずれかを満たす	専従PTまたは専従OTがいずれか1人以上
	専用の機能訓練室	病院：100 m² 以上，診療所：45 m² 以上		45 m² 以上
		当該リハビリテーションの実施時間帯以外は，他用途への使用可		
	必要な器械・器具	各種測定用器具，血圧計，平行棒，姿勢矯正用鏡，各種車椅子，各種歩行補助具など		歩行補助具，訓練マット，治療台，砂嚢などの重錘，各種測定用器具など
点数		185点	170点	85点
算定日数		発症，手術，急性増悪または最初の診断日から150日以内		

（厚生労働省保険局医療課：令和2年度診療報酬改定の概要[1]）

表7 呼吸器リハビリテーション料の施設基準

主な施設基準		(I)	(II)
	医師	1人以上	
	リハビリテーションの経験	当該リハビリテーションの経験あり	—
	理学療法士（PT）作業療法士（OT）言語聴覚士（ST）すべて常勤	当該リハビリテーションの経験がある専従PT 1人を含むPT，OTまたはSTが2人以上	専従PT 専従OT 専従ST のいずれか1人以上
	専用の機能訓練室	病院：100 m² 以上，診療所：45 m² 以上	45 m² 以上
		当該リハビリテーションの実施時間帯以外は他用途への使用可	
	必要な器械・器具	呼吸機能検査機器，血液ガス検査機器など	
点数		175点	85点
算定日数		治療開始から90日以内	

（厚生労働省保険局医療課：令和2年度診療報酬改定の概要[1]）

LECTURE 7

表8　心大血管疾患リハビリテーション料の施設基準

		（I）	（II）
主な施設基準	医師	循環器または心臓血管外科の医師が当該リハビリテーションの実施時間帯に常時勤務しており，当該リハビリテーションの経験がある専任の常勤医師1人以上	循環器または心臓血管外科の医師（非常勤含む）および当該リハビリテーションの経験を有する医師（非常勤を含む）が1人以上
	理学療法士（PT）および看護師	当該リハビリテーションの経験がある専従の常勤PTおよび専従の常勤看護師を合わせて2人以上，またはいずれか一方が2人以上（ただし，いずれか1人は専任でも可）	当該リハビリテーションの経験がある専従PTまたは看護師のいずれか1人以上
	専用の機能訓練室	病院：30 m² 以上，診療所：20 m² 以上 ●当該リハビリテーションの実施時間帯以外は，他用途への使用可 ●当該リハビリテーションの実施時間帯以外に他の疾患別リハビリテーションなどを同一の機能訓練室で行う場合は，それぞれの施設基準を満たせれば可	
	必要な器械・器具	酸素供給装置，除細動器，心電図モニター装置，トレッドミルまたはエルゴメータ，救急カート（医療機関内），運動負荷試験装置	
点数		205 点	125 点
算定日数		治療開始から150日以内	

（厚生労働省保険局医療課：令和2年度診療報酬改定の概要[1]）

表9　病期分類（国際リンパ学会）

0期	リンパ液輸送が障害されているが，浮腫が明らかでない潜在性または無症候性の病態
I期	比較的たんぱく成分が多い組織間液が貯留しているが，まだ初期であり，四肢を挙げることにより治る．圧痕がみられることもある
II期	四肢の挙上だけではほとんど組織の腫脹が改善しなくなり，圧痕がはっきりする
II期後期	組織の線維化がみられ，圧痕がみられなくなる
III期	圧痕がみられないリンパ液うっ滞性象皮症のほか，アカントーシツ（表皮肥厚），脂肪沈着などの皮膚変化がみられるようになる

20分以上のリハビリテーションを行った場合を1単位（1単位＝205点）として，1日6単位まで算定できる．

3）リンパ浮腫複合的治療料

　国際リンパ学会による病期分類I期以降の患者が対象となり，II期以降を重症とする（**表9**）．専任の医師の指導監視のもと，専任の看護師，理学療法士もしくは作業療法士が行うものについて患者一人に対し1日につき1回算定する．

　重症の場合は，開始した月とその翌月の2か月を併せて11回，翌々月は月1回を限度とし，1回40分以上実施した場合に200点が算定できる．それ以外の場合は，6か月に1回を限度とし，1回20分以上実施した場合に100点が算定できる．

4）障害児（者）リハビリテーション料

　厚生労働大臣が定める患者に対し，個別療法であるリハビリテーションを行った場合に患者1人につき1日6単位まで算定できる（1単位＝6歳未満：225点，6歳から18歳未満：195点，18歳以上：155点）．

5）リハビリテーション総合計画評価料

　定期的な医師の診察と，運動機能検査または作業能力検査などの結果に基づいて，医師，看護師，理学療法士，作業療法士，言語聴覚士，社会福祉士などの多職種が共同してリハビリテーション総合実施計画を作成し，これに基づいて行ったリハビリテーションの効果，実施方法などについて共同して評価を行った場合に月に1回算定できる（300点/月1回，ただし介護保険のリハビリテーション事業所への移行が見込まれる場合は，240点/月1回）．

MEMO

理学療法士の業務における代表的な診療報酬は以下のとおりで，時給にすると7,350円である．アルバイトの時給と比べるとどうだろう．その分の責任は果たせるだろうか？

患者の自己負担額はいくらか，自分自身または家族が患者だったら快く払えるだろうか，考えてみよう．

1単位20分＝245点，
1時間＝245×3×10（円）
＝7,350円

セラピスト1人につき，上限24単位/日，108単位/週である．このようなことを意識して勤務することも重要である．

LECTURE
7

6）入院時訪問指導加算

　回復期リハビリテーション病棟入院料を算定する患者について，当該病棟への入院前7日以内または入院後7日以内の当該患者の同意を得て，医師，看護師，理学療法士，作業療法士，言語聴覚士のうち1人以上が必要に応じて社会福祉士，介護支援専門員または介護福祉士などと協力して，退院後に生活する患者宅などを訪問し，患者の病状，退院後に生活する住環境（家屋構造，室内の段差，手すりの場所，近隣の店までの距離など），家族の状況，患者および家族の住環境に関する希望の情報収集および評価を行ったうえで，リハビリテーション総合実施計画書を作成する場合，入院中に1回に限り算定できる．

7）退院前訪問指導料

　継続して1か月を超えて入院すると見込まれる入院患者の円滑な退院のために，患者宅を訪問し，患者の病状，患者宅の家屋構造，介護力などを考慮しながら，患者または家族など退院後に患者の看護にあたる人に対して，退院後の在宅での療養上必要と考えられる指導を行った場合に算定できる．当該入院中1回（入院後早期に退院前訪問指導の必要があると認められる場合は2回）に限り算定する．

8）摂食機能療法

　摂食機能障害を有する患者に対し，個々の患者の症状に対応した診療計画書に基づき，医師または歯科医師の指示のもとに言語聴覚士，看護師または准看護師，歯科衛生士，理学療法士，または作業療法士が1日に1回算定できる（30分以上：185点，30分未満：130点）．

9）目標設定等支援・管理料

　要介護被保険者等である患者にリハビリテーションの実施において，医師，看護師，理学療法士，作業療法士，言語聴覚士，社会福祉士などの多種職が共同して，個々の患者の特性に応じたリハビリテーションの目標設定と方向づけを行い，またその進捗状況を管理した場合に，3か月に1回に限り算定できる．算定できる点数は，初回が250点，2回目以降は100点となる．患者が介護保険の認定を受けていない場合は算定できない．

3．診療報酬の支払いのしくみ

　診療報酬の支払いのしくみを**図2**に示す．

　私たちは病院を受診する際に，最初に受付で保険証を提示する（**図2の①**）．そして医師の診察，注射などの医療サービスを受け，最後に受付で料金を支払う（**図2の②**）．このときに受付で支払う額は，保険の種類や患者の年齢などによって1～3割である．病院などの医療機関は，患者に提供した医療サービスの請求書（診療報酬明細書）を作成し，審査支払機関に請求する（**図2の③**）．審査支払機関は医療機関で行われた医療サービスが適切か審査し，適切と判断されると保険者に診療報酬を請求する（**図2の④**）．請求された金額は保険者，審査支払機関を経て医療機関に支払われる．この一連の流れは約3か月かかる．

4．介護の値段

　介護保険での介護サービスの価格は，介護報酬とよばれ，その価格は単位数で提示されている．診療報酬は，同じ医療行為であれば全国のどの医療機関でも同じ値段であったが，介護保険はサービスを受ける地域を，1級地から7級地，その他の8つの地域に分け，「1単位＝11.40円」から「1単位＝10円」で計算される．同じ介護サービスであっても地域が異なると値段が異なる．また，介護の値段は，医療と同様に受

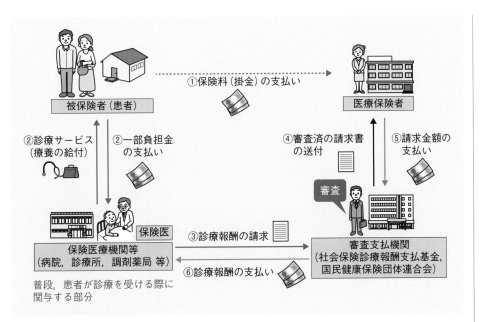

図2 診療報酬の支払いの流れ

表10 訪問リハビリテーションの介護報酬項目

実施施設	介護報酬項目	価格
病院，診療所，老人保健施設 （指定訪問リハビリテーション事業所）	訪問リハビリテーション	290単位/20分
指定訪問看護ステーション	訪問看護I-5	296単位/20分
	訪問看護I-5・2	592単位/40分
	訪問看護I-5・2超	798単位/60分

けるサービスの種類によって異なり，認定を受けている要支援・要介護度認定区分（要支援1・2，要介護1〜5）や，サービスを受ける時間によっても値段が異なる．介護保険で受けられるサービスは多数あるが，理学療法士がかかわる主なサービスを記述する．

1）訪問リハビリテーション

訪問リハビリテーションは，病院や診療所，老人保健施設が指定訪問リハビリテーション事業所として申請・認定されれば算定することができる．また，訪問看護ステーション在籍の理学療法士などがリハビリテーションを実施することも可能であるが，この場合は，その訪問が看護業務の一環としてのリハビリテーションを中心としたサービスとなり，看護職員の代わりに訪問させるという位置づけとして算定できる．よって，介護報酬項目が「訪問看護I-5」となり「リハビリテーション」という言葉は使用されない（**表10**）．

2）通所リハビリテーション

通所リハビリテーションとは，居宅要介護者について，介護老人保健施設，介護療養型医療施設/介護医療院，病院，診療所，その他の厚生労働省令で定める施設に通わせ，当該施設において，その心身の機能の維持回復を図り，日常生活の自立を助けるために行われる理学療法，作業療法その他必要なリハビリテーションをいう（「介護保険法」第8条第8項）．

3）介護老人保健施設（老健）

この施設は，要介護者に対し，「施設サービス計画に基づいて，看護，医学的管理の下における介護及び機能訓練その他必要な医療並びに日常生活上の世話を行うこと

気をつけよう！
介護保険を利用して受けられるサービスは，医療サービスのように誰でも受けられるわけではなく，サービスを受けるには条件がある．介護保険サービスは，65歳以上の人は原因を問わず要支援・要介護状態になったときに，40〜64歳の人は特定疾患が原因で要支援・要介護状態となったときに受けられるサービスである．つまり，40歳未満の人は，どんなに介護が必要な状態であっても介護保険を利用したサービスは受けられない（Lecture 6参照）．

調べてみよう
40歳未満の介護が必要な人は，障害福祉サービスを受けることができるが，このサービスを受けるには具体的にどのような条件があるのか，どのような種類のサービスがあるのか確認してみよう．

MEMO
介護報酬は，厚生労働省が3年に1度改定する．

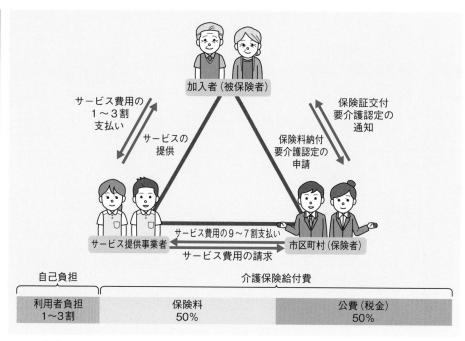

図3 介護報酬の支払いの流れ

を目的とする施設」(「介護保険法」第8条第28項) であるため, 理学療法士, 作業療法士, 言語聴覚士のいずれかが, 入所者100人あたりにつき1人以上が常勤勤務する必要がある.

5. 介護報酬の支払いのしくみ (図3)

介護保険は, 加入者 (被保険者) である40歳以上のすべての国民が支払う保険料50%, 国・都道府県・市区町村の公費 (税金) 50%を財源として, 市区町村が保険者として運営されている (図3). このことが「介護を社会全体で支えるしくみ」といわれる理由である.

介護サービスを受けるにあたり, 利用者の自己負担は, 所得に応じて1・2・3割であり, 残りの9・8・7割は保険者からサービス提供事業者に支払われる.

6. 人件費とコスト

病院や施設の収入は, すべて職員の給与に使われるのではなく, 図4のようにさまざまな項目で使われている. その支出の割合は, 図5[3]に示したように, 職員の給与が57%を占める. 病院経営上は, 給与費は50%が理想とされており, 59%を超えると経営は非常に苦しくなる. 職員の給与が占める割合が高いからといって, むやみに抑制するとサービスの質の向上や維持ができない. よって, 病院が健全な経営をするためには, その他の項目で支出を抑えることが重要となる. 職員一人ひとりが無駄を省き, 物品を丁寧に扱い, 故障や破損を防ぐことを心がける必要がある.

7. 給与の背景

1) 給与

給与は, 基準内給与と基準外給与に分類される. 基準内給与は基本給と諸手当から成る. 基本給とは, 年齢や勤続年数, 職種, 経験や能力, 地位によって算定される給与のことで, 受け取る賃金のなかの根本的な部分である. 諸手当には, 住宅手当, 通勤手当, 職務手当, 役職手当などがある. 基本外給与には, 残業手当や休日手当がある.

MEMO
介護保険制度開始時の自己負担は, 所得に関係なくすべて1割であったが, 認定者数の増加や少子高齢化に伴い, 2018年から現行の負担となった.

調べてみよう
理学療法士の給与水準の詳細は, 厚生労働省「賃金構造基本統計調査」の「職種・性, 年齢階級別きまって支給する現金給与額, 所定内給与額及び年間賞与その他特別給与額」に掲載されている.

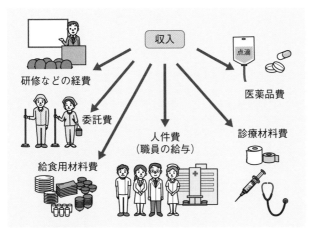

図4　支出の内訳

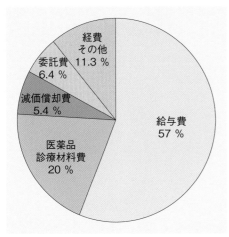

図5　支出の割合
- ●医薬品診療材料費（20％）の内訳
  ①医薬品費（10％）：投薬用薬品，血液，注射用薬品，外用薬，造影剤など
  ②診療材料費（9％）：ガーゼ，包帯，注射針など
  ③給食用材料費（1％）：患者給食のための材料，給食器具（食器など）
- ●減価償却費（5.4％）：病院が購入した機器や設備などは，年々その価値が減少していく．その目減りの分を経費として計上する．
- ●経費，その他（11.3％）：研修費，学会費，移動費，ガソリン代，通信費，光熱費など

（全日本病院協会 医療保険・診療報酬委員会：平成29年度病院経営調査報告〈平成29年5月状況調査〉．2018[3]）

MEMO

経費節減

経費節減は経営にとって重要な課題で，節電・節水はもとより事務員や清掃員などの雇用を業務委託に変更する，医薬品や診療材料が期限切れにより無駄にならないよう徹底した在庫管理を行うなど，支出の無駄を減らす努力をしている．

LECTURE 7

2）手取り

　給与から税金や保険料を差し引いた額が手取りである．税金には所得税や住民税があり，これらは前年度の収入に応じて額が決定されるため，就職1年目は徴収されない．しかし，健康保険や年金は，毎月の収入によって保険料を計算するため，就職1年目から徴収される．税金や保険料を徴収されると，およその手取りの金額は給与の約80％と計算するとよい．

手取り＝給与－（所得税＋住民税）－健康保険料－年金保険料

■引用文献

1) 厚生労働省保険局医療課：令和2年度診療報酬改定の概要．
　https://www.mhlw.go.jp/content/12400000/000612668.pdf
2) 厚生労働省健康局総務課がん対策推進室：がん診療連携拠点病院の指定更新等に向けた留意事項について．事務連絡．平成21年6月22日．
3) 全日本病院協会 医療保険・診療報酬委員会：平成29年度病院経営調査報告（平成29年5月状況調査）．2018.
　https://www.ajha.or.jp/voice/pdf/keieichousa/h29keieichousa.pdf

■参考文献

1) 健康保険組合連合：医療保険制度の基礎知識．
　https://www.kenporen.com/health-insurance/m_knowledge/
2) 厚生労働老健局：公的介護保険制度の現状と今後の役割．平成30年度．
　https://www.mhlw.go.jp/content/0000213177.pdf

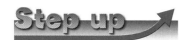

リハビリテーション機器の値段

リハビリテーション室には，大小さまざまなリハビリテーション機器がある．治療用ベッドや平行棒，治療用装具などが当然のように整備されているが，これらの機器はすべて病院や施設が準備したものであり，「お金がかかっている」のである．それらの一部の価格を紹介する（図1）．

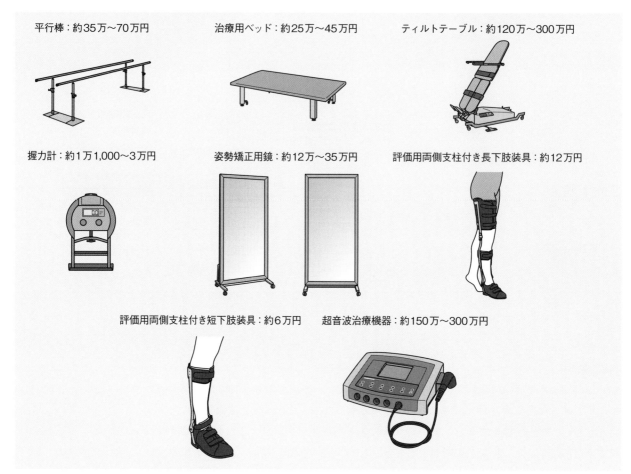

図1　リハビリテーション機器の値段

1) 価格差

同じ機器であっても，多機能の物から単機能の物，メーカーによってデザインや素材の違いがあり価格に開きが生じる．価格は決して安いものではないため，後から「この機能が付いたものがよいので買い替えてほしい」は通用しないし，「使用頻度があまりないからじゃまで仕方がない」では経営者は非常に迷惑する．リハビリテーション機器を取り扱う会社は多数あるため，本当に必要な機器か検討し，その製品の機能と価格を十分に吟味し，経営者と相談して購入を決定しなければならない．

2) 取り扱い方

リハビリテーション機器は，毎日多数の理学療法士や患者が使用する．高価な物品ばかりではないが，粗雑に扱った結果，故障や破損，紛失したりすれば余分な出費となり病院経営に影響し，結果としてリハビリテーション部門の評価の低下につながる．取り扱い説明書を熟読して理解し，誤使用がないよう，また丁寧に扱い本来の耐用年数を不要に縮めることのないよう心がけることが重要である．

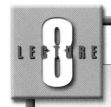

保健・医療・介護・福祉の連携

LECTURE
8

到達目標

- 保健と医療の連携と，理学療法士の保健，予防へのかかわりを理解する．
- 地域包括ケアシステムの概要を理解する．
- 障害の概念と理学療法士との関係について理解する．
- 医療と福祉との連携について理解する．

この講義を理解するために

　理学療法士が携わる保健，医療，介護，福祉の分野は，それぞれ固有の特徴があります．しかし，多様化した現代社会では，その特徴を際立たせること，縦割りで課題に対応することは困難であり，横のつながりである連携が必要です．保健，医療，介護，福祉をとりまく制度の改正に伴い，理学療法士に求められる連携の姿も常に変わっています．

　また，保健，医療，介護，福祉それぞれの枠組みも変化しています．予防は本来，保健の概念ですが，介護予防においては制度のうえで主に介護保険で扱われていることに加え，近年では地域住民との連携という専門職間にとどまらない，新たな枠組みが求められるようになりました．このような観点から，理学療法士がかかわる保健・医療・介護・福祉間の連携と，個々の分野の特性について学習します．

　保健・医療・介護・福祉の連携を学ぶにあたり，以下の項目をあらかじめ学習しておきましょう．

　　□ 国際生活機能分類（ICF）を復習しておく．

　　□ 社会保障のしくみを復習しておく（Lecture 4 参照）．

講義を終えて確認すること

　　□ 保健と医療の連携と，理学療法士が保健，予防にかかわることの重要性が理解できた．

　　□ 地域包括ケアシステムの概要とその背景が理解できた．

　　□ 障害の概念を知り，理学療法士と深い関係があることを理解できた．

　　□ 医療と福祉との連携について理解できた．

1. 保健・医療・介護・福祉の連携の概要

　私たちの人生には病気，障害，失業，死亡など，さまざまなリスクがあるが，社会保障というしくみでこのリスクを回避している．この社会保障の一部である保健，医療，介護，福祉について，出生以前から亡くなるまでの一生涯における制度の関与をみると，すべての年齢において保健，医療，福祉の重なりがある（**図1**）．この制度の重なりこそが連携のもととなるものである．一例を示すと，65歳以上の高齢者は，介護が保健，医療，福祉の重なりに追加され，他の年齢層と比較して厚みを増している．これは現在では保健，医療，介護，福祉の連携をもとにした地域包括ケアシステムとして知られている．本講義では，この他にもみられる理学療法士がかかわる保健・医療・介護・福祉間の連携と，個々の特性について説明する．

2. 保健と医療の連携

　保健とは，制度のうえでは主に予防医学をもとにした施策を意味し，国民が病気にならないための対策（一次予防），病気の早期発見および早期治療（二次予防），病気の悪化防止や社会復帰（三次予防）から構成されている．病気を予防するという点で医療とも密接な関係があり，施策のうえでは保健医療行政というように併せて表現されることも多い．

1）予防医学の概念：一次・二次・三次予防とは

　予防医学の考え方は，疾病の進行に応じて一次・二次・三次予防に分けられる（**表1**）．
　一次予防は，発症の予防，すなわち病気になることを未然に防ぐことが目的である．健康な状態を保持・増進させる第1段階と，感染症に対する予防接種や消毒，予防内服などのように，原因が明確な疾患への対策を講じる第2段階がある．
　二次予防は，健康診断や人間ドックなどで早期に病気を発見し，早期治療により病気になった人を治癒することも含む．

気をつけよう！
二次予防と三次予防の区分
疾病予防で二次・三次予防の具体的な事例については，必ずしも明確に区分できるとは限らない．例えば，糖尿病の運動療法は，糖尿病発症後に体重や血糖などを管理することにより合併症を予防する二次予防を示すことが一般的であるが，糖尿病発症を予防する一次予防としての運動療法，糖尿病性壊疽による下肢切断後のリハビリテーションなど三次予防としての運動療法も現実には存在するからである．

LECTURE
8

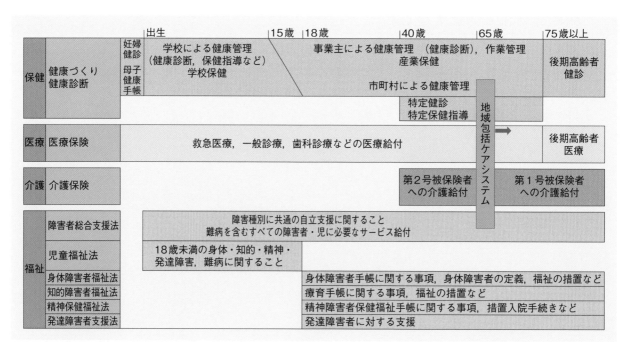

図1　理学療法士からみた保健・医療・介護・福祉の連携の概要

表1　予防医学（一次・二次・三次予防）の考え方

予防医学	一次予防		二次予防	三次予防	
段階	第1段階	第2段階	第3段階	第4段階	第5段階
	健康増進（ヘルスプロモーション）	原因の明らかな疾患への対策	早期発見，早期治療	機能障害，活動制限の予防	リハビリテーション（広義の）
具体例	●健康教育 ●健康相談 ●禁煙	●予防接種 ●ワクチン接種	●健康診断 ●がん検診 ●人間ドック ●高血圧の服薬治療 ●糖尿病の運動療法 ●特定健診，特定保健指導	●関節拘縮の予防 ●運動麻痺の回復 ●疾患の重症化を予防 ●疾患の再発を予防	●補装具の利用 ●住環境の改善
キーワード	発症の予防 罹患率の低下		合併症の予防 有病率の低下	再発，重症化の予防	

罹患率：一定期間内に新たに疾病が発生した率，有病率：ある一時点で疾病を有している人の割合．

表2　保健所と保健センターの特徴

	保健所	保健センター
根拠法	地域保健法	
設置主体	都道府県，保健所政令市，東京23区	市町村
所長	医師	医師である必要はない
専門職員	医師，獣医師，薬剤師，診療放射線技師，臨床検査技師，保健師，栄養士など	保健師，看護師，理学療法士，作業療法士など
主な機能	広域的，専門的な拠点	地域的，一般的な対人業務の拠点
対人業務	保健指導，相談，訪問など （対象） ●障害児・者 ●特定疾患（難病） ●感染症，結核 ●精神保健　など	●乳幼児健診，予防接種 ●母子保健 ●がん検診 ●健康診査 ●歯科検診・相談 ●高齢者保健　など
監督業務	●医療機関への監視，指導 ●飲食店営業の許可，監視，指導 ●生活衛生関係営業の許可，監視，指導（美容，理容，ホテル，旅館，クリーニングなど） ●医療専門職の免許の手続き（理学療法士も含む） ●飼い犬登録，狂犬病予防接種など	なし
企画調整業務	●人口動態統計，衛生統計に関する事務 ●保健，衛生に関する広報活動	なし
相互連携	保健センターへ技術的支援	保健所へ支援要請

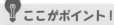

ここがポイント！
理学療法士にとってリハビリテーションとは機能回復を示す印象が最も強いと思われるが，予防医学の視点ではリハビリテーションが予防として位置づけられている．

覚えよう！
保健所，保健センターそれぞれの対人業務，監督業務，企画調整業務の特徴を理解しよう．

LECTURE 8

MEMO
理学療法士に関連することとしては，理学療法士免許の手続きは保健所で実施されている（一部の自治体は都道府県庁）．また，保健所勤務29人，市町村行政を含む保健センター勤務164人（全理学療法士119,525人中；2019年）となっている．

　三次予防は，機能障害や活動制限を予防することにより再発や重症化を防ぐ第4段階と，リハビリテーションによりQOLの向上や社会復帰を支援する第5段階がある．

QOL（quality of life；生活の質）

2）保健の拠点：保健所と保健センターの役割
　医療の主な拠点として病院が存在するように，保健活動の拠点として保健所と保健センターが存在する．それぞれの特徴を**表2**に示す．保健センターは基礎自治体である市町村に設置され，母子，乳幼児から高齢者まで，すべての人にとって身近な健康支援を行っている．一方，保健所は都道府県を主体に設置され，感染症対策や精神保健など専門的な支援が必要な保健活動や行政機関としての監督業務，企画調整業務を行っている．保健センターからの要請に応じてさまざまな支援をする役割がある．

3）産業保健と理学療法士のかかわり
　労働者の災害や病気を未然に防ぎ，その健康保持・増進にかかわる分野が産業保健

〔作業姿勢〕

作業姿勢	基準（内容の目安）	評価
大いに問題がある	●前屈，中腰，坐位姿勢になる作業において，適切な作業姿勢ができていない ●腰をひねった姿勢を長く保つ作業がある ●不安定で無理な姿勢が強いられるなど	a 不良
やや問題がある	●前屈，中腰，坐位姿勢になる作業において，適切な作業姿勢を意識しているが十分に実践できていない	b やや不良
ほとんど問題なし	●適切な作業姿勢を実践している	c 良

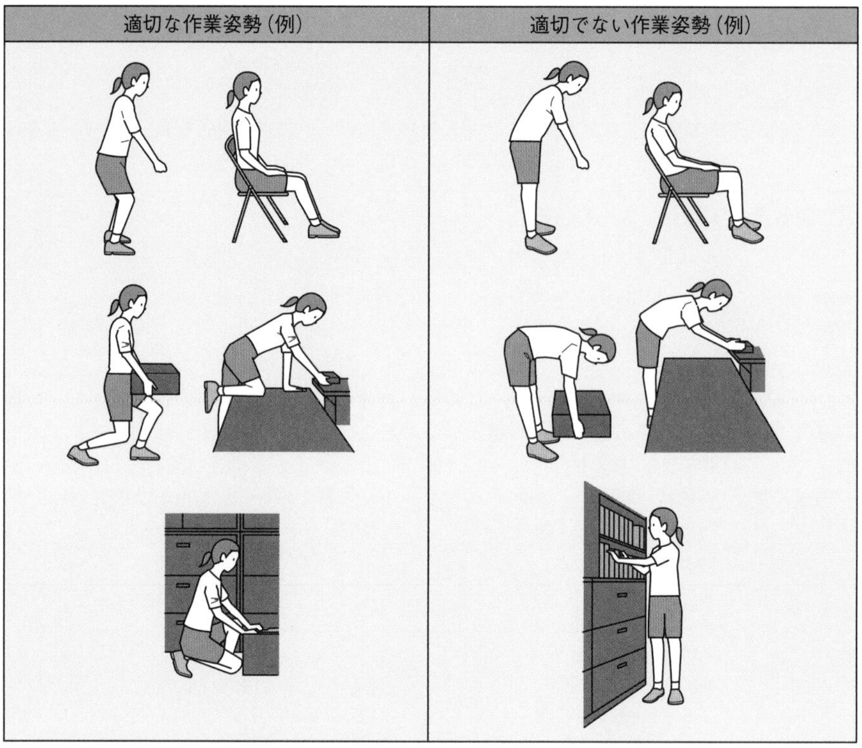

図2 「職場における腰痛予防対策指針」で示された作業姿勢の管理
（厚生労働省：職場における腰痛予防対策指針及び解説．職場における腰痛予防対策指針の改訂及びその普及に関する検討会報告書．2013[1]）

である．とりわけ労働者の健康維持・増進については，「労働安全衛生法」に基づき，主に①健康管理，②作業管理，③労働衛生教育という方法で実施されている．具体的な内容を以下に示す．

①健康管理：事業主の義務である年1回の健康診断とそれに基づく保健指導の実施．

②作業管理：作業姿勢や手順の改善などの対策．

③労働衛生教育：上記①②に関する知識や技能を身につける教育の実施．

　また，労働が原因となって生じる疾患，いわゆる職業病として理学療法士に関連のある代表的な疾患に腰痛症がある．腰痛症に関する作業管理，労働衛生教育に関しては，厚生労働省の「職場における腰痛予防対策指針」により腰痛の発生が比較的多い作業の一つとして福祉・医療分野が取り上げられている．この指針では，腰痛の回避および低減の方法として福祉機器・用具を積極的に利用し，適切な作業姿勢や動作のチェック，不自然な姿勢をとる頻度や時間を減らすことなどの詳細な対策が示されている（図2）[1]．この指針には，重量物を取り扱う際の姿勢や動作の指導，事務作業（座り作業）における職場でのストレッチの実施方法なども示されている（図3）[1]．

3. 保健・医療・介護・福祉の連携

　図1に示したように，保健，医療，介護，福祉という広い分野の連携がなされてい

MEMO

事業主
会社などの経営責任者．病院であれば理事長，院長など．

MEMO

産業保健における理学療法士は，健康保持・増進に関する業務を労働者に提供する専門職であると同時に，一人の労働者でもある．双方の立場で産業保健を理解しよう．

調べてみよう

図2，3のそれぞれの姿勢について，理学療法士の立場で，適切あるいは適切でない理由やその意味を説明（運動学的な分析）してみよう．

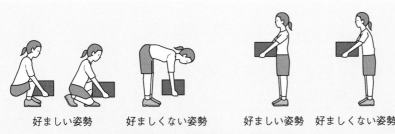

好ましい姿勢　　好ましくない姿勢　　　　好ましい姿勢　　好ましくない姿勢

重量物取り扱い作業における作業姿勢

事務作業スペースでのストレッチング
事務作業を行う事務所には，机，ロッカー，椅子などがあります．それらをストレッチングの補助道具として利用します．なお，最近はキャスター付きの椅子や腰を下ろす部分が回転する椅子が多く利用されていますが，これらの椅子は転倒の危険がありますので，利用を控えましょう．
なお，実施する際は"KY（危険予知）"を行い，安全であることを確認しましょう．

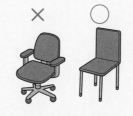

a. 事務機材を利用した大腿前面（太ももの前側）のストレッチング
b. 椅子を利用した大腿前面（太ももの前側），臀部（お尻）のストレッチング

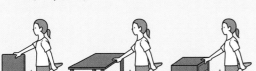

20～30秒間姿勢を維持し，左右それぞれ1～3回伸ばします

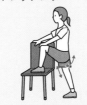

20～30秒間姿勢を維持し，左右それぞれ1～3回伸ばします

事務作業スペースにおけるストレッチの例

図3 「職場における腰痛予防対策指針」で示された労働衛生教育の一例
（厚生労働省：職場における腰痛予防対策指針及び解説．職場における腰痛予防対策指針の改訂及びその普及に関する検討会報告書．2013[1]）

LECTURE
8

る具体的な施策に，地域包括ケアシステムがある．このシステムが必要とされる背景の一つには，75歳以上の人口の増加，とりわけ85歳以上の人口が2040年まで急増する人口構造の変化がある[2]（Lecture 1のStep up・**図1**参照）．

　85歳以上の高齢者のほとんどが医療サービスを受け，その半数が介護サービスも受け，買い物や見守りといった生活支援に対するニーズが高い実態がある．また，高齢化率や医療・介護サービスを提供する供給量は，市町村により大きく異なっている．このような実情をふまえ，保健・医療・介護・生活支援サービスを個別に提供するのではなく，高齢者の住む地域の特性に応じて，医療・介護・生活支援の包括的なニーズをとらえてサービスを提供するしくみが地域包括ケアシステムである．

1) 地域包括ケアシステムとは

　地域包括ケアシステムの概念は，2003（平成15）年に厚生労働省老健局長により設置された高齢者介護研究会において提唱された．現在では，「重度な要介護状態となっても住み慣れた地域で自分らしい暮らしを人生の最後まで続けることができるよう，住まい・医療・介護・予防・生活支援が一体的に提供される」システムとされている（**図4**）[3]．システムを構成する要素は，医療・看護，介護・リハビリテーション，保健・福祉，介護予防・生活支援，すまいとすまい方，本人の選択と本人・家族の心構えの6つがあり，その関連性は**図5**[4]に示す植木鉢の植物にたとえられている．

2) 地域包括ケアシステムを支える4つの「助」

　地域包括ケアシステムの6つの構成要素を支える概念として，「自助・互助・共

MEMO
75歳以上の人口の増加のピーク（2015年との比較）
● 75～84歳：1,138万人→1,459万人（321万人増）/2025年
● 85歳以上：494万人→1,024万人（530万人増）/2040年

気をつけよう！
地域包括ケアシステムは，本来は高齢者にとどまらず難病患者，重症心身障害児・者，精神障害者など，地域で生活支援を必要とするすべての人を対象とすべきである．しかし，85歳以上の人口の急速な増加への対策が求められていることから，高齢者向けのシステムを構築した後に，対象者を広げていくことが求められている．

MEMO
地域とは，自宅から30分程度でサービスが利用できる範囲，具体的には，中学校区を想定している．

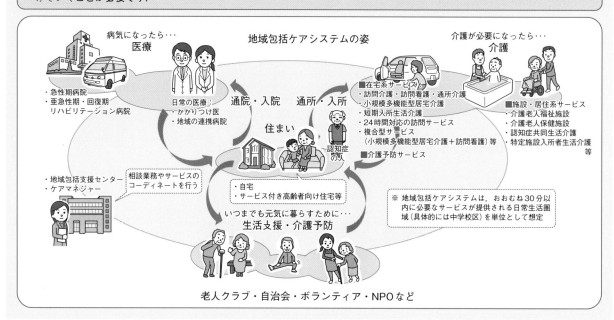

地域包括ケアシステム

● 団塊の世代が75歳以上となる2025年を目途に，重度な要介護状態となっても住み慣れた地域で自分らしい暮らしを人生の最後まで続けることができるよう，住まい・医療・介護・予防・生活支援が一体的に提供される地域包括ケアシステムの構築を実現していきます．
● 今後，認知症高齢者の増加が見込まれることから，認知症高齢者の地域での生活を支えるためにも，地域包括ケアシステムの構築が重要です．
● 人口が横ばいで75歳以上人口が急増する大都市部，75歳以上人口の増加は緩やかだが人口は減少する町村部等，高齢化の進展状況には大きな地域差が生じています．
地域包括ケアシステムは，保険者である市町村や都道府県が，地域の自主性や主体性に基づき，地域の特性に応じて作り上げていくことが必要です．

図4　地域包括ケアシステムのイメージ
（厚生労働省：地域包括ケアシステム[3] をもとに作成）

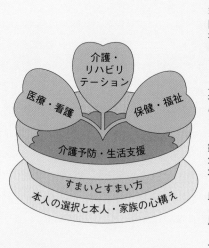

葉の部分：
医療・看護，介護・リハビリテーション，保健・福祉は専門職が行うサービス．今後の需要の増加にこたえるためには地域資源となる「葉」を成長させることが大切

土の部分：
社会参加を促し地域で継続できる介護予防や近隣の支えによる生活支援があってこそ，「葉」が成長できる

鉢の部分：
生活の基盤となる住まいが確保されなければ，地域のサービス全体を成長させることができない

皿の部分：
どこで，どのように生活するのかを本人が考え意思表示することが，すべての土台になる
↓
一人の住民の地域生活を支える地域包括ケアシステムの構成要素を示す

図5　地域包括ケアシステムの構成要素
（三菱 UFJ リサーチ＆コンサルティング，地域包括ケア研究会：地域包括ケアシステムと地域マネジメント．地域包括ケアシステム構築に向けた制度及びサービスのあり方に関する研究事業報告書．平成27年度老人保健事業推進費等補助金 老人保健健康増進等事業．2016[4] をもとに作成）

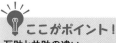

覚えよう！
自助，互助，共助，公助のそれぞれの意味と関係を覚えよう．

ここがポイント！
互助と共助の違い
両者は「支え合い」という点で概念は似ている．互助は費用負担など制度的な裏づけのない自発的な支え合いであるのに対し，共助は制度に基づいた支え合いである．

助・公助」があり，それぞれ次のように示されている．

● **自助**（自らが自分のために行う支援）：自ら行う健康管理（セルフケア），自費でのサービス利用など．

● **互助**（当事者が相互に支え合う支援．制度的な裏づけがない共助）：ボランティア

活動，住民組織の活動など．
- **共助**（制度のもとで，リスクを共有する人による相互の支援）：介護保険，医療保険など．
- **公助**（税金〈公〉による支援）：高齢者に対する福祉，生活保護など．

今後も進展する少子高齢化と医療・介護保険制度の財政状況をふまえれば，共助と公助をさらに拡大・充実させていくことは難しく，自助と互助の果たす役割が大きくなることを意識した取り組みが必要である．

4．障害と福祉

1）障害の概念と理学療法士との関係

「理学療法とは，身体に障害のある者に対し」から始まる「理学療法士及び作業療法士法」からみると，理学療法の対象は障害者といえる．しかし，理学療法実施のうえで欠かせない国際生活機能分類（ICF）による障害のとらえ方は，障害者のみを対象とした障害分類ではなく，すべての人を対象に障害（マイナス面）と健康な状態（プラス面）の両面から健康状態の構成要素を分類している．さらに，現在の福祉施策はノーマライゼーションの理念をもとに展開されており，障害の有無にかかわらない社会参加が求められている．

ノーマライゼーションとは，「障害のある人もない人も同様の権利が保障され，家庭や地域でともに生活できる」社会を目指す理念であり，これを具体的に表す考え方として以下の2つがある．

（1）バリアフリー

障害者がもつさまざまな障害に対する治療を目指すのではなく，社会生活上で障壁（バリア）となるものを取り除き，社会環境を整備することをいう．段差の解消や通行幅の拡張などが知られているが，障害に対する行動や言動などで差別するような，意識のバリアに対してもフリーになることが求められている．

（2）ユニバーサルデザイン

障害の有無にとどまらず，母国語の違い，男女，年齢などを問わず，すべての人が利用可能なようにデザインされた製品，施設，環境などのことをいう．バリアフリーよりも進んだ考えで，すべての人が利用可能とすることで障害そのものが支障にならない．具体的には，自動ドア，ドラム式洗濯機，多目的トイレなどがある．交通標識や非常口の表示に用いられている絵文字（ピクトグラム）もユニバーサルデザインの一つである．

2）障害者の福祉に関する施策

障害者に対する福祉施策は，①障害の種別や年齢にかかわらない共通の自立支援に関する「障害者総合支援法」，②障害の種別にかかわらない18歳未満の障害児に関する「児童福祉法」，③障害種別，18歳以上の障害者に対する「身体障害者福祉法」「知的障害者福祉法」「精神保健福祉法」「発達障害者支援法」の3つに大別される．これらが重層的に全年齢，すべての障害をカバーし，支援するしくみとなっている（**図1**参照）．

（1）障害者総合支援法

介護や就労支援，補装具の給付などを行う自立支援給付と，相談などを行う地域生活支援事業から成るサービスをもとに，障害者への総合的な支援を行うしくみである（**図6**）[5]．

これらのサービスを利用する際には，利用希望者が市町村に申請する必要がある（**図7**）．最初に，①障害支援区分の認定を受け，②利用希望者はサービス等利用計画

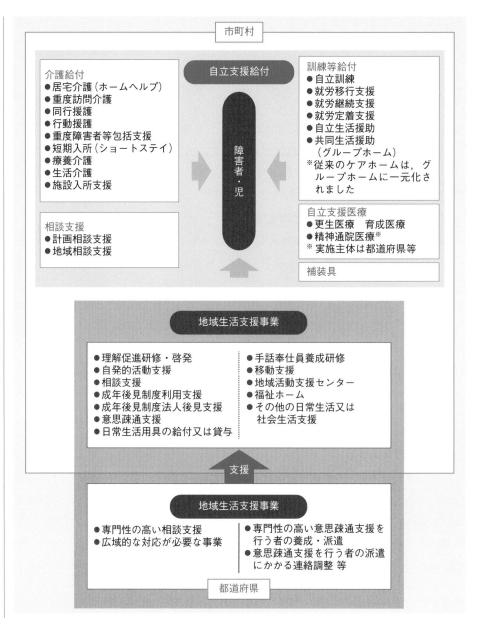

MEMO
障害者総合支援法
正式名称は「障害者の日常生活
及び社会生活を総合的に支援す
るための法律」. 2013（平成 25）
年施行.
児童福祉法
1947（昭和 22）年制定.
身体障害者福祉法
1949（昭和 24）年制定.
知的障害者福祉法
1960（昭和 35）年制定.
精神保健福祉法
正式名称は「精神保健及び精
神障害者福祉に関する法律」.
1950（昭和 25）年に精神衛生
法として制定され，1995（平成
7）年に改正.
発達障害者支援法
2005（平成 17）年施行.

MEMO
障害支援区分の認定
障害の多様な特性や心身の状
態に応じて必要とされる標準的な
支援の度合いを示す 7 段階の
区分. 支援の度合いが低いほう
から「非該当」「区分 1〜6」で表
される.

調べてみよう
要介護者が要介護認定を受け，
ケアプラン作成によりサービスを
利用する介護保険との類似点を
調べてみよう.

MEMO
指定特定相談支援事業者
サービス等利用計画を作成する
にあたり，障害者やその家族の
相談窓口として自治体から指定さ
れた施設を示す.

図 6　「障害者総合支援法」によるサービスの全体像
（全国社会福祉協議会：障害福祉サービスの利用について. 2018 年 4 月版[5]）

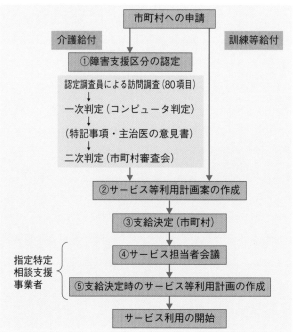

**図 7　「障害者総合支援法」に
よるサービス利用開始
の流れ**

表3 身体障害者手帳における障害の種類と等級の概要

身体障害の種類	1級	2級	3級	4級	5級	6級
視覚障害	○	○	○	○	○	○
聴覚または平衡機能の障害	―	○	○	○	―	○
音声機能，言語機能または咀嚼機能の障害	―	―	○	○	―	―
肢体不自由	○	○	○	○	○	○
内部障害 ①心臓・腎臓・呼吸器の機能障害 ②膀胱または直腸の機能障害 ③小腸機能障害 ④ヒト免疫不全ウイルス（HIV）による免疫機能障害 ⑤肝臓機能障害	○	④⑤のみ	○	○	―	―

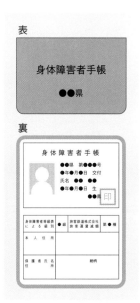

図8 身体障害者手帳の例

◉覚えよう！
身体障害の種類および内部障害の内訳について覚えよう．

案を指定特定相談支援事業者に依頼のうえ作成し，市町村へ提出する．③市町村は提出された計画案をふまえ支給を決定する．④指定特定相談支援事業者はサービス担当者会議を開催したうえで，⑤実際に利用するサービス等利用計画を作成し，サービス利用が開始される．

（2）身体障害者福祉法

理学療法士にとって障害福祉分野で最も関与することの多い身体障害の分野について説明する．

「身体障害者福祉法」では，身体障害の範囲が**表3**のように定められており，その程度（等級）に応じて身体障害者手帳が交付される（**図8**）．これは都道府県知事，指定都市または中核市市長により交付され，車椅子，義肢・装具などの交付，医療費助成，公共交通機関の運賃の割引，有料道路の割引，所得税の減免などを受けることができる．

身体障害者手帳の認定にあたっては，指定の書式による医師の診断，意見が必要である．肢体不自由に関する身体障害者診断書・意見書の一部を**巻末資料・図2**に示す．理学療法士の日常の臨床業務と関連のある形態測定，関節可動域，徒手筋力テスト（MMT），ADL（日常生活活動）に関する評価が必須となっている．

徒手筋力テスト（manual muscle testing：MMT）

ADL（activities of daily living；日常生活活動）

3）義肢・装具にみる医療と福祉との連携

理学療法で用いられる義肢・装具を作製する過程においては，医療と福祉の連携が必要である．

大腿義足の場合，切断直後から時間の経過とともに断端周径の変化を伴いながら断端の成熟に至る．この間も可能な限り早期に義足を装着したADLトレーニングなどが必要であり，治療用として「仮義足」とよばれる義足を作製することが一般的である．治療用という意味は，この義足は断端が成熟するまで，いわば症状が固定するまで一時的に用いるためであり，医療保険によって作製される．実際には通常の治療費の支払いとは異なり，義足の作製にかかる費用の全額を支払った後に，一定の払い戻しを受ける（**図9a**）．

断端が成熟すると「症状が固定した」と判断され，更生用として「本義足」とよばれる義足が作製される．更生用という意味は，医学的な治療が終了し，失われた身体機能を補完するため日常生活で半永続的に用いるからであり，「障害者総合支援法」に基づき作製される．実際には，身体障害者手帳を取得後に市町村の福祉事務所に作製を申請することから手続きが始まる．詳細を**図9b**に示す．

上記の連携は装具でも同様である．脳血管障害による片麻痺患者に早期立位・歩行

✎MEMO
治療用の義肢・装具の費用の支払い
医療保険における一般的な自己負担割合と同様に，原則は1〜3割負担である．

LECTURE
8

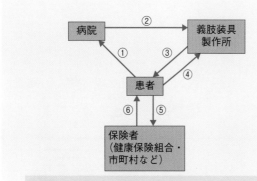

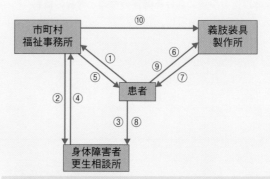

①医師の診察
②医師から義肢装具製作所に仮義足作製の依頼
③患者に仮義足を納品
④義肢装具製作所に代金を支払い（全額）
⑤保険者に自己負担分（原則3割）以外の払い戻し請求
⑥患者に払い戻し

a．治療用（練習用仮義足・装具）：医療保険で作製

①市町村の福祉事務所に作製を申請
②支給について判定依頼
③身体障害者更生相談所or判定医療機関の補装具判定医の受診
　（作製許可の判定）
④判定書を交付
⑤福祉事務所から患者に決定通知，補装具支給券の発行
⑥義肢装具製作所に補装具支給券により作製依頼
⑦義足（装具）の納品
⑧身体障害者更生相談所or判定医療機関の補装具判定医の受診
　（適合判定）
⑨義肢装具製作所に自己負担分（原則1割）の支払い
⑩公費分（残り9割）の支払い

b．更生用（本義足・装具）：「障害者総合支援法」に基づき作製

図9　義肢・装具の作製と申請の流れ

MEMO
身体障害者更生相談所
身体障害者や家族からの相談に応じ，専門的知識や技術を要する相談や指導，医学的・心理学的・職能的な判定，補装具の処方や適合判定などを行う．各都道府県に設置され，医師，身体障害者福祉司，社会福祉士，心理判定員，職能判定員，保健師，看護師，理学療法士，作業療法士などの職種から構成されている．

を目的に長下肢装具を治療用として医療保険で作製し，麻痺の回復に伴い「症状が固定した」と判断され更生用としてプラスチック短下肢装具を「障害者総合支援法」に基づき作製する場合などである．

■引用文献

1) 厚生労働省：職場における腰痛予防対策指針及び解説．職場における腰痛予防対策指針の改訂及びその普及に関する検討会報告書．2013.
https://www.mhlw.go.jp/stf/shingi/2r98520000034qql-att/2r98520000034qtm.pdf
2) 国立社会保障・人口問題研究所：日本の将来推計人口（平成29年推計）報告書．2017.
http://www.ipss.go.jp/pp-zenkoku/j/zenkoku2017/pp29_ReportALL.pdf
3) 厚生労働省：地域包括ケアシステム．
https://www.mhlw.go.jp/stf/seisakunitsuite/bunya/hukushi_kaigo/kaigo_koureisha/chiiki-hou-katsu/
4) 三菱UFJリサーチ＆コンサルティング，地域包括ケア研究会：地域包括ケアシステムと地域マネジメント．地域包括ケアシステム構築に向けた制度及びサービスのあり方に関する研究事業報告書．平成27年度老人保健事業推進費等補助金 老人保健健康増進等事業．2016.
https://www.mhlw.go.jp/file/06-Seisakujouhou-12400000-Hokenkyoku/0000126435.pdf
5) 全国社会福祉協議会：障害福祉サービスの利用について．2018年4月版．
https://www.shakyo.or.jp/news/pamphlet_201804.pdf

■参考文献

1) 北村勝彦：疾病リスクと予防医学．鈴木庄亮監，辻 一郎，小山 洋編：シンプル衛生公衆衛生学．南江堂；2019. p.49-53.
2) 川越雅弘：地域包括ケアシステムのなかでの理学療法士の役割．細田多穂監，備酒伸彦，樋口由美ほか編：地域リハビリテーション学テキスト．改訂第3版．南江堂；2018. p.35-49.

LECTURE
8

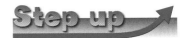

2040 年に向けた地域包括ケアシステムの姿

　地域包括ケアシステムは，2008 年から厚生労働省老人保健健康増進等事業として実施している「地域包括ケア研究会」において議論されている．そこで作成された報告書をもとに，2025 年までに社会全体として準備しておくべきシステムの基本的な概念が提案されてきた．この報告書の内容は，厚生労働省の「地域包括ケアシステム」ホームページにその一部が用いられているが，現時点では「団塊の世代の全員が 75 歳以上となる 2025 年」までの説明である．

　しかし，2025 年はあくまでも対応すべき課題の出発点であり，2040 年に向けた方向性が議論され始めた．とりわけ 2019 年 3 月に刊行された報告書「2040 年：多元的社会における地域包括ケアシステム―「参加」と「協働」でつくる包摂的な社会」においては，2040 年の社会の姿をふまえた中長期的な視点から，以下のように予想されている（図 1）[1]．

①平均的な高齢者像では語れない多様性と格差の時代
● 90 歳で健康維持に励み，元気に社会参加をする人もいれば，65 歳で慢性疾患のため引きこもりがちな生活を送らざるをえない人もいるという格差が鮮明になってくる．
● 年齢によるイメージが意味をなさず，平均的な高齢者像に基づく施策が意味をもたない時代になる．

②家族介護を期待しない・できない時代
● 高齢者のひとり暮らしが増加する（2035 年に 20.2%）．
● 生涯未婚率が上昇する（50 歳までに一度も結婚しない人が 2040 年に 30%）．
● 8050 問題（80 歳代の親と 50 歳代の無職・単身の子の同居．高齢者が現役世代を支えている，家族介護の可能性以前の問題）．

③地域社会の変化
● 地域によって人口集中と減少の大きな差が生じ，地域包括ケアの前提である地域が成り立たないところも少なか

LECTURE
8

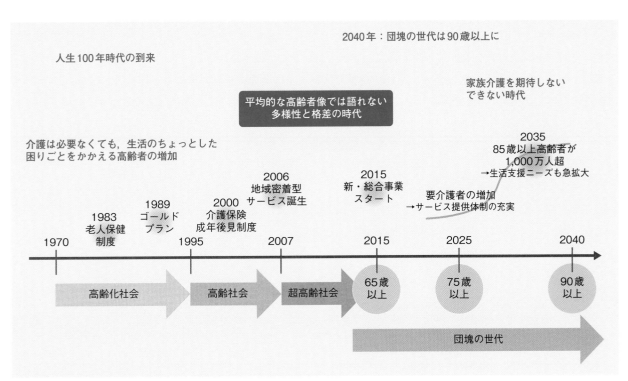

図 1　2040 年の社会のイメージ
（三菱 UFJ リサーチ＆コンサルティング，地域包括ケア研究会：2040 年：多元的社会における地域包括ケアシステム―「参加」と「協働」でつくる包摂的な社会．地域包括ケアシステムの深化・推進に向けた制度やサービスについての調査研究．平成 30 年度老人保健事業推進費等補助金．老人保健健康増進等事業．2019[1] をもとに作成）

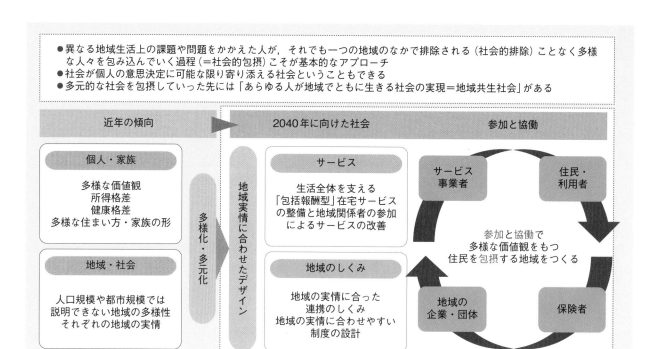

●異なる地域生活上の課題や問題をかかえた人が，それでも一つの地域のなかで排除される（社会的排除）ことなく多様な人々を包み込んでいく過程（＝社会的包摂）こそが基本的なアプローチ
●社会が個人の意思決定に可能な限り寄り添える社会ということもできる
●多元的な社会を包摂していった先には「あらゆる人が地域でともに生きる社会の実現＝地域共生社会」がある

図2 2040年に求められる参加と協働で作る包摂的な社会
（三菱UFJリサーチ＆コンサルティング，地域包括ケア研究会：2040年：多元的社会における地域包括ケアシステム―「参加」と「協働」でつくる包摂的な社会．地域包括ケアシステムの深化・推進に向けた制度やサービスについての調査研究．平成30年度老人保健事業推進費等補助金．老人保健健康増進等事業．2019[1] をもとに作成）

らず出てくることが予想される．

　このような多様化する社会に対しては，全国標準，全国統一の手法によるサービスやしくみでは住民ニーズにこたえることができない．サービスを提供する側が一方的に「利用者にとっていいだろう」というサービスを実施するのではなく，サービスを提供される利用者とともに話し合い，改善を繰り返しながら，その地域の利用者に合ったサービスを考えていく過程，すなわち「参加と協働」が必要になる（図2）[1]．

　さらには，それぞれ異なる課題や問題をかかえた人が，その地域で排除されることなく包摂される社会（ソーシャルインクルージョン〈social inclusion〉）を構築し，個人が社会の枠組みに無理やり押し込まれるのではなく，社会が個人の意思決定に寄り添える社会，すなわち「あらゆる人が地域でともに生きる社会の実現＝地域共生社会の実現」が求められている．

　以上をふまえると，2025年に向けた従来型の地域包括ケアシステムと比較すると大きく変化していることがわかる．

　理学療法士は介護保険の施行以来，その活動を地域へと拡大してきたが，その拡大は地域の保険者（行政），専門職，事業者などの間で育まれてきた多職種連携によるものではないだろうか．2040年に向けて，地域住民との協働を当然ととらえることのできる理学療法の進め方を構築していく必要がある．

■引用文献

1）三菱UFJリサーチ＆コンサルティング，地域包括ケア研究会：2040年：多元的社会における地域包括ケアシステム―「参加」と「協働」でつくる包摂的な社会．地域包括ケアシステムの深化・推進に向けた制度やサービスについての調査研究．平成30年度老人保健事業推進費等補助金．老人保健健康増進等事業．2019.
https://www.murc.jp/wp-content/uploads/2019/04/koukai_190410_17.pdf

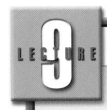

業務管理

到達目標

- 理学療法士の業務を理解する.
- 他職種との連携の重要性を理解する.
- 行政が実施する監査に対応できる知識, 留意点を知る.
- 労務管理や人事考課の重要性を理解する.
- リハビリテーション室を中心とした物品, 機器の管理の重要性を理解する.

この講義を理解するために

　理学療法士は,「理学療法士及び作業療法士法」だけでなく, 社会のさまざまなルールや法律に従って仕事をします. そのルールや法律を知り, 理解し, それらを遵守することはコンプライアンスの観点から重要です. また, 医療専門職である理学療法士は技術の習得が必須ですが, リハビリテーションを必要とする患者 (対象者) がその人らしく社会で生活していくためには, 理学療法士単独ではなくチームで患者 (対象者) を支援する必要があり, そのチームがスムーズに機能するためには技術の習得のみならず, チームを管理する視点である業務管理が必要です. 理学療法士が組織のなかで理学療法士としての役割を果たし, チームに貢献し, 効率よく業務を遂行できる手段や方法を学びます.

　業務管理を学ぶにあたり, 以下の項目をあらかじめ学習しておきましょう.

　　□「理学療法士及び作業療法士法」の概要を調べておく.

　　□ リハビリテーション機器や福祉用具など, 病院や施設にある一般的な物品を確認しておく.

講義を終えて確認すること

　　□ 理学療法士の業務を知り, その流れやすべき内容が理解できた.

　　□ 他職種との連携の重要性を知り, 理学療法士の役割が理解できた.

　　□ 行政が実施する監査に対応できる知識, 留意点を知ることができた.

　　□ 労務管理や人事考課の重要性が理解できた.

　　□ リハビリテーション室を中心とした物品, 機器の管理の重要性が理解できた.

1. 理学療法士の業務の流れ

理学療法士は機能訓練を実施することが主たる業務であるが，医療の現場だけでなく介護や一般の会社においてもチームで取り組むことが重要とされている．本講義では専門知識や技術以外の業務に焦点を当てる．

1）入院初日（サービス開始初日）

最初に，患者（対象者），家族に対し所属，職種，名前を明らかにする．そのうえで初日に行う事項（評価）を丁寧に説明し，患者の不安を和らげ協力が得られやすい関係を築く．このときに得た身体的評価，その他の情報は，カルテに書くべき内容であれば正確に記載し，チームで共有すべき内容は，なんらかの方法で情報共有する．

2）入院中（サービス提供中）

急性期や回復期では，患者の状態が変化していくため，その変化に患者も家族も一喜一憂し心情が変化するものである．また，その心情が患者の身体機能に影響を及ぼすことも少なくない．身体機能の評価だけにとらわれず，心情も評価し，チームで共有することが重要である．理学療法士は患者とマンツーマンで接する時間が他職種と比較して長く，時としてリハビリテーションを実施するうえで必要のない情報を得ることがある．これらの情報は治療方針や，退院先の変更に影響を及ぼすこともある．共有すべき情報か自己判断ができない場合は，上司に知り得た情報を伝え，然るべき部署，職種に伝わるようにする．また，入院時（サービス開始時）に立てた短期・長期目標が達成できそうか，いつ達成できそうかなどの進捗状況をチームで情報共有することが重要である．

3）退院前（サービス終了前）

医療機関を退院する場合は，今後介護保険でのリハビリテーションが必要か判断する必要がある．現在，医療保険下でのリハビリテーションから介護保険下のリハビリテーションへの移行が進められており，その場合はケアマネジャーへの報告が欠かせない．また，介護保険では，介護度に応じた利用金額の上限がある．リハビリテーションの必要性を強く主張し優先すると，経済的負担が大きくなり生活そのものが破綻するおそれがある．患者および家族をとりまく環境，身体状況，精神状態など，広い視野でリハビリテーションの必要性を考え優先順位を決定する．

4）リハビリテーションサマリーの作成

医療機関からの退院時に加え，在宅から入院する場合でも訪問リハビリテーションや通所リハビリテーションを利用していたときなどは，必要に応じてリハビリテーションサマリーの提出が求められる（図1）．医療機関から医療機関への転院の場合は宛先が理学療法士となるが，在宅サービスへ移行する場合は理学療法士が宛先になるとは限らない．その場合は，身体機能を重視した専門用語ばかりのサマリーではなく，身体能力や ADL（日常生活活動）をより丁寧に記載し，介助方法の注意点やコツも記載するとより良いサービスに結びつく．

2. 他職種との連携

治療やケアのために病院や施設で働く職種は，資格の有無を問わず多岐にわたる．その一部を表1に紹介する．理学療法士がすべての職員と常に連携をとる必要はないが，他職種が非常に有益な情報を提供してくれる場合があるため，日頃から交流をもつとよい．

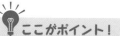

MEMO

患者，対象者，利用者の表記は，以下「患者」として対象者，利用者を含むものとする．

ここがポイント！

患者とマンツーマンで接する時間が長い理学療法士は，患者の個人的な情報（家族との不仲や経済問題など）を得る機会が多い．

ここがポイント！

他職種への申し送り
同職種への申し送りは共通の専門用語が多く，略語も使用できるが他種職では専門用語が理解できなかったり，略語を誤認識したりする場合がある．他職種への申し送りは，平易な言葉で丁寧に行うよう心がける．誤認識を防ぐために，施設内において「略語集」などを作成するとよい．

気をつけよう！

リハビリテーションの分野では車椅子（wheel chair）の略語を「W/C」「WC」と記載するが，「トイレ」と勘違いする場合があるので気をつけよう．

ADL（activities of daily living ; 日常生活活動）

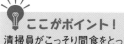

ここがポイント！

清掃員がこっそり間食をとっている患者を発見したり，運転手が患者宅周囲の環境について教えてくれたりすることがある．

LECTURE
9

リハビリテーション経過報告書

記載日　　〇年〇月〇日

　担当者様　御侍史
拝啓
　日頃は大変お世話になっております.
　さて，当院に入院されておりましたA氏（81歳）　女性のこれまでのリハビリテーションの経過についてご報告
させていただきます. 引き続きご加療の程，何卒よろしくお願いいたします.

敬具

診断名：右大腿骨転子部骨折（保存療法），左手関節打撲（骨折〈－〉），パーキンソン病

既往歴：白内障（〇〇年）

現病歴：
　〇年〇月〇日　施設内で転倒. 転倒時に左手関節の打撲あり
　〇月〇日　痛みが増悪しB病院受診. 右大腿骨転子部骨折と診断. 保存療法となる. 2週間免荷の指示
　〇月〇日　リハビリテーション目的で当院へ転院しPT，OT介入開始

【理学療法・作業療法経過】
　当院入院時より右股関節，左手関節周囲の疼痛を認めていましたが，現在は右股関節周囲の痛みは消え，左手関節のみに疼痛をきたしています. 左手関節にサポーターを試しましたが痛みが増強したため中止しました.
　入院時は完全免荷により移動は車椅子介助，移乗は軽介助が必要でした. 右下肢の荷重開始とともに筋力・動作能力が向上し，現在の動作レベルは下記のとおりとなっています. 車椅子は標準型車椅子にてブレーキ操作・フットレスト操作が安全にできていますが，不随意運動や上下肢の筋力低下により動作には時間がかかります. 施設に退院後も標準型車椅子で操作可能と思われますが，本人様が車椅子の購入を考えておられる場合はご対応をお願いします. 部屋のレイアウトを気にされていますので退院後，動作確認とご本人様の過ごしやすい部屋の環境調整をお願いいたします.
【身体機能】
ROM：股関節屈曲（125°/125°），伸展（15°/10°），膝関節屈曲（165°/165°），伸展（－5°/－5°）
MMT：体幹屈曲4，両下肢4（股関節伸展は2〜3）
握力：右16.3 kg，左14.8 kg
疼痛：左手関節
【日常生活動作】
起居動作：自立
立位保持：上肢支持なしでも可能だが不随意運動が強いときは転倒リスクあり.
移動：最大能力は独歩. 押し車歩行は見守りで可能. 不随意運動・すくみ足あり. 方向転換は転倒リスクがあるため注意が必要. 病棟内移動は車椅子自走自立. 不随意運動が強くみられるときは，直進困難で左右へふらつき，壁に手を挟みそうになることもあるため注意が必要. トイレのドアの開閉操作は要介助.
階段昇降：手すりを把持し，昇段は左足から2足1段，降段は1足1段で見守りレベル.
更衣：自立
食事：セッティングのみ必要
トイレ動作：（日中）ドアの開閉介助. その他は見守り.
　　　　　　（夜間）尿器使用にて介助. ポータブルトイレ評価を試みたが覚醒が不十分で，実施できず.
入浴：個浴一部介助
　浴槽またぎは縦手すりを把持して立位にて可能. 洗体動作時シャワー椅子，浴槽内滑り止めマット使用.
【プログラム】両上下肢・体幹筋力増強訓練，バランス訓練，歩行訓練，階段昇降訓練

【特記事項】
※施設内での通常の移動は，独歩見守りでも可能なレベルですが，日差があるうえに転倒歴が多く，進行性のパーキンソン病も配慮し，車椅子での移動も考慮してあげてください.
※施設内の歩行訓練は，押し車で職員の見守りのもと行っていただければと思います.
※食事時，入眠されることがあるため，そのつど声かけをお願いします.

　以上，簡単ではありますがご紹介させていただきました. ご不明な点がございましたら，ご連絡ください.

理学療法士　〇〇〇〇
作業療法士　〇〇〇〇

図1　リハビリテーションサマリーの例

LECTURE
9

1）処方

　理学療法士は，医師の指示のもとリハビリテーションを実施するため，処方箋があるか確認する. そしてその処方箋の内容に間違いがないか確認する. 「右」「左」の間違いや主病名が骨折にもかかわらず脳血管疾患等リハビリテーション料で指示されている場合などは，主治医に訂正を依頼する.

2）カンファレンス

　患者の治療やケアに関して，適宜カンファレンスが行われる. こ

表1　病院・施設に勤務する主な職種

1. 医師	11. 社会福祉士
2. 歯科医師	12. 精神保健福祉士
3. 看護師，准看護師	13. 事務員
4. 看護補助職員	14. 調理師
5. 薬剤師	15. 清掃員
6. 臨床検査技師	16. 守衛
7. 診療放射線技師	17. 運転手
8. 管理栄養士	18. 歯科衛生士
9. 介護福祉士	19. 助産師
10. 臨床工学技士	20. 保健師

のカンファレンスには患者をとりまくすべての職種が参加し，それぞれの専門的立場から意見を述べ，治療やケアの方針を決定する．近年，病院では入院期間の短縮が進み，回復期リハビリテーション病棟や地域包括ケア病棟では限られた入院期間で在宅に復帰する必要がある．理学療法士は，リハビリテーション室内の評価やリハビリテーションの進捗状況を報告するだけでなく，早朝・夜間の行動や自宅環境などをふまえ，福祉用具や住宅改修の必要性，介護者への介護指導の予定，外出・外泊練習の必要性など，理学療法士の専門性を活かした意見をカンファレンスの場で的確に述べることは重要である．こうした報告により全職種が現状と今後の課題や予定を共有でき，退院時期の予測が容易となる．

3) インフォームド・コンセント

インフォームド・コンセントは「十分理解したうえで合意する」という意味である．患者や家族に対し，カンファレンスで決定した治療やケアの方針，リハビリテーションの治療計画やゴール設定を丁寧に説明する．その際に，主治医がどのような説明をし，それに対し患者や家族がどう受け止め，理解したのか理学療法士も知るべきである．特に後遺症が残る疾患や進行性の疾患をもつ患者と家族の障害受容過程を知ることは重要である．障害受容過程を見誤れば，主治医のみならず医療チームに対し絶望し，不信感を抱く結果となりかねない．患者および家族の心理を十分理解し，疾患や後遺症に対する理解が深まるよう支援しなければ，ゴール達成が困難となる（Lecture 13 参照）．

4) 各種委員会

病院や施設にはさまざまな委員会が存在する．医療安全委員会，感染管理委員会，褥瘡対策委員会は特に重要である（Lecture 3 参照）．医療安全や感染管理は，患者のためだけでなく，スタッフのためでもある．

医療安全では，患者や家族からのハラスメントや個人情報保護などの項目があり，理学療法士が頻繁にかかわる転倒・転落は 1 項目にすぎない．感染管理の観点では，理学療法士は病院中を移動し，時には屋外でのリハビリテーションもあるため，感染源や媒体となり菌やウイルスを建物内に持ち込み，感染を広める可能性もある．知識を深め医療チームの一員として貢献できるよう，医療安全委員会や感染管理委員会はもちろん，各種委員会にも積極的に参加する．

3. 業務・労務管理

労務管理とは，従業員の賃金や福利厚生など，労働に関することの管理である．労働時間の管理，賃金システムの見直しと管理などが業務に含まれる．労務管理と比較される人事管理は，従業員の雇用から解雇までの管理をいい，人事考課や採用，従業員の異動，配置などの業務が含まれる．これらの仕事は，一般的には人事課や総務課など事務部門が行っている（Lecture 3 参照）．

2018 年 6 月に「働き方改革関連法案」が成立し，2019 年 4 月から適用開始となり，残業時間の罰則付き上限規制や 5 日間の有給休暇取得の義務化などが明記されている（Step up 参照）．業務や労務に関する決定事項は就業規則に記載されているので，必ず一読し遵守しなければならない．

1) 時間外労働

病院や施設などにより，シフト制での勤務や，遅出・早出の勤務など，さまざまな勤務状況がある．「労働基準法」では，1 日 8 時間，週 40 時間までが法定労働時間と定められているため，この時間内の労働が基本となる．しかし，その日の業務が終了せず，やむをえず時間外労働（以下，残業）となる場合がある．残業の手続きは，特

表2　休暇の種類

種類	定義	具体例
法定休暇	法律に定められている休暇	年次有給休暇（労働基準法第39条） 産前産後の休業（労働基準法第65条） 生理日の休暇（労働基準法第68条） 育児・介護休業（育児・介護休業法第5〜15条） 子の看護休暇（育児・介護休業法第16条2〜4） 介護休暇（育児・介護休業法第16条5〜7）
特別休暇	法律上の定めのない休暇で，企業が独自に定めた休暇	夏季休暇 慶弔休暇 リフレッシュ休暇 年末年始休暇

に手続きや許可などは必要なく残業ができる施設，事前に所属長や管理職に申請し許可が必要な施設，所属長の命令があったときだけ残業できる施設などさまざまである．就業規則に明記されている残業のルールを確認し，それに従って行う．

2) 休暇

「労働基準法」では，休日を毎週少なくとも1回与えることとある（「労働基準法」第35条）．一方，休暇とは，労働者が労働する義務がある日に，会社がその労働義務を免除する日のことで，法定休暇と特別休暇がある（**表2**）．特別休暇は，有無や期間が企業によってさまざまであるため，就業規則で確認する．また，法定休暇や特別休暇は，原則届け出が必要であり，ルールに則った方法で取得する．

3) 人事異動

人事異動には，①転勤，②配置転換，③出向，④転籍の4つの形態がある．理学療法士は，専門職として雇用されているので配置転換となることはまれであるが，病気やけが，または管理能力を買われて事務長に就くなど，理学療法を実施しない部署へ配置転換される場合がある．また，教育指導や人材活用のため転勤がある病院や施設もある．転勤や配置転換では本人の同意は不要とされ，正当な人事異動を従業員が拒否した場合，会社はその従業員を解雇できるため注意が必要である．ただし，雇用契約書に「転勤なし」や「職種は理学療法士に限る」などの記載がある場合は，勤務地や職種が限定されているので人事異動はない．

4) ハラスメント

ハラスメントにはセクシュアルハラスメントやパワーハラスメントなどがあり，ハラスメント問題に関する社会の目は，ここ数年で驚くほど厳しくなっている．2019年には，職場のパワーハラスメントの防止を企業に義務づける「改正労働施策総合推進法」が参議院本会議で可決・成立し，ハラスメントの定義がより明確となった（Lecture 13参照）．

ハラスメントは受け手側の心情ですべて決定されると考える人がいるかもしれないが，一般的に業務に必要な指導や教育はハラスメントには該当しないとされている．先輩や上司からの指導・教育は業務に不可欠であり，指導・教育される立場の人は，先輩や上司が異性であったとしても髪型や化粧について適切な指導であれば，素直に従うことが求められる．

4. 人事考課

人事考課とは，従業員の業務に対する貢献度，職務の遂行度や業績，能力，貢献度などを一定の基準で査定し，その結果を給与や昇進などの人事に反映するしくみをいう．現在，理学療法士の質が問われている．質とは，理学療法の臨床の能力だけでな

LECTURE 9

MEMO

セクシュアルハラスメント
理学療法士は対人職である立場から清潔感のある身だしなみが求められており，髪型や化粧について指摘されてもすべてがセクシュアルハラスメントに該当するとは限らない．また，被害者はいつも女性とは限らず，女性が加害者で男性が被害者となるケースも散見される．

MEMO

ハラスメントを受けたときの対応
● どんなことをされたのか記録する：日時や場所など5W1H（Who〈だれが〉，When〈いつ〉，Where〈どこで〉，What〈なにを〉，Why〈なぜ〉，How〈どのように〉）を意識して記録する．録音でもよい．
● 周囲に相談する：同僚や上司に相談し，周りの協力を得る．
● 会社（組織）の窓口や人事担当者に相談する：同僚や上司に相談できない場合は，組織内にハラスメント相談窓口があれば，そこに相談する．なければ，人事担当者に相談する．
● 外部の相談窓口に相談する：都道府県ごとに設置されている労働局雇用環境・均等部（室）などに問い合わせる．

く，情意性や教育・指導力，問題解決能力，自己研鑽などが含まれる．人事考課を賃金に反映させている病院や施設はまだ多くはないが，このしくみを取り入れる病院や施設は，今後増加すると思われる．

1）ラダーの導入

ラダーとは「はしご」の意味で，教育を簡単で基礎的な項目から行い，徐々にはしごを上るように高度で応用的な項目へとステップアップさせる方法である．入職から1年で修得するべき項目と達成レベル，次の2年間で修得するべき項目と達成レベルというように，それぞれの経験年数で目標を設定し，目標達成に向け効率よく教育を行う．もし目標が達成されなければ，次の段階には上がることができず，達成時期が延長される．それでも達成できなければ，業務の制限や人事異動などの対応となる可能性が高くなるため，日々の努力は欠かせない．

2）業務の改善

同じ経験年数のスタッフが同じ量の仕事をしているにもかかわらず，一人は勤務時間内に業務が終了し，もう一人が残業していれば，管理者は何が原因かを明らかにしなければならない．そのために，管理者は勤怠管理と業務内容を照らし合わせる必要がある．管理者は残業が多いスタッフの業務内容を明確にし，その内容に応じたアドバイスを行う．アドバイスを受けたスタッフは，何が得意で何が苦手かなど自分自身を分析し，改善に努める．それでも残業が続くようであれば，業務内容を見直す必要があり，見直す内容が業務量の減少や，難易度を下げる場合は人事考課が下がる結果となる．一方で，業務時間内に業務が終了し，さらに業務の追加ができるスタッフの人事考課は上がる．

5. 監査への対応

理学療法士が実施するリハビリテーションは，医療と介護の両分野において保険を使用している．被保険者（患者や利用者）に提供したサービスが保険者（社会保険庁，健康保険組合，共済組合，市町村国保，国保組合）によって適切か，請求方法や金額は適正か，サービスを行う施設や人員は基準を満たしているかなど審査される．

1）「医療法」に基づく保健所の立ち入り検査

すべての病院を対象に，原則年1回定期的に実施されている．事前に保健所から実施通知が送付され，実施年月日，事前提出する書類とその期日，当日に準備する書類などが示される．立ち入り検査当日は，はじめに事前に提出された書類と当日準備した書類や届け出状況の相違について書類審査が行われ，その後，構造設備や清潔状況などの確認を目的に院内巡視が行われる．

2）保険医療機関の適時調査，指導，監査

保険医療機関は，保険診療に関して厚生労働大臣または都道府県知事の指導を受けなければならない．適時調査は，施設基準などの状況確認のために，全施設を対象に定期的に実施されるものである．指導とは，保険診療の取り扱い，診療報酬の請求などに関する事項について周知・徹底させることを主眼とし，懇切丁寧に行う行政指導であり，選定により不定期に実施される．監査は，不正または著しい不当が疑われる場合などにおいて，的確に事実関係を把握し，公正かつ適切な措置をとることを主眼として行われ，指導と監査は別物である．指導と監査の主な違いを**表3**[1]に示す．

3）介護保険の指導・監査の概要

介護保険の指導は，「介護保険法」第24条（帳簿書類の提示等）を根拠に行われる．指導には，一定の場所にサービス事業者などを集めて講習などの方法により行う集団指導と，サービス事業所などの事業所に赴いて実施する実地指導がある．いずれも，

表3　指導と監査の違い

	指導	監査
選定対象	すべての保険医療機関（基準に基づき選定）	不正・著しい不当が強く疑われる保険医療機関
法的性格	保険医療機関の協力による行政指導	上記の保険医療機関に対して行政が強制的に質問・検査を実施
行政措置	なし	あり（注意・戒告・取り消し処分）
返還金	請求過分について自主返還（原則過去1年分）	請求過分について過去5年分（不正は4割増）

（大阪府保険医協会：勤務医ニュース. No.100. 2011年4月25日号[1]）

都道府県，市区町村において指導計画書を作成するなど，定期的，計画的に行われる.

（1）実地指導

　高齢者への虐待防止や身体拘束の廃止などに基づく運営上の指導である運営指導と，不適切な介護報酬請求防止のため，介護保険請求上において，特に加算や減算について指導する報酬請求指導がある.

（2）監査

　監査は，介護給付など対象サービスの内容や指定基準違反，介護報酬請求について不正もしくは不当が認められた場合に行われる. また，実地指導中に著しい運営基準違反や患者などの生命や安全に危害を及ぼすおそれがあると判断した場合，介護保険請求に著しく不正な請求が認められた場合は，実地指導を中止し，監査を行うことができる.

4）カルテ記載の留意事項

　カルテは「医師法」によって記載並びに保存が義務づけられており，また診療報酬請求の原簿となり，個別指導，監査などの際は持参物でもある. よって，カルテなどの記載内容の充実は重要であり，以下のことを留意しカルテを記載する（Lecture 10参照）.

●診療に関する事項は遅滞なくカルテに記載（入力）する（電子カルテの場合は入力日が記録される）.
●外国語の使用は認められているが，検査の略号や略語など医療機関独自で決めている場合は，第三者が見ても理解できるように一覧表を作成する.
●理学療法を実施したときは，実施日，時間，請求内容，リハビリテーション実施内容，実施者のサインまたは捺印が必要である.

紙カルテの場合

●カルテの記載は，黒または青のインクでボールペンなど消せないものを使用する（摩擦熱で消えるボールペンは不可）.
●カルテは余白をあけず記載する.
●記載内容の訂正は，修正テープなどを使用せず二本線で訂正する.
●第三者がわかるように丁寧に読みやすい字で記載する.
●カルテは，完結した日から最低5年間は整理，保存しなければならない.

6. 職場環境のデザイン

1）リハビリテーション室

　リハビリテーション室の面積は，疾患別リハビリテーション料の施設基準において決定されている（Lecture 7参照）. 注意するべき点は，物品を保管するための棚や事務作業机など固定された家具は，その面積から差し引かれる点である. また，消火栓の前に物品を設置したり，消火器の設置場所を無断で変更したりしてはいけない. 治

MEMO
医師法
医師の試験・免許，業務上の義務，医道理審議会等について定めた法律. 1948（昭和23）年制定.

LECTURE 9

調べてみよう
理学療法を実施するためには，さまざまなリハビリテーション機器が必要である. 病院や施設によって設置している機器は異なる. 展示会へ出向いたり，カタログを取り寄せたりして，どのようなリハビリテーション機器があるか調べてみよう.

療用ベッドや平行棒など大型の機器の配置は，患者の歩行スペースの確保や，スタッフの動線の効率を意識して配置し，またリハビリテーション実施中の車椅子や歩行器を置くスペースも考慮することが望ましい．しかし，電動ベッドや，ティルトテーブルなど電源を確保する必要がある機器は自ずと設置場所が決定される．よって，設計の段階から理学療法士がかかわれるのであれば，設計士に対し機器の設置場所を想定したコンセントの位置と数の提案をする．レンタル用の装具や検査器具などの小さな物品が整頓できる棚の設置場所を忘れがちであるが，この棚をどこに置くかで作業効率に大きな影響を及ぼすため重要である．

2) スタッフルーム

リハビリテーション室や病室，廊下幅などは，施設基準のなかで広さが決まっているが，スタッフルームの設置義務はないため，スタッフの人数に応じた十分なスペースが確保できていない病院や施設は多い．カルテの電子化が進みパソコン業務が多くなったが，伝達手段やスケジュール表にホワイトボードを使用したり，届け出は紙を使用したりすることもあり，スタッフルームは雑多になりがちである．スペースの有効活用や業務効率の向上のため，パソコンは立位で入力する方法を採用している病院や施設もある．リハビリテーション室同様，コンセントの位置や数が重要であり，加えて，壁や吊り棚が有効活用できるよう配置を考え，パソコン台や事務机，棚の形状まで吟味する必要がある．

7．機器の点検，管理

リハビリテーション室内にある機器は，非常に多い．患者はもちろん，スタッフも機器を安全に使用できるよう日頃から点検，管理が必要である．

1) 点検

患者が直接使用する車椅子や装具は，破損や故障により重大な事故を引き起こしかねないため，定期点検とは別に通常とは異なる音がするときや目視で明らかに異常が認められたときは，即座に使用を中止する．定期点検の頻度は，機器ごとに各施設が取り決めてよいが，機器購入の契約時に保守点検が組み込まれている場合があるため契約書を確認する．また，機器そのものだけでなく，トラッキング火災やタコ足配線火災など，コンセントからの火災などはリハビリテーション室でも発生する可能性があるため，コンセントの点検も定期的に実施することを推奨する．

2) 管理

大きな機器が紛失することは少ないが，入院中や施設入所中に貸し出される小さな物品は紛失しやすい．貸出ノートなどを作成し，数の確認と，貸出中の物品が破損や故障していないか，正しい方法で使用されているか定期的にチェックする必要がある．

■引用文献

1）大阪府保険医協会：勤務医ニュース．No.100．2011 年 4 月 25 日号．

■参考文献

1）保険医のための審査，指導，監査対策―日常の留意点．第 4 版．全国保険医団体連合会；2018.
　　p.183-278.

LECTURE
9

✎MEMO
トラッキング火災
プラグをコンセントに差し込んだまま長期間放置すると，ほこりがプラグにたまり，そこに湿気などが加わり，ショートして火災になることがある．これをトラッキング火災とよぶ．2013 年，福岡の整形外科医院にてホットパック用の加温器のコンセントのトラッキングと考えられる火災が発生し，入院患者など 10 人が死亡する大惨事となった．

タコ足配線火災
タコ足配線（1 つのコンセントに多くの電気器具を接続すること）によりコンセントの電気の許容量を超えて電化製品を使用した結果，コンセントが過熱し，火災になる場合がある．

96

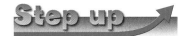

1．働き方改革

日本の労働者は他の国と比較すると「働きすぎ」といわれている．1980年代は日本がバブル景気でわいており，サラリーマンは猛烈に仕事をし，時間外労働は当たり前であった．1989年には有名な栄養剤のキャッチコピー「24時間タタカエマスカ」が「新語・流行語大賞」で流行語部門の銅賞を受賞している．このキャッチコピーはまさに時代の象徴である．時代は昭和から平成，そして令和となり，日本の経済状況が様変わりした現在に，厚生労働省は「働き方改革」を発表した（2019年4月1日から順次施行）．

1）働き方改革が目指すもの

働き方改革は，働く人が個々の事情に応じた多様で柔軟な働き方を，自分で選択できるようにするための改革である．日本が直面する少子高齢化に伴う生産年齢人口の減少，働く人のニーズの多様化などの課題に対応するためには，投資やイノベーションによる生産性の向上とともに，就業機会の拡大や意欲，能力を存分に発揮できる環境をつくることが必要である．働く人の置かれた個々の事情に応じ，多様な働き方を選択できる社会を実現することで，成長と分配の好循環を構築し，一人ひとりがより良い将来の展望をもてるようにすることを目指している[1]．

2）国の施策

労働者の多様な事情に応じた職業生活の充実に対応し，働き方改革を総合的に推進するために，国として以下の施策を講じた[2]．

● 労働時間の短縮と労働条件の改善．
● 雇用形態にかかわらない公正な待遇の確保．
● 多様な就業形態の普及．
● 仕事と生活（育児，介護，治療）の両立．

3）「働き方改革関連法」の全体像 [1]

（1）時間外労働の上限規制を導入

時間外労働の上限について，月45時間，年360時間を原則とし，臨時的な特別な事情がある場合にも上限を設定する．

（2）年次有給休暇の確実な取得

使用者（雇用主）は，10日以上の年次有給休暇が付与される労働者に対し，年5日について毎年，時季を指定して有給休暇を与えなければならないこととする．

（3）中小企業の月60時間超の時間外労働の割増賃金率の引き上げ

中小企業においても月60時間を超える時間外労働に対する割増賃金率を50%引き上げる．

（4）フレックスタイム制の拡充

より働きやすくするため，制度を拡充する．労働時間の調整が可能な期間（清算期間）を3か月まで延長できる．

（5）高度プロフェッショナル制度の創設

職務範囲が明確で一定の年収を有する労働者が，高度な専門知識などを必要とする業務に従事する場合に，健康確保措置や本人の同意，労使委員会決議などの要件として，労働時間，休日，深夜の割増賃金などの規定を適用除外にできる．

（6）産業医，産業保健機能の強化

産業医の活動環境を整備する．労働者の健康管理などに必要な情報を産業医へ提出することなどである．

（7）勤務間インターバル制度の導入促進

1日の勤務終了後，翌日の出社までの間に，一定時間以上の休息時間の確保に努めなければならない．

（8）正規雇用労働者と非正規雇用労働者の間の不合理な待遇差の禁止

同一企業内において正規雇用労働者と非正規雇用労働者の間で基本給や賞与などの不合理な待遇差を禁止する．

4）働き方改革をめぐる理学療法士の現状

2000年の診療報酬改定に伴い，回復期リハビリテーション病棟が創設され，それ以降は理学療法士の勤務体系

が大きく変化した．それまでは，土・日・祝日がほぼ休みであったが，回復期リハビリテーション病棟が創設されてからはシフト制の勤務が導入され，必ずしも土・日・祝日が休みにはならなくなった．また，女性の理学療法士の割合は，1980年では男女比が8：2であったが，2015年には6：4と女性理学療法士の割合が増加した[3]．

このような理学療法士の状況をふまえて，働き方改革で示されている施策を受け止めていくべきである．女性の理学療法士は男性よりも結婚や出産などライフイベントに影響されやすく，共働き世帯も多い．子育てや介護をしながらの勤務，託児所の送迎で残業ができないなどの状況に対して，女性任せではなく男性も適切に対応することの必要性は，世の中の動きとなんら変わりはないはずである．理学療法士のおかれた個々の事情に応じ，男女問わず多様な働き方が選択できる職場を構築していく必要がある．

2. 組織が求める人材

就職活動をするときは，病院や施設の見学は欠かせない．見学の際は，現場スタッフが対応することが多い．見学する前に教育体制や研修会，勉強会の開催頻度など，いろいろな質問を準備してから現場に行くと，病院全体やリハビリテーションスタッフの雰囲気，他種職との関係性などを感じ取ろうと自分の感覚が研ぎ澄まされる．同様に，現場スタッフも日常の会話や質問の受け答えから学生の表情を読み取り，行動を観察し，本質を探ろうとしている．

採用試験の面接は，現場のスタッフだけでなく人事担当者が行う場合があり，「あなたの強みと弱みを教えてください」といった質問がよくなされる．面接官が知りたいことは，部活やバイトの実績，性格の良し悪しではなく，「入職後に活躍して組織に貢献できるか」である．人事担当者は，多くの学生の面接を行う「面接のプロ」である．定型文のような受け答えをしていては採用の決め手に欠ける．チーム医療が主流となった現在，組織は学生に，素直さやコミュニケーション力，協調性，リーダーシップとフォロワーシップなどを求めている．専門職の資質としては，粘り強さ，探求心，自己研鑽力などが求められることが多い．

見学や面接のときには，就職後に「自分が得られること」だけに注目せず，「自分がいかに組織に利益を与えられるか」についてアピールできるかが重要である．自分が思っている強みや弱みが，他者（組織）からも同様に評価されているか，友人や教員に確認するとよいだろう．

3. 自分が求める職場

学生は病院，施設，訪問など，さまざまな職域で臨床実習の経験を重ねることにより，自分自身が働きたい分野や職域を選ぶ一助としている．理学療法士として採用され，現実を目の当たりにしたときに求められるスキルは，学生時代の臨床実習と大きく違うことを実感するのではないだろうか．さらには，自分が選んだ領域で一生懸命努力しても，その領域固有のスキルを身につけなければ仕事がうまく進まないこともある．要因はさまざまだが，自分が選んだやりたいことと，実際に行わなければならないことが大きく乖離している場合がある．

このように感じたときは，自分と現在の職場との関係が適材適所になっているか振り返り，時には上司に相談し，早急に客観的なアドバイスを得ることが改善の第一歩である．こうしたことが冷静に自分を見直すきっかけになり，今の職場で再び前進できるかもしれない．

一方で，想像以上に理学療法士の働く分野や職域は広い．適切なタイミングで自分に合った分野を探求し，別の環境でキャリアアップを重ねていくことも理学療法士の仕事を継続していく極意である．

■引用文献
1) 厚生労働省：働き方改革関連法に関するハンドブック―時間外労働の上限規制等について．
   http://210.148.110.37/kensei/sangyo/kensetsu/ninaite/setsumeikai/11handbook.pdf
2) 政府広報オンライン：働き方改革を知ろう！
   https://www.gov-online.go.jp/cam/hatarakikata/about/
3) 日本理学療法士協会ホームページ．
   http://www.japanpt.or.jp

LECTURE
9

情報管理

到達目標

- ● 理学療法の業務に必要な情報と診療記録の分類について理解する.
- ● 理学療法の業務に必要な記録とその管理について理解する.
- ● 理学療法の業務に必要な情報を得るためのコミュニケーション技術を理解する.

この講義を理解するために

　情報社会, 情報技術 (IT) という言葉が日常で数多く用いられているように, 社会のなかで情報は常に重要視されています. 理学療法の分野においても個人情報保護, 診療情報提供など, 情報と名のつく事項は重要な事柄が多く, 情報なしでは理学療法の業務は成り立たないといえます. 特に, 近年では情報をもとに生じる過失が医療訴訟につながり, 理学療法士個人にも責任が問われる時代になりました. 情報に対するマネジメントである情報管理の知識と技術を備えておくことは, 理学療法士が自らの身を守る手段であるといっても過言ではありません.

　このような観点から, 理学療法の業務に不可欠な情報の内容と, その管理の方法を学習し, 患者 (利用者) から情報を得るために必要な技術についても理解することで, 今後の臨床での活動に備えましょう. さらに, 臨床実習でも問われている個人情報の取り扱いについても, 社会から現実に求められている具体的な内容を理解しましょう.

　情報管理を学ぶにあたり, 以下の項目をあらかじめ学習しておきましょう.

　　□ 情報, 記録の根拠となる保険診療の支払いのしくみを復習しておく (Lecture 5 参照).

　　□ 診療・介護報酬と収益構造を復習しておく (Lecture 7 参照).

LECTURE
10

講義を終えて確認すること

　　□ 理学療法の業務に必要な情報と診療記録の分類が理解できた.

　　□ 理学療法の業務に必要な記録と管理の内容を知り, その重要性を理解できた.

　　□ 理学療法の業務に必要な情報を得るためのコミュニケーション技術が理解できた.

1. 理学療法の業務に必要な情報と診療記録の分類

理学療法を実施するにあたり，患者（対象者や利用者），その家族から情報を入手する必要がある．入手する情報は，患者の病状や身体的状況など疾患に起因する内容に加え，家族背景や経済的な状況など多様である．理学療法士を含む医療従事者が診療するにあたり，得られるすべての情報は診療情報とよばれ，この診療情報を紙や電子媒体などに記録したものが診療記録である．診療記録は，法律に基づき以下のように分類される．

1) 診療録

診療録はカルテとよばれている．カルテとは，最も狭い意味では医師が患者ごとに作成する記録を示す．カルテに記載しなければならない事項は，「医療法施行規則」により以下の4項目のみであるが，これら以外の記載内容や具体的な記載の程度については規定がない．

● 診療を受けた者の住所，氏名，性別および年齢
● 病名および主要症状
● 治療方法（処方および処置）
● 診察の年月日

2) 診療に関する諸記録

カルテ以外に必要とされている診療に関する諸記録を以下に示す．

● 病院日誌
● 各科診療日誌
● 処方箋
● 手術記録
● 看護記録
● 検査所見記録
● X線写真（CT，MRIなども含む）
● 入院患者および外来患者の数を明らかにする帳簿
● 入院診療計画書

以上の項目には当てはまらないが，理学療法士に記載が求められるリハビリテーション記録は，この診療に関する諸記録に位置づけられている．

3) その他の診療記録

上記の1），2）以外に分類されるものとして，入院診療計画書，入院中の説明・同意書，診療情報提供書など，患者への情報提供のための文書や，リハビリテーション指示箋，カンファレンス記録，退院時の要約（サマリー），他科・他施設の受診記録などの記録がある．

このうち，理学療法士の業務開始に必要不可欠なリハビリテーション指示箋は，医師が患者を診察し，リハビリテーションが必要と判断されれば理学療法士にリハビリテーション実施が指示される診療記録である．

リハビリテーション指示箋には，患者ID・氏名・性別・年齢，診療科，外来・入院（入院の場合は病棟，病室），主治医，リハビリテーション医，開始日，実施場所，リハビリテーション対象傷病名，算定区分，リハビリテーション内容，禁忌事項などが記載されている（**図1**）．

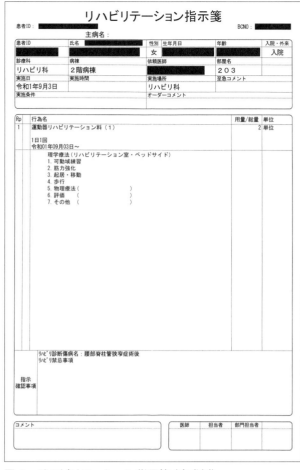

図1 リハビリテーション指示箋（書式例）
書式および記載項目は医療機関によりさまざまなバリエーションがある.

表1 診療記録の保存期間と法的な取り扱い

保存する診療記録	保存期間	法律
診療録（カルテ）	5年	医師法
診療に関する諸記録	2年	医療法施行規制
処方箋	3年	薬剤師法
療養の給付に関する帳簿書類その他の記録	3年	保険医療機関及び保険医療養担当規則

4）診療記録の保存期間と法的な取り扱い

　診療記録は患者の個人情報を含むため，法律により保存期間が明確に定められている（**表1**）．これを見ると，記録により保存期間が2〜5年とばらついているが，近年では分けることなくすべて5年間保存するのが一般的である.

　その理由は，「カルテ＝医師の診療録」であるものの，実際に患者の記録を活用するためには，看護師や理学療法士など医療関係者が作成する診療に関する諸記録や，各種検査データなどを含めた複数の記録が一体として編綴されていることが望ましいからとされている．したがって，実際にはこの一体化した記録を総称してカルテとしており，一つの記録として利用されているなかから一部の記録だけ抜き取り破棄するのは合理的ではないからである.

　なお，記録の保存はかつて紙媒体が主流であったが，今後は電子化が進むことが予想される．電子化された診療記録の利便性は大きいが，安全管理にも十分配慮する必要がある.

2. 理学療法の業務に必要な記録とその管理

1）なぜリハビリテーション記録が必要なのか

　カルテを含むすべての診療記録の必要性を**表2**[1]に示す．これらはすべての医療従事者が認識しておく内容であるが，特に理学療法士が記載するリハビリテーション記録の必要性は以下のとおりである.

MEMO
患者および家族が，医療機関や医師に対して医療過誤を理由に損害賠償請求をする場合の時効期間満了が10年である．カルテの保存は5年とされているが，これは実施した医療行為の唯一の証拠であり，破棄されると問題解決の手段を失うこととなるためカルテの保存は10年以上が望ましいとの見解もある．日本医師会はさまざまな事由を考慮し，カルテは電子媒体化に伴い永久に保存するべきとの見解を示している.

LECTURE
10

表 2 診療記録の必要性

1. 適正な医療を実施し説明責任を果たしていることを示す	患者に十分説明して同意・納得を得たうえで，根拠に基づいた適正な医療を実施していることを記録として残すことで，適正な医療の実現が可能となる
2. 患者の個人情報という認識	患者からの開示請求に堪えられる記録とするとともに，厳重に保護されるべき個人情報としてその守秘義務を徹底する
3. チーム医療のために共有されること	多職種による組織的な医療を実現するために，他の職種・部門から参照され，その記録内容が理解されるように留意する
4. 医療の質，安全性，効率性の向上を図るための活用	診療記録をもとに業務に必要な要因などの分析ができるよう，法令や規則，あるいは病院の定める方針やルールに基づいた記録を行う
5. 臨床医学研究と教育，研修に役立てる	倫理委員会の審議を経て患者の同意のもとで研究，教育，研修に役立てることができる

（日本診療情報管理学会：診療情報の記録指針〈旧診療録記載指針 改訂版〉．2017．p.5[1] をもとに作成）

MEMO
理学療法の実施の証明は，診療報酬や介護報酬の請求，すなわち給与にも関係する．

MEMO
適時調査・指導（監査）
監査とよばれることが多い．地方厚生局の事務官などが医療機関を訪問し，施設基準の適合の観点で院内視察や診療記録などを確認・調査する．リハビリテーション記録のすみずみまで確認され不備があれば診療報酬の返還になることもある（Lecture 9 参照）．
地方厚生局
厚生労働省の地方支部局であり，病院への立入検査や指導などの業務を行う．

MEMO
個人情報保護法
正式名称は「個人情報の保護に関する法律」．2003（平成15）年施行．
第 28 条に「本人は，個人情報取扱事業者に対し，当該本人が識別される保有個人データの開示を請求することができる」とされている．

調べてみよう
保険診療の支払いのしくみを確認しよう（Lecture 5 参照）．

LECTURE 10

（1）法的な必要性

a．理学療法の実施の証明

理学療法士が実施した業務を証明できる唯一の手段であり，診療報酬や介護報酬を請求するための根拠となる．したがって，診療実施日，開始・終了時刻，診療報酬の項目，実施内容，実施者の署名（押印）が必須である．

b．適時調査・指導（監査）

地方厚生局により定期的に行われる医療機関への立入検査や指導に対する原簿となる．

c．情報開示

「個人情報保護法」により，患者は病院や施設に対して自らの診療記録の開示を請求することができる．

d．訴訟への対策

医療訴訟の際には，リハビリテーション記録が証拠として，裁判所から提出を求められる．リハビリテーション記録は自ら実施した業務を証明している唯一の手段であることから，「自らの身を守る手段」であるともいえる．

（2）医療の質の向上に向けた必要性

a．他の理学療法士や医療従事者との情報共有

患者の状態や理学療法の内容を他の理学療法士や医療従事者と共有することで，質の高い医療の提供につながる．

b．診療プロセスの確認

日々の記録を正確に行うことで，実践している理学療法の効果判定や見直しができる．

c．リスクマネジメント

医療安全対策のための重要な根拠として不可欠である．

d．臨床研究

日々の評価や理学療法の実施による患者の変化を時系列に追記し，蓄積することで貴重なデータとなる．

2）記録するうえでの注意事項

理学療法士が自ら記載し，保存する義務のある記録は，リハビリテーション記録をはじめ，入院診療計画書，リハビリテーション（総合）実施計画書，カンファレンス記録などがある．これらはすべて公文書として扱われるため，記載に関するルールがある（**表 3**）．

表3　理学療法の業務に必要な記録に関するルール

①リハビリテーション（理学療法）実施のたびに記載する．後日まとめて記載してはいけない
②リハビリテーション記録は行間をあけずに記載する
③記載の末尾に署名または捺印をする
④略語は一般的に認識されているものを使用する（略語辞典などを参照する）
⑤患者の態度や性格，プライバシーに関する意見は記載しない
⑥医療に不必要な事項（他の医療従事者への個人的感情や非難，中傷など）を記載しない
⑦可能であれば図表を用いてわかりやすく記載する
⑧他の医療従事者の意見は，相手の了解を得て記載する
⑨医師の判断が必要な診断，治療，予後などを記載する際には注意が必要である
（医師の意見と区別し，自己判断したと受け取られることのない記述をする）

紙媒体に自筆する場合

①ボールペンかインク（黒）で記載する．鉛筆（訂正が容易な筆記具）は認められない
②訂正は，履歴がわかるよう訂正箇所に二本線を引く．修正液の使用や塗りつぶしをしない
③第三者が読める文字で丁寧に記載する

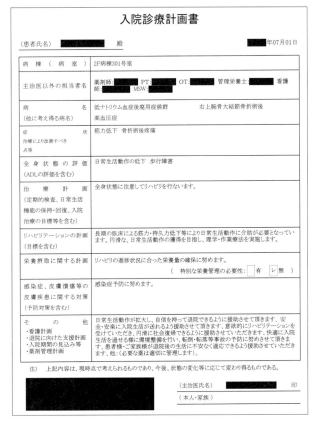

図2　入院診療計画書の記載例

リハビリテーション記録やカンファレンス記録は，主に医療従事者や職員が閲覧するため専門用語の使用は差し支えないが，入院診療計画書（**図2**）やリハビリテーション（総合）実施計画書（**図3**）は，患者や家族が閲覧し，説明したうえで患者の承諾サインが必要である．このような書類に関しては専門用語の使用は控え，医療従事者ではなくても理解できる平易な言葉を使用する必要がある．

3）リハビリテーション記録の記載項目と内容

理学療法士として不可欠な情報・記録業務であるリハビリテーション記録の記載について，必須の項目は以下のとおりである．

- 実施日
- 開始・終了時刻：1分単位で記載する．5分刻みのようなあいまいさは認められない．
- 診療算定項目：「運動器リハビリテーション料」「脳血管疾患等リハビリテーション料」など項目名を記載する．
- 実施場所：リハビリテーション室での実施が多いが，ベッドサイド，屋外，浴室など通常と異なる場所で実施した場合は記載する．
- 実施単位数：「1単位＝20分以上」で換算し，単位数と開始・終了時刻における時間数との間に相違がないことを確認する．仮に20分に1分でも満たなければ1単位は算定できない．
- その他：「早期加算」などの加算や「退院前訪問指導」などの指導に算定される項目を実施した場合は記載する．

4）記録の記載方法

診療記録の記載は，問題志向型システム（POS）に基づいた問題志向型診療記録

問題志向型システム
（problem-oriented system：POS）
問題志向型診療（医療）記録
（problem-oriented medical record：POMR）

📝 **MEMO**
基礎情報
患者の主訴，現病歴，既往歴，家族歴，生活背景，診療・検査所見など．

LECTURE
10

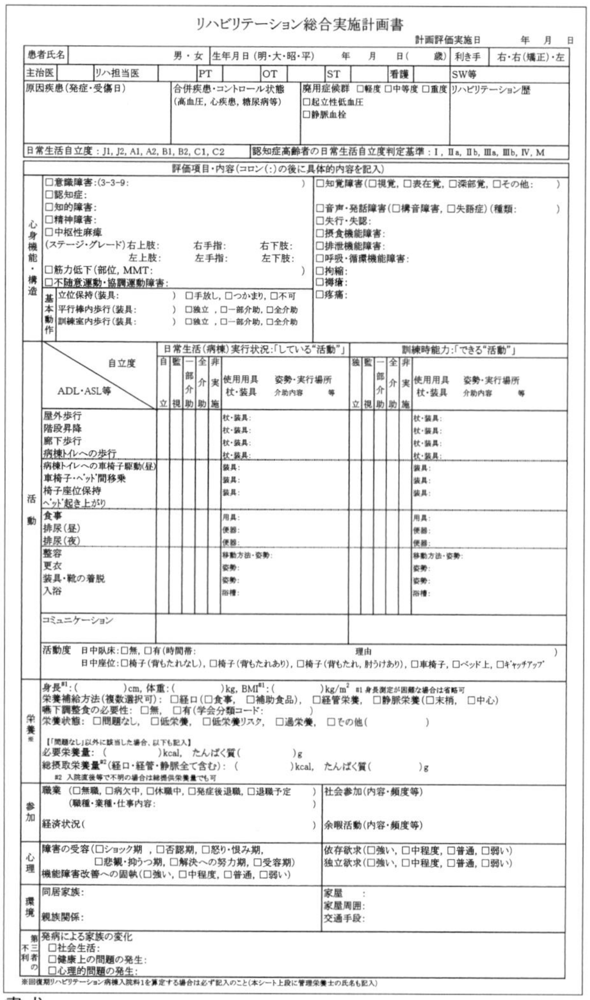

リハビリテーション総合実施計画書

計画評価実施日　年　月　日

患者氏名　男・女　生年月日（明・大・昭・平）　年　月　日（　歳）　利き手　右・右（矯正）・左

主治医　リハ担当医　PT　OT　ST　看護　SW等

原因疾患（発症・受傷日）

合併疾患・コントロール状態（高血圧，心疾患，糖尿病等）

廃用症候群　□軽度 □中等度 □重度　□起立性低血圧　□静脈血栓

リハビリテーション歴

日常生活自立度：J1, J2, A1, A2, B1, B2, C1, C2　認知症高齢者の日常生活自立度判定基準：Ⅰ，Ⅱa, Ⅱb, Ⅲa, Ⅲb, Ⅳ, M

評価項目・内容（コロン（:）の後に具体的内容を記入）

心身機能・構造

□意識障害：(3-3-9:　)
□認知症：
□知的障害：
□精神障害：
□中枢性麻痺
（ステージ・グレード）右上肢：　右手指：　右下肢：
左上肢：　左手指：　左下肢：
□筋力低下（部位，MMT:　）
□不随意運動・協調運動障害：

□知覚障害（□視覚，□表在覚，□深部覚，□その他：　）
□音声・発話障害（□構音障害，□失語症）（種類：　）
□失行・失認：
□摂食機能障害：
□排泄機能障害：
□呼吸・循環機能障害：
□拘縮：
□褥瘡：
□疼痛：

基本動作
立位保持（装具：　）□手放し，□つかまり，□不可
平行棒内歩行（装具：　）□独立，□一部介助，□全介助
訓練室内歩行（装具：　）□独立，□一部介助，□全介助

活動

自立度 / ADL・ASL等	日常生活（病棟）実行状況：「している"活動"」 自立	監視	一部介助	全介助	非実施	使用用具 杖・装具　姿勢・実行場所 介助内容 等	訓練時能力：「できる"活動"」 独立	監視	一部介助	全介助	非実施	使用用具 杖・装具　姿勢・実行場所 介助内容 等
屋外歩行						杖・装具：						杖・装具：
階段昇降						杖・装具：						杖・装具：
廊下歩行						杖・装具：						杖・装具：
病棟トイレへの歩行						杖・装具：						杖・装具：
病棟トイレへの車椅子駆動（昼）						装具：						装具：
車椅子・ベッド間移乗						装具：						装具：
椅子座位保持						装具：						装具：
ベッド起き上がり												
食事						用具：						用具：
排尿（昼）						便器：						便器：
排尿（夜）						便器：						便器：
整容						移動方法・姿勢：						移動方法・姿勢：
更衣						姿勢：						姿勢：
装具・靴の着脱						姿勢：						姿勢：
入浴						浴槽：						浴槽：
コミュニケーション												

活動度　日中臥床：□無，□有（時間帯：　理由　）
日中座位：□椅子（背もたれなし），□椅子（背もたれあり），□椅子（背もたれ，肘うけあり），□車椅子，□ベッド上，□ギャッチアップ

栄養※

身長[#1]：（　）cm，体重：（　）kg，BMI[#1]：（　）kg/m^2　#1 身長測定が困難な場合は省略可
栄養補給方法（複数選択可）：□経口（□食事，□補助食品），□経管栄養，□静脈栄養（□末梢，□中心）
嚥下調整食の必要性：□無，□有（学会分類コード：　）
栄養状態：□問題なし，□低栄養，□低栄養リスク，□過栄養，□その他（　）
【「問題なし」以外に該当した場合，以下も記入】
必要栄養量：（　）kcal，たんぱく質（　）g
総摂取栄養量[#2]（経口・経管・静脈全て含む）：（　）kcal，たんぱく質（　）g
#2 入院直後等で不明の場合は総提供栄養量でも可

参加

職業（□無職，□病欠中，□休職中，□発症後退職，□退職予定　）
（職種・業種・仕事内容：　）
経済状況（　）
社会参加（内容・頻度等）
余暇活動（内容・頻度等）

心理

障害の受容（□ショック期，□否認期，□怒り・恨み期，□悲観・抑うつ期，□解決への努力期，□受容期）
機能障害改善への固執（□強い，□中程度，□普通，□弱い）
依存欲求（□強い，□中程度，□普通，□弱い）
独立欲求（□強い，□中程度，□普通，□弱い）

環境

同居家族：
親族関係：
家屋　：
家屋周囲：
交通手段：

第三者の不利

発病による家族の変化
□社会生活：
□健康上の問題の発生：
□心理的問題の発生：

※回復期リハビリテーション病棟入院料1を算定する場合は必ず記入のこと（本シート上段に管理栄養士の氏名も記入）

書式

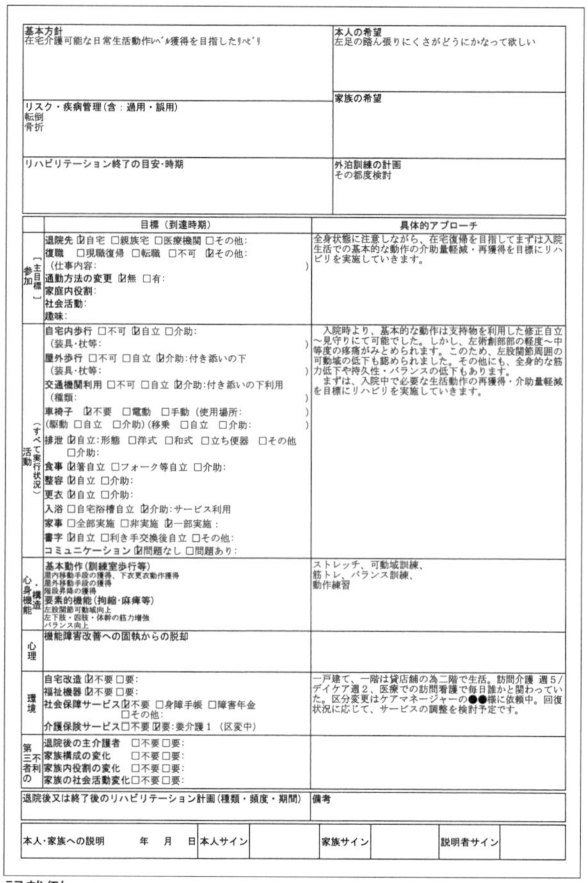

基本方針
在宅介護可能な日常生活動作レベル獲得を目指したリハビリ

本人の希望
左足の踏ん張りにくさがどうにかなって欲しい

家族の希望

リスク・疾病管理（含：過用・誤用）
転倒
骨折

リハビリテーション終了の目安・時期

外泊訓練の計画
その都度検討

	目標（到達時期）	具体的アプローチ
参加［主目標］	退院先 ☑自宅 □親族宅 □医療機関 □その他： 復職 □現職復帰 □転職 □不可 ☑その他： （仕事内容：　） 通勤方法の変更 ☑無 □有： 家庭内役割： 社会活動： 趣味：	全身状態に注意しながら、在宅復帰を目指してまずは入院生活での基本的な動作の介助量軽減・再獲得を目標にリハビリを実施していきます。
活動（すべて実行状況）	自宅内歩行 □不可 ☑自立 □介助： （装具・杖等：　） 屋外歩行 □不可 □自立 ☑介助：付き添いの下 （装具・杖等：　） 交通機関利用 □不可 □自立 ☑介助：付き添いの下利用 （種類：　） 車椅子 ☑不要 □電動 □手動（使用場所：　） （駆動 □自立 □介助）（移乗 □自立 □介助：　） 排泄 ☑自立：形態 □洋式 □和式 □立ち便器 □その他 □介助： 食事 ☑箸自立 □フォーク等自立 □介助： 整容 ☑自立 □介助： 更衣 ☑自立 □介助： 入浴 □自宅浴槽自立 ☑介助：サービス利用 家事 □全部実施 □非実施 ☑一部実施： 書字 ☑自立 □利き手交換後自立 □その他： コミュニケーション ☑問題なし □問題あり：	入院時より、基本的な動作は支持物を利用した修正自立～見守りにて可能でした。しかし、左術創部部の軽度～中等度の疼痛がみとめられます。このため、左股関節周囲の可動域の低下も認められました。その他にも、全身的な筋力低下や持久性・バランスの低下もあります。 まずは、入院中で必要な生活動作の再獲得・介助量軽減を目標にリハビリを実施していきます。
心身機能・構造	基本動作（訓練室歩行等） 屋内移動手段の獲得、下衣更衣動作獲得 屋外移動手段の獲得 階段昇降の獲得 要素的機能（拘縮・麻痺等） 左股関節可動域向上 左下肢・四肢・体幹の筋力増強 バランス向上	ストレッチ、可動域訓練、 筋トレ、バランス訓練、 動作練習
心理	機能障害改善への固執からの脱却	
環境	自宅改造 ☑不要 □要： 福祉機器 ☑不要 □要： 社会保障サービス ☑不要 □身障手帳 □障害年金 □その他： 介護保険サービス □不要 ☑要：要介護１（区変中）	一戸建て、一階は貸店舗の為二階で生活。訪問介護 週５／デイケア週２、医療での訪問看護で毎日誰かと関わっていた。区分変更はケアマネージャーの●●様に依頼中。回復状況に応じて、サービスの調整を検討予定です。
第三者の不利	退院後の主介護者 □不要 □要： 家族構成の変化 □不要 □要： 家族内役割の変化 □不要 □要： 家族の社会活動変化 □不要 □要：	

退院後又は終了後のリハビリテーション計画（種類・頻度・期間）

備考

本人・家族への説明　年　月　日　本人サイン　家族サイン　説明者サイン

記載例

図３　リハビリテーション総合実施計画書の書式および記載例

LECTURE 10

SOAP（subjective, objective, assessment, plan）

気をつけよう！

「なぜSOAPで記載しなければならないか」についての理由の一つは，すでに述べたとおり，リハビリテーション記録は理学療法士が実施した業務を証明できる唯一の手段であり，状況によってはSOAPでの記録が「自らの身を守る手段」になるからである．

MEMO

電子カルテの普及率は病院の規模により大きく異なり，2017年度は，400床以上の病院は85%であるのに対し，200床未満の病院では37%にとどまっている．病院全体では46.7%程度の普及率である[2]．

（POMR）が一般的であり，理学療法の業務や臨床実習における記録もこれに準じて指導されることが多い．POMRとは，患者のかかえる問題（problem）に目を向け（orient），問題ごとに経過を記録していくことであり，①基礎情報から問題を明らかにする，②問題リストを作成する，③問題ごとに初期計画を立案する，④解決すべき個々の問題別に患者の経過記録を記載する，という4段階の手順から成る．POMRのなかで，リハビリテーション記録に欠かせない④の経過記録のSOAP（ソープ）とよばれる記載方法について**表4**で説明する．経過記録は，患者の訴えや所見，それに対する評価や考察を行い，以降の計画に役立てることを目的としている．その記載例を**図4**に示す．

5）電子カルテ

紙媒体のカルテでは「文字が雑で読めない」といった判読不能により業務に支障をきたすことや，処方箋指示の転記ミスが原因によるインシデントの発生など，医療安全のうえで大きな問題となっていた．1999（平成11）年から診療記録を電子媒体で保存することが可能になり，これらの問題の解決につながっている．しかし，操作ミス，情報漏えい，コンピュータウイルスの感染など，電子カルテならではの問題が新たに生じている．電子カルテの利用に際しては，以下の基本的注意事項がある．

- 記録者は自らの認証でシステムにログインし，離席時にはログアウトする．
- パスワードは必ず定期的に見直し，不正アクセスの防止に努める．
- 個別の診療情報へのアクセス制御については，規則により明確に定めておく．

表 4　理学療法における問題志向型診療記録（方法）による経過記録の記載方法

	略語と意味	記載項目	記載の内容
S	subjective	主観的情報 （自覚症状）	● 患者自身が感じている自分の容態など 　（膝が痛い，食欲がない，眠れないなど）
O	objective	客観的情報 （他覚症状）	● 診察や検査で得られた医学的情報 　（血圧，血液検査データ，画像所見など） ● 理学療法評価の結果や所見 　（関節可動域，筋力，バランス，疼痛など）
A	assessment	統合と解釈， 課題分析，考察	● S と O に記載された内容を統合し，問題点を抽出 ● O の所見に対する解釈 ● 理学療法実施中に得られた反応に対する分析 ● 上記を含めた考察
P	plan	治療計画 （理学療法プログラム）	● 理学療法（リハビリテーション）プログラムの計画 ● 理学療法の方針 ● 他職種との相談に関する計画 ● 実施した理学療法プログラムの内容

8月8日　　16：11～16：56（2単位）　　実施者：PT　管理太郎

S：昨日より熱が下がって，歩くのも楽になった気がする　┤患者の訴えは可能な限りそのまま記載する

O：前日と比較して体温37.5℃→36.2℃
　リハビリテーション開始前→実施中：脈拍60→78回/分，血圧128/82→134/88mmHg

血液検査	WBC	CRP	血糖
8月4日	8,700/μL	10.1mg/dL	178mg/dL
8月8日	5,700/μL	2.8mg/dL	161mg/dL

（カルテより記載）　┤時間経過に沿って記載する

　前日と比較して術側膝関節屈曲の自動可動域が90°から100°に拡大
　膝蓋骨直上の周径は－1cm．膝伸展不全は10°で変化なし
　荷重時痛はフェイススケールで1まで改善

A：平熱になり発熱前の運動負荷量でバイタルサインの問題認めず
　大腿周径（膝蓋骨直上）の減少やCRPの減少から，術後の浮腫や炎症症状の改善が考えられる
　血糖コントロールが不良だが，現在の運動負荷量では低血糖などの症状は認めない　┤S と O の内容を統合し，現在の状況を考察する

P：膝伸展不全に対して低周波治療を追加実施
　炎症症状および疼痛が減少しているので歩行距離を延長する
　今後の運動負荷量の増加に伴う血糖コントロールについて，明日，主治医と相談予定　┤今後の方針を明確に示す実施したプログラム内容も記載する（この例では省略）

図 4　SOAP による診療記録の記載例
WBC：白血球数，CRP：C 反応性蛋白質．

● 職種ごとの記録範囲と参照範囲を明確にして規則に定め，システムとしても設定可能としておく．
● 既存の記録の複写や転用は，趣旨に沿った必要性の範囲で行われるべきであり，濫用を避ける．

3. 理学療法の業務に必要な情報を得るためのコミュニケーション技術

　理学療法を実施するうえで，患者と良好な信頼関係を築くことは不可欠である．この関係は理学療法士である「私」と，「患者」との二者で取り交わされるコミュニケーションが基本だが，患者から必要な情報を得るためには医療面接を含めた技術（テクニック）を身につけることが必要である．

MEMO
診療記録などを電子媒体で保存するうえで，以下の3原則を満たさなければならないとされている．
①真正性：虚偽入力，書き換え，消去，混同が防止されていること．作成の責任の所在が明確であること．
②見読性：電子媒体に保存された内容を，診療や監査などの要求に応じて肉眼で見読可能な状態にできること．
③保存性：記録された情報が法令などで定められた期間にわたって真正性を保ち，見読可能にできる状態で保存されること．

LECTURE 10

1) 基本的態度

患者とのコミュニケーションには会話が不可欠であるが，以下に示すような非言語である態度が，会話で発する言葉以上に重要である．

(1) 服装や身だしなみ

患者は治療上，自分の体に触れられるため，理学療法士には清潔で信頼できる存在であってほしいという期待を抱いているのが一般的である．「清潔感＝信頼感」であるともいえる．

(2) 位置関係

初対面の場合は，**図5**のように患者の横の位置に座るほうが，患者への圧迫感が少ないとされている．

(3) 視線

患者の目線より下ないし同じ位置で，できるだけ患者の目を見て聴き，話すことが基本である．ただし，常に視線を合わせて話すことは圧迫感を感じさせるおそれもあるので，注意が必要である．

2) 医療面接における基本的な質問形式

主訴や病歴などの情報を得るための基本的な質問形式を**図5**に示す．一般的には，最初に開かれた質問により，患者自身の表現で自由に回答してもらうことから始める．開かれた質問のみでは患者の回答を限定できず，話が冗長になり時間がかかる，患者が回答しづらい，あるいは質問の意図が十分に伝わらないなどの状況が生じるおそれがあるため，閉じた質問，焦点型質問，多項目質問，中立的質問を状況に応じて交えながら理学療法士が得たい情報に導いていく．

3) 共感的，受容的な態度

上記2) の会話の際には，ただ単に質問する (話す)，聞くだけではなく，傾聴の態度と，患者自身が「受け入れられている (受容)」「尊重されている」と実感できる態度で臨むことが信頼関係を得ることにつながる．こうした共感的，受容的な態度を示す

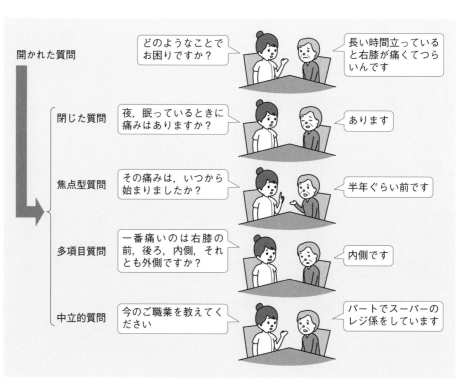

図5　医療面接における基本的な質問形式

ための技法として，次のようなものがある．

（1）うなずき，あいづち，うながし

患者の発言に対してうなずいたり，「そうですか」「なるほど」「続けてください」といったあいづちやうながしを会話のなかで適切に行う．

（2）繰り返し

患者が「右膝が痛くてつらいんです」と話した際に，理学療法士が「それはつらいですよね」のように，患者の発言をそのまま繰り返す．こうした繰り返しの言葉は，「一見無意味なように聞こえるが，実際にはそうではなく，関係性の構築のために最も大切な『あなたのおっしゃったことを私は理解できました』というメッセージを伝えているのである」[3]とされる．さらに，理解できたことについて「わかりました」という言葉を使うことは，実際に理解していなくても言うことができるため，効果的ではないとされている．

4）避けるべき態度

患者とのコミュニケーションのなかで避けるべき態度について，患者の「右膝が痛くてつらいんです」という発言を例にした理学療法士の態度を以下に示す．

（1）評価的態度

「手術をすれば痛みがとれますよ」「つらいのは今だけですよ」などのように，治療する側の価値観で判断・評価してすぐに伝えてしまう態度をいう．

（2）解釈的態度

「BMIが標準値を超えているので，肥満が原因でしょうね」などのように偏った解釈をしてすぐに伝えてしまう態度をいう．

BMI（body mass index）

（3）逃避的態度

「あと5分で他の患者さんのリハビリなので，後で話しましょう」などのように患者の訴えを受け止めることを避ける態度をいう．

5）円滑に情報を得るための配慮—マスクの装着について

近年は新型コロナウイルス感染症の対応に代表されるように，感染症予防の観点から臨床でマスクの装着が求められる場面が多くなっている．しかし，理学療法士がマスクを装着することは，患者にとって声が聞き取りにくくなるだけでなく，表情の伝達にも支障をきたすといったデメリットもある．一般的に，円滑なコミュニケーションの観点からは，マスクの装着はできる限り控えるべきとされている[4]．

新型コロナウイルス感染症（coronavirus disease 2019：COVID-19）

LECTURE
10

したがって，常にマスクを装着するのではなく，標準予防策（スタンダード・プリコーション；Lecture 12参照）を正しく理解したうえで，初対面の場合など患者とのコミュニケーションを育むべき場面ではマスクを装着しないことが可能かどうか，確認・検討すべきである．また，感染症予防のためにマスクの装着が必須の場合は，その理由を患者に伝えておくといった配慮も必要である．

■引用文献
1）日本診療情報管理学会：診療情報の記録指針（旧診療録記載指針 改訂版）．2017．p.5.
　 http://www.jhim.jp/data2017/recording-guide.pdf
2）厚生労働省：電子カルテシステム等の普及状況の推移．
　 https://www.mhlw.go.jp/stf/seisakunitsuite/bunya/kenkou_iryou/iryou/johoka/index.html
3）斎藤清二：はじめての医療面接—コミュニケーション技法とその学び方．医学書院；2000.
4）才藤栄一監：PT・OTのための臨床技能とOSCE．コミュニケーションと介助・検査測定編．第2版．金原出版；2019．p.38.

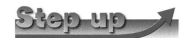

患者の立場での情報管理

　教科書のほとんどは，医療従事者という医療を提供する側のレベルアップを目標にしており，医療従事者の視点で構成されている．この情報管理の講義においても，理学療法士の知識の向上を目的としてさまざまな説明をしている．しかし，本書は，理学療法士という医療を提供する専門職の立場のみならず，国民や市民としての立場という双方の立場で学ぶことをコンセプトとしている．この理由は，理学療法士であっても病気になり，患者になることもある．自分の家族が医療や介護を利用する状況になった際に，患者の立場に立った正しい支援や助言ができることも，医療従事者として重要と考えるからである．

　このような考え方に類する提言として，1998 年に厚生省（現 厚生労働省）「患者から医師への質問内容・方法に関する研究」研究班から「上手な医者のかかり方 10 か条」が作成され，さらに「賢い患者になるための 10 か条」「信頼される医療従事者になるための 10 か条」もある（図 1）[1,2]．

　これらのなかで，情報に関与している項目を青文字で示しているが，上手に医者にかかるため，賢い患者になるためには，この講義で示した記録の記載や情報収集の方法（質問の方法）が無関係ではないことがわかる．さらに，患者の立場としての「自覚症状，病歴などを話す，伝える」ことと，医療従事者としての「患者の気持ちや話を理解しようと努力する」ことは双方で対になる内容であり，どちらが欠けても相互の信頼は構築できないと思われる．

	上手な医者のかかり方　10 か条	賢い患者になるための 10 か条
1	伝えたいことはメモして準備	健康増進，維持あるいは回復に心がける
2	対話の始まりはあいさつから	不調，異常に早く気づく
3	よりよい関係づくりはあなたにも責任が	定期的に健康診査をする
4	自覚症状と病歴はあなたの伝える大切な情報	かかりつけ医をもつ
5	これからの見通しを聞きましょう	異常に気づいたらかかりつけ医に相談する
6	その後の変化も伝える努力を	機能に応じた医療機関を受診する
7	大事なことはメモをとって確認	医療機関では，既往，経過，現症，家族歴などを正直に話す
8	納得できないときは何度でも質問を	希望をはっきり伝える
9	治療効果を上げるためにお互いに理解が必要	医療者の話を理解しようと努力する
10	よく相談して治療方法を決めましょう	検査，治療に協力する

信頼される医療従事者になるための 10 か条
1. 自己の健康管理，啓発，研鑽に心がける
2. 患者や業務の異常に早く気づき，対処する
3. 定期的に自己評価，第三者評価をする（組織と個人）
4. 相談，協力，連携できる同僚や医療機関をもつ
5. 異常に気づいたら原因を究明し，改善する
6. 患者の状態に適応した医療を行う
7. 患者や家族にわかりやすい説明を心がける
8. 診断・治療の方針と経過をはっきりと伝える
9. 患者の気持ちや話を理解しようと努力する
10. 患者や家族の希望に応える努力をする

図 1　患者・医療従事者双方の視点からの医療とのかかわり方
（厚生省「患者から医師への質問内容・方法に関する研究」研究班：医者にかかる十箇条．1998[1]，飯田修平編著：病院早わかり読本．第 5 版．医学書院；2015[2] をもとに作成）

　現在，医療保険制度は 2 年，介護保険制度は 3 年ごとに制度改正が行われているが，財政の観点からの議論，すなわち医療を提供する側からの議論が中心となっている．本来は，どのような医療や介護が望ましいのかについては患者側も含めた国民全体で考えることであり，そのためにはこのような患者目線に配慮することも必要ではないだろうか．情報管理という一つの分野において患者目線で考えることが，信頼される医療従事者になるという理学療法士としての成長につながることを期待したい．

■引用文献
1）厚生省「患者から医師への質問内容・方法に関する研究」研究班：医者にかかる十箇条．1998.
2）飯田修平編著：病院早わかり読本．第 5 版．医学書院；2015.

リスク管理

- 医療と介護におけるコンプライアンスを理解する.
- インシデントとアクシデントの違いを理解する.
- 事故が発生する背景を理解する.
- 安全への取り組みの方法を理解する.

この講義を理解するために

「チームで支える」「チーム医療」が提唱されている現在, 理学療法士に求められる役割は広範囲かつ複雑化しており, リスク管理は理学療法士に求められる重要な役割の一つです. 病院や施設で発生するエラーは患者や利用者が原因と思いがちですが, 実は多様な要因があり, わずかな気づかいや配慮で防げるエラーがたくさんあります. エラーは, 個人の知識不足, 注意不足, 確認不足だけでは防げないものです. チーム全体で, コミュニケーション不足や業務管理, 体制の不備にも目を向けなければ, 多様なエラーは防げません.

人間は必ずエラーをします. この講義では, 事故が発生する背景を知り, この事故をいかに防ぎ, 起きてしまった事故を次にどうつなぐか, 活かすかを学習します.

リスク管理を学ぶにあたり, 以下の項目をあらかじめ学習しておきましょう.

☐ 「理学療法士の職業倫理ガイドライン」を確認しておく.

☐ 理学療法士が行う身体機能評価と精神機能評価を復習しておく.

講義を終えて確認すること

☐ 医療と介護におけるコンプライアンスを知り, その重要性が理解できた.

☐ インシデントとアクシデントの違いが理解できた.

☐ インシデントレポートの必要性が理解できた.

☐ 事故が発生する背景を知ることの重要性が理解できた.

☐ 安全への取り組みの具体的な方法が理解できた.

LECTURE 11

1.「医療安全」元年

　多くの人の根底には医療は安全であるもの，医療（専門職）には絶対に間違いはない，という大きな期待があると思われる．しかし，実際は，毎日小さな間違いや失敗が起こっており，そしてどこかで大きな事故が起こっている場合もある．その大きな事故が 1999 年から連続して発生し，医療安全神話は崩れた．これを機に医療安全への本格的な取り組みが始まったことから，1999 年は医療安全元年といわれている．

　1990 年代は「医療事故はあってはならないこと」であり，個人が注意すれば防ぐことができると考えられていたが，1999 年の事故をきっかけに 2000 年以降は「医療事故は起こりうること」ととらえ，チームや組織全体のあり方を改善しなければ事故は防止できないと考えられるようになった．

2. 医療，介護におけるコンプライアンス

　コンプライアンスとは「法令遵守」と訳されるが，組織の規定や規則が含まれ，社会的責任，倫理や道徳も認識する必要がある．「理学療法士の職業倫理ガイドライン」の一節において「（公社）日本理学療法士協会会員にあっては，その業務や日常において，知識や技術の向上だけでなく倫理観（モラル）の常なる向上を心がけ，会員各々が相応しい品位を身につけ，且つ保つように努めなければならない」[1]とある．このガイドラインでは，①守秘義務，②個人情報保護，③応召義務，④診療（指導）契約，⑤インフォームド・コンセント（説明と同意），⑥処方箋受付義務，⑦診療録への記載と保存の義務，⑧診療情報の開示，⑨守るべきモラルとマナー，⑩診療や相談指導の手技と方法，⑪安全性の確保，⑫セクシュアル・ハラスメントの防止，⑬アカデミック・ハラスメントの防止，⑭日々の研鑽，⑮研究モラル，⑯良好なチームワーク，⑰後進の育成の 17 項目が定められている．この項目すべてが，なんらかの形でリスク管理に関係があり，遵守すべき項目である．

1）マニュアルの整備と遵守

　病院や施設には組織の大きさに関係なく「業務マニュアル」「医療安全マニュアル」「感染防止マニュアル」など，多岐にわたるマニュアルが存在する．これらをすべて熟知し記憶しておくことは困難である．しかし，困難であるから「読まない」「知らない」ではなく，どのようなマニュアルや項目があるのかを認識し，一度熟読する．そして自分が実施している作業がマニュアルどおりか確認し，後輩を指導する際にこれらのマニュアルを使用し，示しながら行っていくことが重要である．

2）マニュアルの改訂

　医療技術や介護技術は日進月歩しており，医療機器，福祉用具，介護用品も同様である．また，インターネット配信（**図 1**）[3]や専門雑誌から，最新の情報を入手し，自身の病院や施設のマニュアルがその時々の最新の情報に適応しているか確認する．古い感染症対策や，間違った業務手順で医療行為を行えば，医療事故を起こす可能性が高まり，重大な事故を引き起こしかねない．新しい情報を得る努力をし，適宜マニュアルを改訂することが重要である．

3）アセスメント（評価）

　人は生活していくなかで，さまざまなリスクをかかえている．そのリスクがどの程度かアセスメントすることは，非常に重要である．理学療法士が深くかかわる項目の一つは転倒・転落である．既存の転倒・転落アセスメントシートを活用している病院

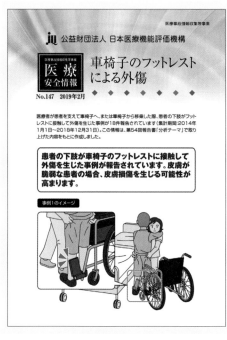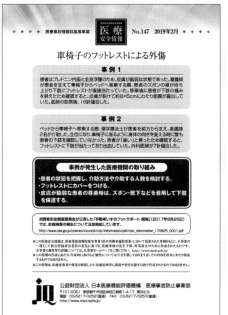

図1 日本医療機能評価機構の医療安全情報
(日本医療機能評価機構：車椅子のフットレストによる外傷. 医療安全情報. No.147. 2019[3])

や施設も多いが，リハビリテーションスタッフが行う身体機能評価や精神機能評価は，転倒・転落予防に役立つ．例えば，身体機能評価にあるファンクショナルリーチテストなどによる座位・立位バランス評価は，病棟スタッフの介助の量や質，環境整備に大いに役立つ．また，精神機能評価にある長谷川式知能評価スケールなどによる認知症や注意障害，理解力の評価は，センサー設置の有無や見守りの強化に役立つ．このように理学療法士がアセスメントに参加することで患者の個別性が得られ，個々の患者に適した対策が立案できる．マニュアル所定の手続きをふむだけの評価では真の対策は立てられない．アセスメントは，患者の安全確保や施設内で安心して活動できる環境を整えることにつながると考え，丁寧に実施することが重要である．

3. インシデントとアクシデント

インシデントとアクシデントを厳密に分類することは困難であり，患者（利用者）が受けた影響度により区別することが多い．多くの医療機関・施設では，国立大学附属病院医療安全管理協議会が作成した影響度分類をもとにそれぞれ作成するケースが多い（表1）[4]．インシデントとアクシデントの用語は，2002年の厚生労働省の医療安全対策検討会議において以下のように定められている．

1）インシデント（≒ヒヤリ・ハット）

日常診療の場で，誤った医療行為などが患者に実施される前に発見されたもの，あるいは，誤った医療行為などが実施されたが，結果として患者に影響を及ぼすに至らなかったものをいう[2]．

2）アクシデント（＝事故）

通常，医療事故に相当する用語として用いる．「医療にかかわる場所で医療の全過程において発生する人身事故一切」を包含し，医療従事者が被害者である場合や廊下で転倒した場合なども含む[2]．

3）事例提示

（1）歩行中の転倒

認知症のある大腿骨頸部骨折術後の患者は，まだ術創の痛みが強く一人で歩行する

ファンクショナルリーチテスト
(functional reach test：FRT)

インシデント（incident）
アクシデント（accident）

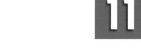

MEMO
ヒヤリ・ハット
インシデントとほぼ同義で用いられ，語源は「ヒヤリとした」「ハッとした」からきている．

MEMO
医療従事者が被害者となるアクシデントの例として，血液・体液の曝露（針刺し事故など）や患者・家族からの暴言や暴力などのハラスメントなどがある．

表1　影響度分類

	レベル	障害の持続性	障害の程度	内容
インシデント	0	—		エラーや医薬品・医療器具の不具合などみられたが，患者には実施されなかった
	1	なし	なし	間違ったことを実施したが，患者に実害はなかった（なんらかの影響を与えた可能性は否定できない）
	2	一過性	軽度	処置や治療は行わなかった（患者観察の強化，バイタルサインの軽度変化，安全確認のための検査などの必要性は生じた）
	3a	一過性	中等度	簡単な処置や治療が生じた（消毒，湿布，皮膚の縫合，鎮痛薬の投与など）
アクシデント	3b	一過性	高度	濃厚な処置や治療が生じた（バイタルサインの高度変化，人工呼吸器の装着，手術，入院日数の延長，外来患者の入院，骨折など）
	4a	永続的	軽度〜中等度	永続的な障害や後遺症が残ったが，有意な機能障害や美容上の問題は伴わない
	4b	永続的	中等度〜高度	永続的な障害や後遺症が残り，有意な機能障害や美容上の問題が伴う
	5	死亡		死亡（原疾患の自然経過によるものを除く）
	その他			医療に関する患者からの苦情，施設上の問題，医療機器などの不具合・破損（重大な結果をもたらすおそれのある場合），麻薬・劇薬・毒薬などの紛失

（国立大学附属病院医療安全管理協議会：影響度分類．2002[4]）をもとに作成）

には不安定であった．そこで，理学療法士は歩行器を貸し出したが，安全な歩行器の使用ができていなかったため，転倒のリスクを考慮し，ナースコールで看護師を呼び看護師と一緒に歩行するよう伝えた．しかし，患者はナースコールを押すことを忘れ，歩行器を使用せず一人で歩行し転倒した．

(2) 患者の影響度

（1）の事例から患者の影響度を考える．転倒のみであれば，患者観察の強化，バイタルサインの軽度変化，安全確認のための検査（X線撮影）などの必要性が生じたためレベルは「2」で「インシデント」である．しかし検査の結果，骨折が認められれば，濃厚な処置や治療（手術，入院日数の延長）が生じるためレベルは「3b」で「アクシデント」である．

4. 事故の背景

間違いや失敗の結果が小さな事故となるか，大きな事故となるかは，患者とその家族や当事者への身体的・精神的ダメージは大きく異なる．事故は可能な限り未然に防ぎ，最小限の影響としたい．そのためには，事故が起こる背景を十分理解することが大切である．

1) ハインリッヒの法則

ハインリッヒ（Heinrich HW）

アメリカのハインリッヒは発表した論文のなかで，1件の重大な事故の裏には，29件の同様の軽微な事故が発生しており，さらにその裏には300件の未然の事故が発生していると述べた[5]．この1：29：300の発生比率を「ハインリッヒの法則」とよぶ（図2）[5]．これは，重大な事故の背景には数百の危険が潜んでおり，前触れがあるということである．重大事故を振り返り，検証すると「そういえばあのとき，いつもより歩行時の膝の痛みが強かった」「床が濡れていた」「いつもと違うキャスター付きの椅子に座っていた」など，些細な状態の変化や状況の違いに気づいていながら，対処することなく業務を続けていたことに気づく．そして「あのときに報告しておけば」「床を拭いておけば」と後悔する．こうした何気ない事象（レベル0）を積み重ね，「もしこのまま見過ごしていたら，どんな事故が起きただろう」「報告していなければ，患者さんはどんな不利益を被るだろう」と考え，予測し，些細なミスや不注意を見逃さず，対策を講じることが重大な事故を防ぐ．

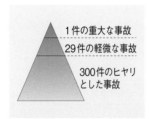

図2　ハインリッヒの法則
（山内豊明ほか編：医療安全─多職種でつくる患者安全をめざして．南江堂：2015．p.54-60[5]）

LECTURE
11

2) スイスチーズモデル

　事故が起こる原因は単純ではなく，複数の要因が関係している．このリスク管理の概念をリーズンはスイスチーズを用いて説明した（**図3**）[5]．このモデルのスイスチーズは，防護壁（安全対策）として用いられているが，穴があいており，完璧ではないことを示している．この防護壁が1枚であればあっという間に事故が発生してしまうが，さまざまな防護壁（個人の知識や技術の向上，教育・道具・業務手順・環境の検討や見直し，チームや組織力の向上など）を増やすことや，穴をできるだけ少なく，小さくすることで最後まで貫通するリスクは低くなる．個人の努力に加え，多方面からのアプローチができるよう，広い視野と柔軟な発想をもち，多職種と協働して安全に取り組むことが必要である．

リーズン（Reason J）

✎ **MEMO**
インシデントレポートには，報告者の名前は記載しない施設が多い．

✎ **MEMO**
人事考課
従業員の業務に対する貢献度，職務の遂行度や業績，能力などを一定の基準で査定し，その結果を賃金や昇進などの人事に反映するしくみ（Lecture 9 参照）．

5. 安全への取り組みの方法

1) インシデントレポート

(1) インシデントレポートの目的

　インシデントレポートは，発生日時，場所，当事者の職種，患者の年齢と主な疾患，発生要因，対策などを記載したものである．このレポートは，事故防止対策を目的としており，人事考課や処分の対象とはならない．しかし，インシデントレポートの作成は時間と労力を要し，ミスをした本人に隠したい心理がはたらくため，事実を報告することは非常に勇気を必要とする作業である．よって，報告者を責めたり，孤立させたりせず，このレポートのおかげで同じ失敗が生じなかった，再発防止に役立ったと承認することが重要である．インシデントレポートが多く提出されることをよしとする職場環境となれば，透明性が確保され，自分だけでは対処できない事象を管理者が支援することにつながり，患者や自分の安全が確保される．インシデントレポートの提出は，安全文化が構築される一つの手段である．

(2) インシデントレポートの活用

　定期的に集計と分析を行うことで，インシデントが発生しやすい条件を見つけ出すことができる．当事者だけの分析では，偏った，狭い視野での対策となりがちになるため，可能な限り多職種が参加するミーティングにて行う．専門性を活かした多くの意見によって，今後同じようなインシデントの発生を低下させる．分析方法としては，「なぜなぜ分析」（**図4**）や「4M4E 分析」（**図5**）などの方法がある．

2)「5S 活動」の実施

　「5S 活動」の5つの「S」は，整理，整頓，清掃，清潔，しつけの「S」を指す．この5Sを実施することは，職場環境の改善だけでなく，業務の効率や安全性の向上につながる．特にしつけは，決められたルールや手順を守る習慣を意味しており，重要な項目である．一

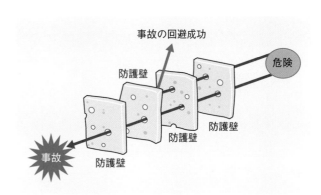

図3　スイスチーズモデル
（山内豊明ほか編：医療安全─多職種でつくる患者安全をめざして．南江堂；2015．p.54-60[5]）

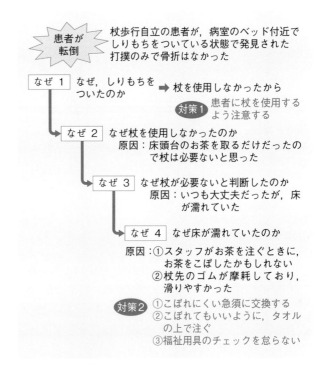

図4　なぜなぜ分析
「なぜ」を繰り返すことで，原因の本質が見え，深く探求することができる．

<事例> 70歳代，女性　疾患名：右人工膝関節置換術後

　リハビリテーション室においてエルゴメータを実施中に，患者から「サドルを少し高くしてほしい」と要望があったためエルゴメータから下りることなく，ペダルの上に立ってもらいサドルの高さを調整した．その最中に患者右足がペダルから落ち，サドルに座り込み，右下腿前面にペダルが当たり裂傷し出血を認めた．病棟にて消毒し，止血の処置を行った．

		Man（人間） 身体的・心理的状況，技量，知識	Machine（機器，設備） 強度，機能，配置，品質	Media（情報，環境） マニュアル，チェックリスト，労働条件・時間	Management（管理，教育） 組織，管理規定，教育・訓練方法
	要因	●指示どおりに行動はできていないことを把握していた ●右下肢の軽度の運動・感覚麻痺があった ●サドル調整でサドル部分に注視していた ●エアロバイクは初回実施だった	●ペダルベルトが緩かった ●過去に保護材を付けていたが，取れた後，再度付けていなかった		●乗ったままで高さを調整した ●靴の踵を踏んで実施していた
対策	Education （教育，訓練） 知識，実技 意識，管理	●サドルから足がはずれるかもしれないという予測をする ●模倣を見せて，してほしい動作を促す	●足が落ちないようにペダルベルトを適度に締める		●靴の踵を踏んでリハビリテーションをしないよう患者にお願いする
	Engineering （技術，工学） 機器の改善， 表示・警報 多重化，使用 材料変更	●患者向けの注意喚起の張り紙をつくる	●ペダルに保護材をつける	●設定パネルにスタッフ向けの注意喚起の掲示をする	
	Enforcement （強化，徹底） 規定化，手順 の設定 注意喚起， キャンペーン	●一度サドルを下りてから高さを調整する			●患者の靴の履き方が適切か，サイズが合っているかなどの確認を徹底する
	Example （模範，事例） 規範を示す 事例紹介				●新人教育の講義に事例を出す

図5　4M4E分析

MEMO

なぜなぜ分析
「なぜ起きたのか」を繰り返すことによって，表面的な原因にとらわれず，根本的な原因にたどりつく方法．

4M4E分析
man, machine, media, management の頭文字M4つと，education, engineering, enforcement, example の頭文字E4つで「4M4E」という．4Mで明らかになった要因や原因に対し，4Eの項目に従って具体的な対策を立案する．

MEMO

整理と整頓の違い
整理は不要な物を取り除き，乱れた状態を整えることで，整頓は使いやすい正しい位置に配置することである．

KYT（Kiken Yoti Training）

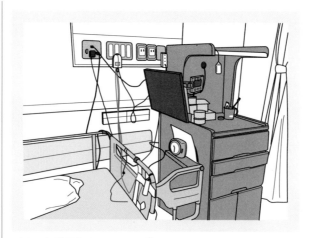

図6　危険予知トレーニング
どんな危険が潜んでいるか考え，その対策を立ててみよう．

度ルール違反をし，誰にも注意されず大きな問題が起きなければ，またルール違反をする可能性が高い．このルール違反が日常的になれば，いずれ大きな事故につながる可能性が高くなる．そのため，職場のスタッフルーム内などに整理，整頓，清掃，清潔，しつけの5Sを掲示したり，ミーティングの際には復唱したり，常に意識できるようにしておく．

3) 危険予知トレーニング（KYT）

　現場に潜んでいる危険（リスク）を察知し，どのように対応するかを教育・訓練する手法である．ある現場の一場面をイラストや写真（図6）で示し，数人のグループでそのなかに潜んでいるリスクを発見し，対策を考えるというものである．具体的な方法としては，4つの段階を経て問題解決能力を高める4ラウンド法がよく知られて

表2　4ラウンド法の概要

ラウンド	手順
第1ラウンド：現状把握	どんな危険が潜んでいるか 図6の状況をみて，考えられる危険をどんどん出し合う．「コードが絡まり断線するおそれがある」「患者がコードに引っかかりけがをするおそれがある」など
第2ラウンド：本質追究	ここが危険のポイント！ 第1ラウンドであげた危険のなかで，特に重要な危険（危険のポイント）をグループで話し合い，絞り込んでいく
第3ラウンド：対策樹立	あなたならどうする 危険のポイントに対し，具体的な対策を話し合う．「不必要なコードは使用しない」「床頭台の位置をさらに壁に近づける」など
第4ラウンド：目標設定	私たちはこうする 対策を絞り込み「チーム行動目標」を作成する．「不必要なコードは使用しない」といった短く簡単な言葉で行動目標を立てると実行が容易になる

表3　Team STEPPS の4つのコンピテンシー

コンピテンシー	行動とスキル	ツール
コミュニケーション	●タイムリーな情報を具体的・正確に伝える ●伝えた情報が正しく理解されているか確認する	●SBAR（エスバー） ●コールアウト（声出し確認） ●ハンドオフ（引き継ぎ）
リーダーシップ	●メンバーの役割を明確にしチームの力を最大限に発揮する ●チームの問題点を解決する	●ブリーフィング（事前打ち合わせ） ●デブリーフィング（振り返り） ●ハドル（途中協議・相談）
状況モニター	●チームが効果的に機能するために，周囲や自己の状況や環境をモニタリングする	●状況認識 ●STEP（ステップ）
相互支援	●チームメンバーが互いにサポートする能力を高める ●チームメンバーに仕事を委譲し，作業配分の不具合を修正する	●2回チャレンジ ●CUS（カス） ●DESC（デスク）スクリプト（台本）

いる（**表2**）．このトレーニングを繰り返し実施することにより，各スタッフが潜在的なリスクを日常の業務のなかで自発的に発見し，対応できる習慣が身につくようになることを目的としている．

4）チームトレーニング

患者の治療やケアのために，直接かかわる医師，看護師に加え，間接的にかかわる事務職員，運転手など，保健医療福祉分野で働くうえでは多職種と連携し協働するチームワークが不可欠である．そしてチームの力を最大限に発揮するためには，状況認識，コミュニケーション，意思決定，リーダーシップとフォロワーシップなどのノンテクニカルスキルが非常に重要である．連携と協働が円滑に行えるノンテクニカルスキルは，経験年数を積めば自然と得られるスキルではなく，学び，繰り返しトレーニングし得られるスキルである．各職種単独の研修だけでなく，多職種と合同で行うチームトレーニングが必要となる．

Team STEPPS（チームステップス）

Team STEPPS とよばれるシステムが2005年にアメリカ医療研究品質局によって開発された．これは質の高い医療と安全，効率と患者の治療効果を最適化することを目標としたノンテクニカルスキルをトレーニングするシステムである．トレーニングは，患者の治療に直接携わる現場スタッフを対象とするコース，インストラクターを養成するコース，事務部門や検査室スタッフなどの治療に直接携わらないスタッフを対象とするコースの3つのコースが設定されている．トレーニングでは6人ずつのチーム（患者ケアチーム）をつくり，4つのコンピテンシー（実践する能力）のコミュニケーション，リーダーシップ，状況モニター，相互支援をそれぞれのツール（**表3**）を用いて，グループワークやスライドから学ぶ．この4つのコンピテンシーを実践することで「知識」として患者ケアにかかわる共通理解が得られ，「態度」として相互の信頼とチーム志向が生まれ，最終的にチームの「パフォーマンス」が向上するといった3つの効果が得られる（**図7**）．それぞれのスタッフがこれらのツールを使えるようになることだけではなく，使える環境や雰囲気にすることが重要である．

📖 **調べてみよう**
4ラウンド法
中央労働災害防止協会ホームページにある「危険予知訓練のすすめ方」を確認してみよう．

〰 **MEMO**
ノンテクニカルスキル
人と人との関係性を重視した認知的・社会的スキル．

LECTURE 11

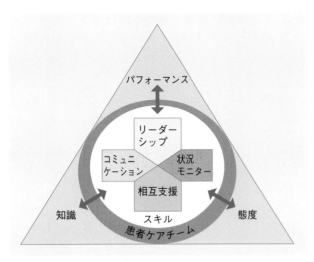

図7 Team STEPPS

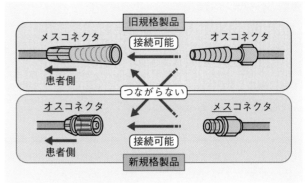

図8 新旧規格製品の接続
（医薬品医療機器総合機構：誤接続防止コネクタの導入について〈経腸栄養分野〉．PMDA 医療安全情報．No.58. 2019[6]）

✏️ **MEMO**

Team STEPPS（Strategies and Tools to Enhance Performance and Patient Safety）
以下のツールを用いてチーム医療を向上させるシステムとして開発された.
- SBAR（エスバー）：situation（状況），background（背景），assessment（評価），recommendation and request（提案と依頼）．重要な情報を効果的に伝達する方法.
- STEP（ステップ）：状況をモニターする際に必要な4つの要素で，S（status of the patient；患者の状況），T（team members；チームメンバー），E（environment；施設，設備，管理などに関する環境），P（progress toward goal；目標に向けての計画）.
- 2回チャレンジ：相手に伝える際に，初回は気にとめてもらえなかったり無視されたりした場合に，少なくとも2回ははっきりと声に出して述べる.
- CUS（カス）：C（concerned；気になります），U（uncomfortable；不安です），S（safety；安全のためです）．不安なことは不安であると素直に具体的な表現で表す.
- DESC（デスク）スクリプト：D（describe；具体的なデータを示し，問題となっている状況や行動を説明する），E（express；その状況に対する懸念を表明する），S（suggest；代案を提案し，同意を求める），C（consequences；意見の一致を目指してチームで決めた目標をもとに結論を述べる）．相手に要望を伝える際にこの順番でシナリオを練る.

5）事故を未然に防ぐ「信頼性設計」：fool proof と fail-safe

（1）fool proof（フールプルーフ）

　一般的に fool と proof の意味はそれぞれ「愚か者」と「証拠，証明」とされている．さらに proof には防ぐ，耐えるといった意味があり，fool と proof を合わせて「愚か者でも失敗しない，防ぐことができる」という意味となる．誰がやっても失敗しないシステムを指す．具体例として，静脈注射用の輸液ラインと経管栄養チューブのラインの連結部分は，かつては口径が同じで連結が可能であったことから静脈注射用の輸液ラインに経管栄養チューブのラインが接続されるという事故が多発していた．そこで，経管栄養チューブはカテーテルチップとよばれる静脈注射用の輸液ラインと異なる形に変更され，接続できなくした．その結果，上記のような事故は発生しなくなった（**図8**）[6].

（2）fail-safe（フェイルセーフ）

　fail は失敗，safe は安全の意味で「失敗しても（壊れても）安全である」システムのことを示す．具体例としてエアマットがあげられる．エアマットは，コンセントを誤って抜いても，数時間は空気が抜けないしくみとなっている.

■引用文献

1）日本理学療法士協会 倫理委員会：理学療法士の職業倫理ガイドライン．2006（2012. 4.15改正）.
http://www.japanpt.or.jp/upload/japanpt/obj/files/about/02-gyomu-03rinrigude2.pdf
2）厚生労働省 医療安全対策検討会議：医療安全推進総合対策─医療事故を未然に防止するために．2002.
https://www.mhlw.go.jp/topics/2001/0110/tp1030-1y.html
3）日本医療機能評価機構：車椅子のフットレストによる外傷．医療安全情報．No.147. 2019.
http://www.med-safe.jp/pdf/med-safe_147.pdf
4）国立大学附属病院医療安全管理協議会：影響度分類．2002.
5）山内豊明，荒井有美編：医療安全─多種職でつくる患者安全をめざして．南江堂；2015. p.54-60.
6）医薬品医療機器総合機構：誤接続防止コネクタの導入について（経腸栄養分野）．PMDA 医療安全情報．No.58. 2019.

■参考文献

1）中島和江，児玉安司編：医療安全ことはじめ．医学書院；2010.

LECTURE
11

116

　理学療法士が日常で遭遇するアクシデントとして，患者の転倒は少なくない．すでに公表されている患者の転倒・転落による死亡事例を紹介し，それをもとに取り組んだ医療安全の具体策を紹介する．

1. 入院中に発生した転倒・転落による頭部外傷による死亡事例[1]

1）事例1：80歳代
- 脳梗塞による左上下肢不全麻痺，構音障害でリハビリテーションを目的に入院中．
- 転倒・転落歴あり．抗凝固薬，睡眠薬内服中．意思疎通は可能．頻尿・夜間排泄行動あり．
- 転倒・転落リスク評価：実施．予防対策として，ベッドの高さを調整，3点柵を使用．
- 入院16日目の明け方，ベッドの足元に右側臥位で倒れている状態で発見．声かけに反応あり，指示動作は可能．1時間後に指示動作不可能となり，その1時間30分後にCT実施．両側大脳部分の急性硬膜下血腫，外傷性くも膜下出血と診断．その後，複数回嘔吐あり，緊急搬送．搬送先のCTで出血増大，脳ヘルニアを認め，転倒・転落13日後死亡．

2）事例2：60歳代
- 胸腹部大動脈人工血管置換術後．
- 転倒・転落歴なし．抗凝固薬内服中．意思疎通は可能．頻尿・夜間排泄行動あり．
- 転倒・転落リスク評価：実施．予防対策として，ベッドの高さを調整，3点柵を使用．
- 術後ふらつきがあり，理学療法開始．術後24日目，体重測定の際に尻もちをついて，後頭部を打撲．声かけに反応あり，指示動作は可能．直後にCT実施．外傷性くも膜下出血，脳挫傷性脳内出血と診断．その後も経過観察のため，複数回CT実施．転倒・転落10日後死亡．

3）事例3：90歳代
- 左大腿骨転子下骨折術後．
- 転倒・転落歴は不明．抗血小板薬内服中．入院後から夜間に意味不明な言動や脱衣行為あり．
- 転倒・転落リスク評価：実施．予防対策はなし．
- 入院14日目の明け方にドスンと音があり，ベッド左側床下に背臥位で倒れている状態で発見．後頭部に表皮剥離と出血あり，意識レベルに変化なし．3日後の明け方に意識レベル低下あり，CT実施．脳挫傷と診断．転倒・転落6日後死亡．

2. 転倒・転落に対する医療安全の取り組み

　前述の3事例は，医療事故調査・支援センターに届けられた医療事故報告のなかで，転倒・転落に関する死亡事例の一部であるが，3事例はいずれも入院中に最も長い時間を過ごす病室で転倒・転落が発生している．転倒・転落発生場所の約70％が病室で，リハビリテーション室は7％にすぎなかったという報告もある．しかし，転倒・転落の頻度が多い場所が病室だからといって，評価も対策もすべて看護師に任せてしまっては防ぐことができない．

　また，転倒・転落が死亡や重篤な後遺症が残るような重大な事故につながらないよう，リスクの評価と対策は非常に重要である．そこで，理学療法士，作業療法士，看護師が協働で作成し運用している転倒・転落スクリーニングシートを紹介する．

1）転倒・転落スクリーニングシートの特徴
　転倒・転落アセスメントスコアシート（以下，アセスメントシート）を図1に，転倒・転落スクリーニングシート（以下，スクリーニングシート）を図2に示す．主に看護師によるアセスメントシートのみでは転倒・転落防止は不十分であり，スクリーニングシートを併用する．

　発生した転倒・転落のインシデントレポートを用いて分析した結果では，転倒・転落のタイミングとして「ベッドや椅子から立ち上がった直後」「下衣や靴の着脱時」「方向転換時」「物を取るために手を伸ばしたとき」が多数を占めている．そのため，座位・立位のバランス評価の充実，Timed Up and Go（TUG）テスト，ファンクショナルリーチテスト（FRT），5回立ち座りテスト，動作の性急さに関する評価項目をスクリーニングシートの項目に加

患者氏名 _____ 様

転倒・転落アセスメントスコアシート

分類	特徴	点数	入院時	/	/	/	/
年齢	65歳以上、9歳以下	2	□	□	□	□	□
認識力	認知症様症状がある 不穏行動がある 判断力・理解力・記憶力の低下がある 見当識障害・意識混濁・混乱がある	4	□	□	□	□	□
薬物	以下の薬剤のうち、1つ以上使用している 睡眠薬、鎮痛薬、麻薬、下剤、降圧薬、利尿薬、抗凝固薬	4	□	□	□	□	□
患者の特徴	ナースコールを押さないで行動しがちである ナースコールを認識できない・使えない	4	□	□	□	□	□
	目立った行動を起こしている(落ち着きがないなど) 何事も自分でやろうとする	2	□	□	□	□	□
	環境の変化(入院生活、転入)に慣れていない	1	□	□	□	□	□
病状	38℃以上の熱がある 貧血がある 立ちくらみ(起立性低血圧)を起こしやすい	3	□	□	□	□	□
	手術後3日以内または、チューブ類(経管チューブ、バルーンカテーテルなど)が挿入されている	2	□	□	□	□	□
	リハビリテーション開始時期・訓練中である 病状・ADLが急に回復・悪化している時期である	1	□	□	□	□	□
既往歴	転倒・転落したことがある	2	□	□	□	□	□
感覚	平衡感覚障害がある 聴力障害がある	2	□	□	□	□	□
	視力・視野障害がある	1	□	□	□	□	□
運動機能障害	足腰の弱り、筋力の低下がある	3	□	□	□	□	□
	麻痺・しびれがある 骨・関節異常がある(拘縮・変形)	1	□	□	□	□	□
活動領域	ふらつきがある	3	□	□	□	□	□
	車椅子・杖・歩行器を使用している	2	□	□	□	□	□
	自由に動ける	2	□	□	□	□	□
	移動に介助が必要である 寝たきりの状態だが、手足は動かせる	1	□	□	□	□	□
排泄	尿・便失禁がある 頻尿がある(昼8回以上、夜2回以上) トイレまで距離がある 夜間トイレに行くことが多い(夜2回以上)	3	□	□	□	□	□
	ポータブルトイレを使用している 車椅子トイレを使用している 膀胱内留置カテーテルを使用している 排泄に介助が必要である	1	□	□	□	□	□

危険度III:20～45点　転倒・転落をよく起こす
危険度II:10～19点　転倒・転落を起こしやすい
危険度I:1～9点　　転倒・転落する可能性がある

合計	
危険度	
サイン	

図1　転倒・転落アセスメントスコアシートの例

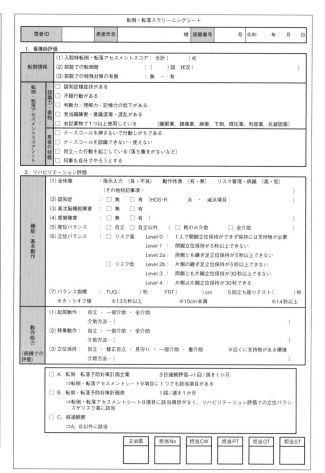

図2　転倒・転落スクリーニングシートの例
HDS-R:改訂長谷川式知能評価スケール，TUG:Timed Up and Goテスト，FRT:ファンクショナルリーチテスト．

えている．また，評価の場所はリハビリテーション室だけでなく，移動能力の評価は実際に生活している病棟で実施することが重要である．一方，アセスメントは従来，看護師のみが任されていたが，理学療法士，作業療法士，言語聴覚士を含めたリハビリテーションスタッフも参加し，その結果をもとに看護師と話し合い，安静度や移動方法をチームで決定するシステムの構築が有効である．

2) 転倒・転落スクリーニングシートを用いた結果

　スクリーニングシートを使用した結果，転倒率(入院患者に発生した転倒・転落の件数/1か月の在院患者の延べ人数×100)は3.38％から2.95％に低下した(厚生労働省へ全国の医療機関から提出された中央値は4.40％/2016年)[2]．

　転倒率が低下した要因は，このスクリーニングシートを使用したことだけではなく，アセスメントシートの作成から活用方法の提示まで理学療法士がかかわったことで，病室においても患者の動作を注意深く観察する習慣や責任感が理学療法士のなかで高まったことも考えられる．このように，多職種が協働で患者を支援することは大変有効であるため，将来勤務した際には理学療法士としての専門性を活かしたチームへの貢献を心がけてほしい．

■引用文献
1) 日本医療安全調査機構編:入院中に発生した転倒・転落による頭部外傷に係る死亡事例の分析．医療事故の再発防止に向けた提言第9号．2019.
　https://www.medsafe.or.jp/uploads/uploads/files/teigen-09.pdf
2) 全日本民医連:平成28年度厚生労働省「医療の質の評価・公表等推進事業」全日本民医連報告．(1) 病院全体-C安全管理・指標(8 転倒転落発生率)．
　https://www.min-iren.gr.jp/hokoku/data/hokoku_h28/houkoku_h28_08.pdf

LECTURE 12 感染症管理

到達目標

- 感染と感染症の概要を理解する.
- 感染症の構成要素と感染症の予防について理解する.
- 医療機関における感染対策を理解する.
- 高齢者介護施設における感染対策を理解する.
- 理学療法における感染症予防について理解する.

この講義を理解するために

　医療従事者にとって，感染症を理解することは基本であり，感染の予防策を講じることは不可欠です．特に医療機関のリハビリテーション室や理学療法室は，複数病棟の入院患者，さらに外来患者や家族などが利用し往来します．高齢者施設のリハビリテーション室や理学療法室は，入所と通所の利用者が共用する場合が多くみられます．また，治療用ベッドやプラットホーム，平行棒などは不特定多数の患者が使用します．そのため，リハビリテーション室や理学療法室は感染のリスクが非常に高い場所となります．

　この講義では，感染症の構成要素と感染症予防について学習し，理学療法士として医療機関や高齢者介護施設における感染対策を理解しましょう.

　感染症管理を学ぶにあたり，以下の項目をあらかじめ学習しておきましょう.

　　□ リハビリテーション室や理学療法室の物品を確認しておく.

　　□ 病理学を復習しておく.

　　□ 細菌について復習しておく.

講義を終えて確認すること

　　□ 感染と感染症の概要が理解できた.

　　□ 感染症の構成要素と具体的な感染症の予防方法が理解できた.

　　□ 標準予防策（スタンダード・プリコーション）の概念と具体的な実践方法が理解できた.

　　□ 高齢者介護施設における感染対策について理解できた.

　　□ 理学療法における感染症予防の重要性が理解できた.

1. 感染と感染症

1）感染

　感染とは，ヒトや動物，植物の組織や体液に病原微生物が寄生・増殖した状態である．また，その侵入の過程を指す．病原微生物が体内に侵入しても，すぐに死滅した場合は感染とはいわない．感染の結果，生体が全身性あるいは局所性に異常を生じることを発病といい，その病的状態を感染症と称する．感染から発病までの期間を潜伏期という．

　感染により発病した場合，その個体はその病原微生物に対して感受性があるといい，発病しなかった場合は感受性がないという．したがって，感受性は個体の病原微生物に対する抵抗性を意味する．生体が病原微生物に対して感受性をもたないか，あるいは感受性が減弱された状態にあることを免疫という．

　患者や保菌者，その他感染した動物や媒介する動物，あるいは病原微生物を含んだ排出物やそれらによって汚染されたものなどを感染源という．これらの感染源から直接または間接的に生体内へ病原微生物が侵入する道筋を感染経路という．

2）感染症の主要症状

　ヒトにおける感染症の主な症状には，前駆症状，発熱，悪寒戦慄，発疹，リンパ節腫脹，下痢などがある．

- **前駆症状**：感染症特有の症状が発現する前に，全身倦怠感，食欲不振，頭重感などの非特異的な症状を訴えることが多い．
- **発熱**：感染症において最も重要な症状である．一般的に体温が37℃を超えると発熱という．
- **悪寒戦慄**：体温が急激に上昇するときに，寒気（悪寒）とふるえ（戦慄）が生じる．多くは10分前後持続し，次第に消失し，その後急激な発熱がみられる．
- **発疹**：特有の発疹がみられるため，感染症の診断において重要である．発疹の種類，部位などを確認する．
- **リンパ節腫脹**：各感染症によって，腫脹部位，疼痛の有無に特徴がみられる．
- **下痢**：腸管感染症の主要症状である．

2. 感染症の構成要素[1]

1）感染源と病原微生物

　感染源とは，病原微生物を保有しているものの総称で，他の個体に感染させることができる．

　病原微生物には，増殖に酸素を必要とする好気性菌と，酸素がなくても増殖できる嫌気性菌がある．病原微生物の定着や増殖には栄養源と湿度が必要で，生息には，温度が35℃前後で，pH 6〜8が適している．これらの特徴から，病原微生物の定着と増殖を抑える方法を選択する．

2）病原微生物の保有者

　病原微生物が定着・増殖した状態のヒトを，病原微生物の保有者という．病原微生物の保有者であっても，臨床症状を発症する場合と発症しない場合がある．発症する場合を顕性感染，発症しない場合を不顕性感染という．

　病原微生物の保有者の免疫力と病原体の平衡関係が保たれていることを潜伏感染という．

MEMO
食材を保管する場合，乾燥させたり冷蔵庫に収納したりすることは，これらの特性を利用している．

MEMO
潜伏感染では，宿主の免疫力が低下したときに，臨床症状を呈することがある．例えば，水痘・帯状疱疹ウイルスでは，水痘として初感染後に潜伏感染となり，宿主の免疫力の低下によって帯状疱疹を発症する．

3) ヒトにおける病原微生物の伝播

病原微生物はヒトの各部位で増殖し，以下の部位から伝播する．

● 皮膚，粘膜：病原微生物の代表的な侵入と伝播の場所となる．

● 呼吸器：気道をとおして感染する．呼吸器系の感染症では，咳，痰，鼻水以外に発語や吐息からも病原微生物が排出される．

● 尿路：尿は正常では無菌状態であるが，尿路感染症では病原微生物が増殖し，排出される．

● 消化器：口腔は常在菌の多い場所である．

● 生殖器：ヒト免疫不全ウイルス（HIV）や性感染症は，生殖器の直接接触により感染する．

● 血液：血液は通常，無菌である．血液内への病原微生物の侵入で敗血症を発症する．

4) 感染経路

(1) 接触感染

手指，食品，器具を介しての病原微生物の伝播で頻度が高い．皮膚と皮膚の接触による伝播を直接接触感染，手袋や器械，器具などを介して接触する間接的な伝播を間接接触感染という．主な病原微生物として，メチシリン耐性黄色ブドウ球菌（MRSA），腸管出血性大腸菌（O-157），ノロウイルス，緑膿菌などがある．

(2) 飛沫感染

咳，くしゃみ，会話などで，病原微生物を含んだ飛沫粒子（直径5 μm以上）が飛び散ることにより伝播する．水分を含み重いため1 m以内に落下し，空気中を浮遊し続けることはない．主な病原微生物として，インフルエンザウイルス，ムンプスウイルス，風疹ウイルス，レジオネラ属菌，溶血性レンサ球菌（溶連菌）がある．

(3) 空気感染

咳，くしゃみなどで，病原微生物を含んだ飛沫核（直径5 μm以下）が飛び散ることにより伝播する．空中に浮遊し，空気の流れによって飛散する．主な病原微生物として，結核菌，麻疹ウイルス，水痘ウイルスなどがある．

(4) 媒介物感染

病原微生物に汚染された血液や体液，分泌物，水，昆虫などを介して伝播する．針刺し事故などで体内に血液が入ることで感染した場合を血液媒介感染という．主な病原微生物として，B型肝炎ウイルス，C型肝炎ウイルス，HIVなどがある．食中毒も媒介物感染によることが多い．

5) 侵入門戸

病原微生物がヒトなどに侵入するときに，通過する部位を侵入門戸という．口腔，鼻腔，皮膚，粘膜，生殖器などがある．皮膚や粘膜に損傷があると侵入しやすくなる．

6) 宿主

体内あるいは体表が病原微生物に寄生される可能性のあるヒトや動物を宿主という．病院では，感染している患者を感染源といい，病原微生物をうつされる可能性のある人（感染していない患者や医療従事者）を感受性宿主という．病原微生物に感染した場合，宿主に十分な抵抗力が備わっていれば感染症の発症を防ぐことができる．

ヒトは，健康上問題なく社会生活を営むことができるように生体防御機構があり，病原微生物の侵入を防御している．これが減弱すると，感染症にかかりやすくなる．その主な要因として，年齢，栄養状態，ストレス，免疫抑制薬の使用などがある．

MEMO
伝播
伝わり広まること．

MEMO
ヒト免疫不全ウイルス（human immunodeficiency virus：HIV）
後天性免疫不全症候群(acquired immunodeficiency syndrome：AIDS，エイズ）は，HIVに感染することで引き起こされる．

MEMO
感染経路には，垂直感染と水平感染がある．垂直感染は，病原微生物が母親から胎児・新生児へ感染するもので，母子感染ともいう．水平感染は，接触，飛沫，空気など個体から個体へ感染するものをいう．

MEMO
日和見感染症
宿主の感染に対する生体防御機構が低下したときに，通常では発症しないような病原微生物によって引き起こされる感染症．

メチシリン耐性黄色ブドウ球菌（methicillin-resistant *Staphylococcus aureus*：MRSA）

LECTURE
12

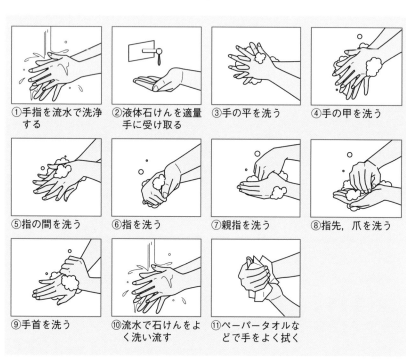
3. 感染症の予防

1）標準予防策（スタンダード・プリコーション）

院内感染予防の標準対策として，すべての患者と医療従事者に適応される．病原微生物の感染源の確認の有無にかかわらず，血液，体液，汗を除く分泌物，排泄物，傷のある皮膚，粘膜が感染原因になりうるという考えに基づいている.

標準予防策は，手指衛生，防護具の着用，器具・リネンの管理に大別できる.

（1）手指衛生

感染対策の基本であり，接触感染を予防するために実施する．「一処置一手指衛生」が基本であり，流水と液体石けんによる手洗いと，速乾性手指消毒薬による手指消毒が一般的に行われる.

- 流水と液体石けんによる手洗い（図1）：目に見える汚れがあるときは，流水と液体石けんで手順に沿って丁寧に手を洗う.
- 速乾性手指消毒薬による手指消毒（図2）：汚物や油，体液などで汚染されておらず，目に見える汚れがないときに行う.

手洗いミスの発生部位を図3[2]に，手洗いの際の一般的な注意事項を表1[3]に示す.

（2）防護具の着用

防護具には，手袋，マスク，ゴーグル，フェイスマスク，ガウンなどがある.

- 手袋：感染源となりうるものに触れるときや，患者の粘膜や傷のある皮膚に触れるとき，清潔な手袋を着用する．使用後，もしくは非汚染物や他の患者に触れるときは手袋をはずし，手を洗う.
- マスク，ゴーグル，フェイスマスク：体液などが飛び散り，目や鼻，口を汚染するおそれのある場合に着用する.
- ガウン：衣服が汚染されるおそれのある場合に着用する．汚染されたガウンはすぐに脱ぎ，手を洗う.

（3）器具・リネンの管理

- 器具：汚染された器具は，粘膜や衣服，環境を汚染しないように操作する．再使用するものは，清潔であることを確認する.
- リネン：汚染されたリネン類は，粘膜や衣服，他の患者や環

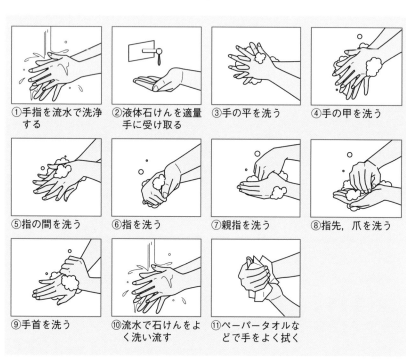

①手指を流水で洗浄する　②液体石けんを適量手に受け取る　③手の平を洗う　④手の甲を洗う

⑤指の間を洗う　⑥指を洗う　⑦親指を洗う　⑧指先，爪を洗う

⑨手首を洗う　⑩流水で石けんをよく洗い流す　⑪ペーパータオルなどで手をよく拭く

図1　流水と液体石けんによる手洗い

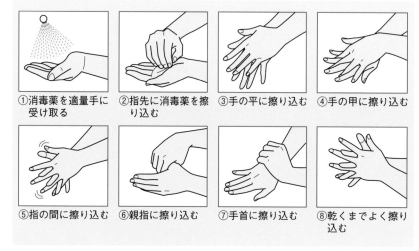

①消毒薬を適量手に受け取る　②指先に消毒薬を擦り込む　③手の平に擦り込む　④手の甲に擦り込む

⑤指の間に擦り込む　⑥親指に擦り込む　⑦手首に擦り込む　⑧乾くまでよく擦り込む

図2　速乾性手指消毒薬による手指消毒

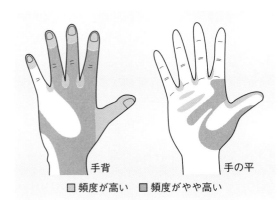

手背　　　　　　手の平

□ 頻度が高い　■ 頻度がやや高い

図3　手洗いミスの発生部位
（日本環境感染学会監：病院感染防止マニュアル．2001[2]）

表1　手洗いの際の注意事項

- 手を洗うときは，時計や指輪を外す
- 爪は短く切っておく
- 最初に手を流水で洗う
- 石けんは，液体石けんを使用して洗う*
- 手洗いが雑になりやすい部位（図3）[2] は注意して洗う
- 洗い流す際は，石けん成分をよく洗い流す
- 使い捨てのペーパータオルを使用する（共有の布タオルは使用しない）
- 水道栓は，自動水栓か手首，肘などで簡単に操作できるものが望ましい
- やむをえず水道栓を手で操作する場合は，水道栓は洗った手で止めるのではなく，手を拭いたペーパータオルを用いて止める
- 手を完全に乾燥させる
- 日ごろから手のスキンケアを行う（個人専用のハンドクリームを使用する）
- 手荒れがひどい場合は，皮膚科医等の専門家に相談する

*液体石けんの継ぎ足し使用はやめる．液体せっけんの容器を再利用する場合は，残りの石けん液を廃棄し，容器をブラッシング，流水洗浄し，乾燥させてから新しい石けん液を詰め替える．
（厚生労働省：高齢者介護施設における感染対策マニュアル改訂版．2019．p.37[3]）をもとに作成）

境を汚染しないように操作し，適切に移送・処理する．

2) 感染経路別の予防策

（1）接触感染予防策

- 患者を個室に入室させる．部屋に入室するときには，ガウン，手袋を着用する．退室する前に手袋をはずし，液体石けんで手を洗うか，速乾性手指消毒薬などで消毒する．
- 聴診器や血圧計などは，患者ごとに使用を分ける．

（2）飛沫感染予防策

- 患者を個室に入室させる．困難な場合は，他の患者や面会者との間に少なくとも1mの空間的距離をおく．
- 換気システムは不要であり，ドアは開けておいてよい．
- 患者から1m以内の距離で医療行為を行うときには，マスクを着用する．
- 患者を移送するときはマスクを着用させ，拡散を防ぐ．

（3）空気感染予防策

- 周囲の区域に対し陰圧に設定でき，1時間に6～12回の換気ができる部屋に患者を入室させる．部屋のドアは閉じておく．
- 医療従事者が部屋に入るときは，濾過マスクを着用する．
- 患者を移送するときはマスクを着用させ，拡散を防ぐ．

（4）呼吸器衛生，咳エチケット[4]

気道内分泌物を封じ込め，感染源を制御する方法として提唱されている．呼吸器感染症の徴候や症状のある患者や同伴者の呼吸器分泌物（咳，くしゃみ）を封じ込めるために実施する方法で，医療現場への最初の受診の時点で開始する．

- 咳やくしゃみをする際は，ティッシュペーパー，あるいはマスクで口と鼻を覆う．
- 咳やくしゃみをする際に，ティッシュペーパー，あるいはマスクが間に合わない場合は肘（衣服）で口と鼻を覆い，飛沫の拡散を防ぐ．
- 使用したティッシュペーパーは迅速に破棄する．
- 呼吸器分泌物に触れた後は手指衛生を行う．
- 咳をしている人には，マスクをすることに耐えられるようであれば，サージカルマスクを装着させる．

MEMO
担当患者だけでなく，その付き添いの人の感染にも注意する．

MEMO
濾過マスク
粒子状物質の吸入防止に用いるマスクであり，医療用ではN95マスク（particulate respirator type N95）が一般的に使用される（図4）．

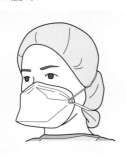

図4　N95マスク

MEMO
サージカルマスク
不織布を使用した使い捨ての医療用マスク．

LECTURE
12

● 可能であれば，一般待合室では，呼吸器感染症患者から空間的距離（1〜2m以上）をおく．

3）宿主の抵抗力

ヒトは健康上問題なく社会生活を営むことができるよう生体防御機構をもっており，宿主の抵抗力として栄養，休息と睡眠，運動と活動，ストレス解消，ワクチン接種が重要である．

● **栄養**：バランスのとれた食事が基本となる．
● **休息と睡眠**：適度な休息と十分な睡眠の確保が重要である．
● **運動と活動**：身体は昼間に活動や運動をし，夜間は休息と睡眠をとることが基本であり，そのリズムが維持されることで生体防御機構が活発にはたらく．
● **ストレスの解消**：過剰なストレスが生体防御機構を低下させるため，個々に合ったストレスの発散法を見出すことが重要である．
● **ワクチン接種**：感染症に対する免疫をつけるため，各種ワクチンの接種が推奨されている．ワクチンを接種していると，感染症に罹っても重症化を防ぐことができる．

4．医療機関における感染対策

2014（平成26）年12月に，厚生労働省から通知[5]が出され，医療機関における院内感染対策の留意事項が示された．基本となる院内感染対策について，理学療法の関連部分を以下に抜粋する．

1）院内感染

院内感染とは，①医療機関において患者が原疾患とは別に新たに罹患した感染症，②医療従事者等が医療機関内において感染した感染症のことである．

院内感染は，人から人へ直接，または医療従事者，医療機器，環境などを媒介して発生する．特に，免疫力の低下した患者，未熟児，高齢者などの易感染患者は，通常の病原微生物のみならず，感染力の弱い微生物によっても院内感染を起こす可能性がある．このため，院内感染対策については，個々の医療従事者ごとの判断に委ねるのではなく，医療機関全体として対策に取り組むことが必要である．

2）院内感染対策の体制

（1）感染管理の組織化

● 医療機関の管理者が感染管理にかかわり，各部門を代表する職員により構成される「感染管理委員会」を設け，院内感染に関する技術的事項などの検討と，すべての職員に対する組織的な対応方針の指示，教育を行う．
● 院内感染に関する情報は感染管理委員会に報告し，対応策が現場に迅速に還元される体制を整備する．
● 院内感染対策マニュアルを整備する．

（2）感染管理チーム

病床規模の大きい医療機関（目安として病床が300床以上）においては，医師，看護師，薬剤師，検査技師から成る感染管理チームを設置し，定期的に病棟ラウンドを行う．また，各種の予防策の実施状況やその効果などを定期的に評価し，臨床現場への適切な支援を行う．

3）基本となる院内感染対策

（1）標準予防策，感染経路別予防策

感染防止の基本として，標準予防策の実施とともに，特性に対応した感染経路別予防策の実施，易感染患者を防御する環境整備に努める．

MEMO
予防接種法に基づく「定期接種」のワクチン
4種混合（ジフテリア，百日ぜき，破傷風，急性灰白髄炎〈ポリオ〉），B型肝炎，Hib感染症，肺炎球菌（小児），麻疹・風疹，結核（BCG），水痘，日本脳炎，ヒトパピローマウイルス（HPV）感染症の予防接種は，公費で接種が受けられる．

MEMO
抗菌薬の予防的投与に効果があるとするエビデンスはない．

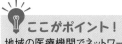

ここがポイント！
地域の医療機関でネットワークを構築し，院内感染発生時にも各医療機関が適切に対応できるよう相互に支援する体制の構築も求められる．

LECTURE
12

感染管理チーム
（infection control team：ICT）

(2) 手指衛生

　手洗いおよび手指消毒のための設備や備品などを整備し，患者処置の前後に必ず手指衛生を行う．速乾性手指消毒薬による手指消毒の実施に加え，必要に応じて液体石けんと流水による手洗いを実施する．

(3) 環境整備

　ドアノブ，ベッド柵など，医療従事者や患者が頻繁に接触する箇所は定期的に清拭し，必要に応じてアルコール消毒などを行う．

(4) 医療機器の洗浄，消毒または滅菌

　医療機器を安全に管理し，適切な洗浄，消毒または滅菌を行うとともに，消毒薬や滅菌用ガスが生体に有害な影響を与えないよう十分に配慮する．

4) アウトブレイク

　院内感染のアウトブレイクとは，一定期間内に，同一病棟や同一医療機関といった一定の場所で発生した院内感染の集積が通常よりも高い状態のことである．アウトブレイク時は，感染管理委員会または感染管理チームによる会議を開催し，速やかに必要な疫学的調査を開始するとともに，厳重な感染対策を実施する．

5. 高齢者介護施設における感染対策

　「介護施設の重度化に対応したケアのあり方に関する研究事業」において作成された「高齢者介護施設における感染対策マニュアル改訂版」[3] には，高齢者介護施設における感染対策のポイントが示されている．

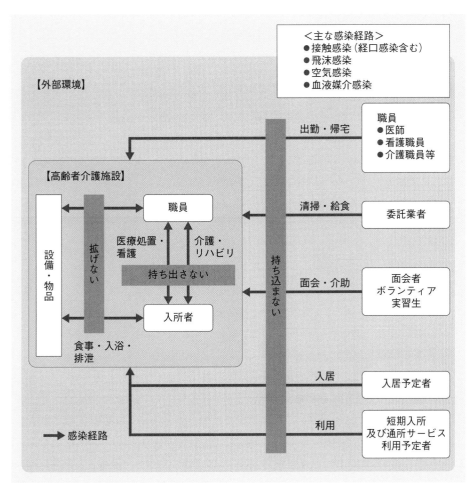

図 5　高齢者介護施設における感染対策
（厚生労働省：高齢者介護施設における感染対策マニュアル改訂版．2019．p.5[3]）

MEMO
感染を疑った際の対応策
● 可能な限り個室に移動する．
● 食事は様子をみながら判断する．
● 下痢や嘔吐症状が続くと脱水を起こしやすくなるため，水分補給を検討する．
● 突然嘔吐した人の近くにいた人，嘔吐物に触れた可能性のある人は，潜伏期 2 日を考慮して様子を観察する．

感染ルートの確認も重要であり，感染者や施設外部者との接触について確認する（図 5）[3]．24 時間以内に発症者が 2 人以上になった場合には，施設全体に緊急体制を敷き，発症者数，症状継続者数の現況を職員全体で把握し，面会は必要最小限にする．

LECTURE
12

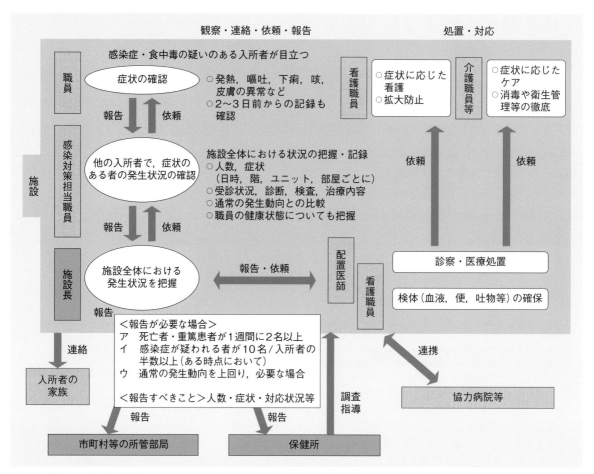

図6 感染症発生時の対応フロー
（厚生労働省：高齢者介護施設における感染対策マニュアル改訂版. 2019. p.44[3]）

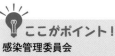
ここがポイント！
感染管理委員会
活動の内容は，感染予防に重点をおき，施設の感染対策のための指針・マニュアルを整備する．

1）感染対策の基本

高齢者介護施設は，感染症に対する抵抗力が弱い高齢者が集団で生活する場である．そのため，高齢者介護施設は感染が広がりやすい状況にあることを認識する必要がある．また，感染自体を完全になくすことは困難であり，感染の被害を最小限にすることが求められる．この前提に立ち，高齢者介護施設では，感染症の予防体制を整備し，平常時から対策を実施するとともに，発生時には感染拡大の防止のため迅速で適切な対応を図ることが必要となる．一方，感染対策に関する基本事項は，一般の医療機関と同じである（**図5**）[3]．

2）感染管理体制のあり方

施設内の感染症の発生や発生時の感染拡大を防止するために，運営委員会などの施設内の他の委員会と独立して感染管理委員会を設置・運営することが必要である．委員会は組織全体から構成し，専任の感染対策担当者を決めておく．

3）平常時の衛生管理のあり方

高齢者介護施設における平常時の衛生管理のあり方は，前述の感染対策に準じる．

4）感染症など発生時における対応法

感染症発生時の対応として，①発生状況の把握，②感染拡大の防止，③医療処置，④行政への報告，⑤関係機関との連携が必要である．

感染症発生時の対応フローを**図6**[3]に示す．

6. 理学療法と感染症

1）理学療法業務と感染

　理学療法業務の内容は，病原体を広く拡散する危険性が高く，患者や理学療法士は常に感染症のリスクを有している．その理由は，理学療法業務の特性と施設の特徴にある．

（1）理学療法業務の特性

a. 治療介入

　理学療法の介入において，治療や歩行練習，基本動作練習など，直接患者に触れたり密着したりすることが多い．また，診療報酬上，1単位20分からであり，濃厚接触する機会が多く，さらに複数の単位の介入では接触時間も長くなる．

b. ベッドサイドと病棟間の移動

　早期離床や回復期の理学療法など，治療介入をベッドサイドで実施することが多くなってきている．さらに，病棟間を移動することも多い．

c. 対象者

　集中治療中の重症患者や虚弱な高齢者，また低体重出生児など感染リスクが高い患者を対象とすることが多い．

d. 訪問リハビリテーション

　訪問リハビリテーションでは，利用者の家に連続して訪問することが多い．

（2）理学療法施設の特徴と感染

　医療機関のリハビリテーション室や理学療法室は，複数の病棟の入院患者，さらに外来患者や家族などが利用し往来する．高齢者施設のリハビリテーション室や理学療法室は，入所と通所の利用者が共用する場合が多い．また，治療用ベッドやプラットホーム，平行棒などは，不特定多数の患者が使用する．

2）理学療法における感染予防

　理学療法における感染予防は，標準予防策の徹底が基本となる．患者ごとに，手洗い，または速乾性手指消毒薬の使用は不可欠である．治療用ベッドやプラットホーム，平行棒など高頻度に接触する器具などは，定期的に消毒し清掃する．易感染性の患者に対しては，介入の時間帯の配慮や調整も重要となり，重篤な症例で感染のリスクの高い患者に対しては，原則ベッドサイドで介入を実施する．医療機関の感染管理委員会へは，スタッフの代表者が参加することも重要である．

　最後に，理学療法士は自らの健康管理に注意を払い，自分自身が感染源に曝露したり，感染源や媒介者とならないような対応が求められている．

ここがポイント！
新型コロナウイルス感染症
2019年末頃より新型コロナウイルス感染症（coronavirus disease 2019：COVID-19）が中国の武漢市を中心に出現し，世界的大流行（パンデミック）となった．日本における感染者集団（クラスター）の発生場所には，複数の医療機関と福祉施設がある．
新型コロナウイルスは，飛沫感染と接触感染が主と考えられている．理学療法士として，流水と液体石けんによる手洗いや速乾性手指消毒薬による手指消毒に加え，適度な換気の実施が必須である．

■引用文献

1）志自岐康子編：基礎看護学（3）基礎看護技術．第6版．メディカ出版；2017．p.107-36.
2）日本環境感染学会監：病院感染防止マニュアル．2001.
3）厚生労働省：高齢者介護施設における感染対策マニュアル改訂版．2019．p.5，37，44.
　　https://www.mhlw.go.jp/content/000500646.pdf
4）国公立大学附属病院感染対策協議会編：病院感染対策ガイドライン2018年版．じほう；2018．p.12-3.
5）厚生労働省：医療機関における院内感染対策について．2014.
　　https://www.mhlw.go.jp/web/t_doc?dataId＝00tc0640＆dataType＝1＆page

LECTURE
12

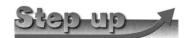

個別の感染症の特徴，感染予防，発生時の対応

1) インフルエンザ（インフルエンザウイルス）

　主に冬季に流行し，急な発熱（38〜40℃）が特徴であり，鼻汁，咽頭痛，咳などの呼吸器症状に加え，倦怠感，筋肉痛，関節痛などの全身症状も強く，5日ほど続く．気管支炎や肺炎を併発しやすく，重症化すると心不全を起こすこともあり，体力のない高齢者にとっては命にかかわることもある．感染経路は，咳やくしゃみなどによる飛沫感染が中心であり，汚染した手を介して鼻粘膜への接触で感染する場合もある．潜伏期は1〜3日が多く，感染者が他に伝播させる時期は，発症の前日から症状が消失して2日後までとされている．

　平常時の対応として，インフルエンザウイルスは感染力が非常に強いため，可能な限りウイルスを病院内に持ち込まないようにすることが基本である．病院内でインフルエンザが発生した場合には，感染の拡大を可能な限り阻止し，被害を最小限に抑えることが重要となる．

　予防措置策としては，患者と医療従事者のワクチン接種が前提となる．また，咳をしている人には，サージカルマスクをしてもらい，患者や面会者にはマスクを着用してもらう．

　感染を疑った場合の対応策を以下にあげる．

① 疑う症状があった場合，早めに医師の診察を受ける．

② 個室が足りない場合，同じ症状の人を同室とする．

③ ケアや処置をする場合，医療従事者はサージカルマスクを着用する．

④ 罹患した患者が部屋を出る場合，マスクを装着する．

⑤ 医療従事者が感染した場合の休業期間を病院で決めておく．現在，「改正学校保健安全法施行規則」では，「発症した後5日を経過し，かつ，解熱した後2日を経過するまで」をインフルエンザによる出席停止期間としている．

2) ノロウイルス感染症，感染性胃腸炎（ノロウイルス）

　ノロウイルスは，冬季の感染性胃腸炎の主要な原因となるウイルスであり，感染力が強く，集団感染を起こしやすい．ノロウイルスは汚染された貝類を，生あるいは十分加熱調理しないで食べた場合に感染するが，医療機関や高齢者介護施設においては感染者を介した「ヒト→ヒト感染」が圧倒的に多い．特に，高齢者介護施設においては，入所者の便や嘔吐物に触れた手指で取り扱う食品などを介して二次感染を起こす場合が多い．また，手すり，ドアノブ，水道の蛇口，テーブルなどの施設内で手に触れる場所により，二次感染を起こすことがある．加えて，嘔吐した際の飛沫により感染することもある．潜伏期は1〜2日で，主症状は悪心・嘔吐，腹痛，下痢などで，通常これらの症状が1〜2日続いた後に治癒する．

　平常時の対応は，正しい手洗いおよび消毒の実行である．特に，ノロウイルスはアルコールによる消毒効果が弱いため，液体石けんによる手洗いが重要である（表1）．疑うべき症状と判断のポイントは，嘔吐と下痢であり，噴射するような激しい嘔吐や水様便は注意を要する．

表1　嘔吐物・排泄物の処理方法

嘔吐物の場合

● 使い捨て手袋とガウン，マスクの着用
● 周囲2メートルは汚染していると考え，濡れたペーパータオルや布などを嘔吐物に被せて拡散を防ぐ
● 次亜塩素酸ナトリウム液（0.1%）で確実に拭き取り，使用したペーパータオルや布はビニール袋に入れて，感染性廃棄物として処理する
● 処理後は手袋，ガウン，マスクをはずして液体石けんと流水で手洗いする
● 次亜塩素酸ナトリウム液を使用した後は，窓をあけるなどして換気する

排泄物の場合

● 使い捨て手袋とガウン，マスクの着用
● おむつは，はずしたらすぐにビニール袋に入れ，感染性廃棄物として処理する
● トイレ使用時は換気を十分にし，便座や周囲の環境も十分に消毒する
● 使用した洗面所などはよく洗い，消毒する
● 処理後は手袋，ガウン，マスクをはずして液体石けんと流水で手洗いする

LECTURE **12**

■ **参考文献**

1）厚生労働省：高齢者介護施設における感染対策マニュアル改訂版．2019．

権利擁護と職業倫理

到達目標

- インフォームド・コンセントの意味を理解する.
- 個人情報保護の重要性を理解する.
- 理学療法士に必要な倫理について理解する.
- ハラスメントの詳細について理解する.
- コンフリクトマネジメントについて理解する.
- 「医療広告ガイドライン」について理解する.

この講義を理解するために

　理学療法士は人を相手とする職業であるため,対象者に対してさまざまな配慮が必要になります.医療機関で勤務している場合,その対象は患者だけでなく家族も含まれ,さらに職場の同僚や他職種にも及びます.医療機関以外で勤務している場合であっても,理学療法士という専門職として,また社会人として適切な対応が求められるのは疑いありません.この講義では,初めに患者に対するインフォームド・コンセント(説明と同意)や個人情報保護の重要性などを学習し,併せて職業倫理について理解を深めます.さらに,社会人として働いていくうえで知っておくべきハラスメントの問題や,職場内で対立が起こった場合の対処の仕方としてのコンフリクトマネジメントの考え方について学びます.最後に,社会をとりまくさまざまな広告,宣伝などの基本となる「医療広告ガイドライン」についても理解を深めます.

　権利擁護と職業倫理を学ぶにあたり,以下の項目をあらかじめ学習しておきましょう.

　　□ 情報管理について復習しておく(Lecture 10 参照).
　　□ 理学療法士の業務について考えておく.

講義を終えて確認すること

　　□ インフォームド・コンセントの意味を知り,理学療法士の役割について理解できた.
　　□ 個人情報保護の重要性が理解できた.
　　□ 理学療法士に必要な職業倫理と研究倫理について理解できた.
　　□ ハラスメントの種類を知り,具体的な内容が理解できた.
　　□ 医療現場におけるコンフリクトマネジメントについても理解できた
　　□ 「医療広告ガイドライン」について理解できた.

インフォームド・コンセント
(informed consent；説明と同意)

1. インフォームド・コンセント (説明と同意)

「インフォームド」は「説明を受けて理解している」という意味を含み，「コンセント」は同意あるいは拒否を含む対象者 (患者) の意思表示権を意味するものである[1]．よって，インフォームド・コンセントとは，患者・家族が病状や治療について十分に理解し，また医療従事者も患者・家族の意向やさまざまな状況，説明内容をどのように受け止めたか，どのような医療を選択するか，患者・家族，医療従事者，ソーシャルワーカーやケアマネジャーなどの関係職種と互いに情報を共有し，皆で合意するプロセスである．

インフォームド・コンセントは，ただ単に病状を告げたり，リハビリテーションの計画を説明して同意書を得ることではない．日常の場面においても，患者と医療従事者は十分に話し合い，どのような治療を行うか決定する必要がある．

1) 理学療法とインフォームド・コンセント

理学療法を含め，医療を提供する場合は，その内容についての説明の義務がある．理学療法で実施する治療は患者への侵襲性が低いため，外科手術や深刻な病状説明などのように詳細なインフォームド・コンセントは必要ないと考えられがちである．しかし，「医療法」第1条の4第2項[2]には，「医師，歯科医師，薬剤師，看護師その他の医療の担い手は，医療を提供するに当たり，適切な説明を行い，医療を受ける者の理解を得るよう努めなければならない」と示されている (**巻末資料・表1参照**)．医療ではどの分野であってもある程度の危険性，あるいは不快感が伴うため，たとえ小さな処置や治療であってもすべて目的，内容，危険性など，少なくとも初回は丁寧に説明する必要がある．

2) インフォームド・コンセントにおける倫理的課題

インフォームド・コンセントにおいて，患者・家族が医療従事者から説明された内容を十分に理解できていない，医療従事者が患者・家族の権利を尊重できていないなど，十分な合意形成ができないまま，医療が提供されることがある．そのようなとき，患者・家族が病状説明の内容が腑に落ちない，医療従事者に対して不信感を抱くなどの問題が生じることがある．

インフォームド・コンセントは，患者の知る権利，自己決定権，自律の原則を尊重する行為であることを根底にし，患者・家族と医療従事者が互いに信頼に満ちた関係になっているよう努めなくてはならない．患者の尊厳を守り，患者・家族の権利に配慮したインフォームド・コンセントになっているかという視点で考える．患者・家族の関心事 (気がかりな内容) を重視し，患者・家族と医療従事者が互いを表現し合う場をもっているか，特に，病状説明においては選択する医療行為の利害と患者・家族の生活，人生への影響を考えられるようなプロセスにする．

3) インフォームド・コンセントにおける理学療法士の役割

インフォームド・コンセントにおいて必要とされる理学療法士の役割は，患者が十分に理解したうえで医療を選択し決定できるように十分な情報を丁寧に伝えることである．また同時に，患者・家族の権利を尊重するために積極的にはたらきかけるアドボカシーである．患者が聞きたいと思っている情報を十分に聞くことができ，患者と医療従事者双方が納得した意思決定にすることが医療従事者，すなわち理学療法士の役割である．

日本理学療法士協会が作成した「理学療法士の職業倫理ガイドライン」[3]には，イン

気をつけよう！

ある患者にホットパックを当てる場合，その効果などを説明すると同時に，火傷に関するリスクについても説明する必要がある．もし，説明していなければ，患者は熱くても我慢してしまい，その結果，火傷を負うかもしれないからである．

MEMO

アドボカシー (advocacy)
権利擁護や弁護をすることを意味する．自分の意思を表明することが難しい患者 (子ども，障害のある人，高齢者など) に代わり，病院から独立した第三者がその人の権利を擁護し，救済することを指す．治療を受ける・受けない，入院する・しないなどについて人権侵害があった場合，第三者が患者の意思を病院側に伝え権利を守ることや，患者自身が解決できるよう援助することもある．

LECTURE
13

フォームド・コンセントについて以下のように書かれている.

①患者および対象者の請求に対し，あるいは請求がなくても必要により，患者および対象者と家族へ，状況を説明する義務がある.

②説明においては，医師およびチームメンバー（スタッフ）と協調して連携のうえ，診療や指導の方針と説明の範囲を確認しておかなければならない.

③医師から判断を任されている事項については，患者および対象者に協力を求めることで責務に対する働きかけを行い，患者および対象者の同意を得なければならない.

④判断能力のある患者や対象者が求める範囲が説明義務となるが，患者や対象者には「知らされない権利」もあることを承知しておく.

2. 個人情報保護

個人情報の取り扱いに関する法律である「個人情報保護法」において個人情報とは，生存する個人に関する情報であって，当該情報に含まれる氏名，生年月日その他の記述等により特定の個人を識別することができるものをいう．また他の情報と容易に照合することができ，それにより特定の個人を識別することができることとなるものを含む.

理学療法業務において理学療法士は，患者の氏名，年齢，診断名，職業，家族構成，さらには検査結果などの多くの情報をカルテや患者自身から得ることができる立場にあるため，個人情報の取り扱いには注意が必要であるとともに，義務および責任を背負っていることを認識しなければならない．「理学療法士の職業倫理ガイドライン」[3]においても，臨床上知りうる情報に関し，守秘義務と個人情報保護について記されている.

1）守秘義務

①「理学療法士および作業療法士法」第16条および「刑法」第134条に則り，患者および対象者の秘密を正当な理由なしに第三者に漏らしてはならない.

②秘密とは診療や相談指導の過程で知りえた患者および対象者の秘密であり，心身の障害や病状には限らず，その事項が他人に知られないことが本人の利益である限り秘密であることを認識する.

③診療録やパソコン・データ，メモ，および会話などについて，漏示の防止に努めなければならない.

2）個人情報保護

①高度情報社会にあって，守秘義務と合わせて，プライバシー保護の観点から個人情報および個人に関する情報が公になることを防がねばならない.

②患者や対象者に関する，氏名や生年月日および住所などの個人情報は，漏えいのないように保護しなければならない.

③患者や対象者の病状・患者評価・治療プログラム・治療の効果と治癒状況などに関する情報など，患者や対象者の個人に関する情報は，漏えいのないように保護しなければならない.

④施設の職員に関する，氏名や生年月日などの個人情報は，漏えいのないように保護しなければならない.

⑤施設の職員の，身体的特徴や性格など個人に関する情報は，漏えいのないように保護しなければならない.

したがって，理学療法士は，次に説明する高い倫理観のもとに個人情報を取り扱うことが責務である.

MEMO
患者の権利として，教育や研究に参加することが拒否できる.

MEMO
個人情報保護法
正式名称は「個人情報の保護に関する法律」．2003（平成15）年に成立し，2005（平成17）年4月1日に全面施行された.

気をつけよう！
患者の個人情報をむやみに外部に持ち出すことは禁じられている．臨床実習では担当患者の情報をカルテなどから収集し，さらに直接患者を評価した結果をメモなどに記録することが多い．もしそのメモを院外のどこかで落としてしまったら，大きな問題になる．メモであっても個人情報の取り扱いには十分に気をつけなければならない（Step up参照）.

MEMO
原則として，診療録の開示はあらかじめ本人の同意を得ることが求められている.

LECTURE 13

調べてみよう
「理学療法士の職業倫理ガイドライン」のなかで，個人情報の保護や守秘義務について言及されている内容について調べてみよう.

3. 倫理

　倫理とは, 人として守り行うべき道, 善悪や正邪の判断において普遍的な基準となるもの, 道徳, モラルなどとされている. よって, 倫理は社会で共存するために守るべき規範や秩序のことであり, 人間関係において最も必要なものといえる.

1）理学療法士の職業倫理

　理学療法士は, リハビリテーション医療において重要な役割を担っている医療専門職種であり, 今や社会における認知度も高くなっている. 近年, 理学療法士養成校の急激な増加に伴い, 社会全体における若手の理学療法士の割合が増えているが, 理学療法士全体の数が増えることによって社会が理学療法士をみる目も厳しくなる. これに加え, 社会的モラルの低下や職業倫理観の不足や欠如に起因すると思われる事故や事件が日々報道され, 職業倫理の破壊が始まったとさえいわれる. 理学療法士に対しても品性が問われ, 治療者としての知識や技術の向上だけでなく, 倫理観（モラル）の常なる向上を心がけ, 各々がふさわしい品位を身につけ, かつ保つように努めなければならない[3].

　理学療法士の職業倫理とは, 治療対象となる患者に対してその職務を遂行するうえで守る倫理であり, このなかには, インフォームド・コンセントの実施や個人情報保護, そして治療における適切な介入方法の選択とリスク管理, ハラスメントの防止などが含まれている.

2）理学療法士の研究倫理

　理学療法士は, 臨床家であると同時に研究者でなければならない. その理由は, 日々の臨床において生じた疑問を研究という手法を用いて解決し, 結果からより効果的な治療法を開発していくという責務があるからである. そのため, 患者を対象とした研究を実施することがあるが, 人を対象とした臨床研究を行う場合, 必ず遵守しなければならない研究倫理指針が文部科学省および厚生労働省から発表されている[4].

　「理学療法士の職業倫理ガイドライン」[3]では, 研究モラルについて次のように記載している.

①研究にあたっては, 「ヘルシンキ宣言」や厚生労働省告示「臨床研究に関する倫理指針」を守る.

②対象者がいるときは, 対象者の了解を得て, その旨を論文に記載する.

③対象者の人権や権利を守り, 対象者が不利益を受けることのないように配慮する.

④発表においては, モラルを守り, 対象者のプライバシー保護や匿名性や機密性の保護に配慮する.

　したがって, 理学療法士は高い倫理観をもっていなければできない仕事であることを改めて認識すべきである.

4. ハラスメント

　一般的にハラスメントとは, 「人に迷惑をかけること」「嫌がらせ」であり, 「自分の意に反して不快にさせられること」である. 地位や権力などを背景に相手に嫌がらせを行うパワーハラスメント（パワハラ）や, 男女を問わず性的な嫌がらせを行うセクシュアルハラスメント（セクハラ）など, さまざまな種類のハラスメントがある. ハラスメントは, 行った側の意識の有無には関係なく, たとえ本人にそのつもりがなくても, 相手を傷つけたり, 苦痛を与えたり, 不利益を与えたりする行為はすべて該当する. 代表的なハラスメントを表1に示す. ハラスメントは, これ以外にもさまざまなものがある.

表1　代表的なハラスメント

ハラスメント名（略名）	内容
パワーハラスメント（パワハラ）	職務上の地位や人間関係などの優位性を背景に，適切な範囲を超えて苦痛を与えること
セクシュアルハラスメント（セクハラ）	性的嫌がらせのことで，男性から女性に行われるものが多い．大きくは「対価型セクシュアルハラスメント」と「環境型セクシュアルハラスメント」に分けられる
モラルハラスメント（モラハラ）	言葉や態度によって継続的に精神的な嫌がらせをすること
ドクターハラスメント（ドクハラ）	医療従事者が患者に対して行うハラスメントで，診察や治療する立場の医療従事者が，言葉や態度，雰囲気によって患者に不快な思いをさせること
ジェンダーハラスメント（ジェンハラ）	「男らしさ」「女らしさ」を強要する嫌がらせのこと．性別に関する偏った見方をするハラスメント
アカデミックハラスメント（アカハラ）	大学教員などが，その立場を利用して学生に嫌がらせをすること
マタニティーハラスメント（マタハラ）	職場において，妊娠しているまたは出産した女性に対して行われる嫌がらせのこと
エアーハラスメント（エアハラ）	周りの和やかな雰囲気を壊す発言や態度をとること．また，空調の温度による嫌がらせを意味する場合もある
リストラハラスメント（リスハラ）	仕事において無理難題を押しつけるなどして，解雇や退職に追い込むこと
アルコールハラスメント（アルハラ）	飲酒にまつわる嫌がらせで，上下関係を利用して本人の体質や体調，意向を無視して飲酒を強要する，あるいは一気飲みをさせること
スモークハラスメント（スモハラ）	喫煙者が非喫煙者に行う嫌がらせで，受動喫煙をさせたり煙草を吸うことを強要したりすること
スメルハラスメント（スメハラ）	においによって他人を不快な気持ちにさせる行為．口臭や体臭の他に，香水や芳香剤のにおいもハラスメントの要因となる

表2　パワーハラスメントの3つの構成要素を満たす6つの行為類型の例

類型	構成要素を満たす6つの行為類型の例
①身体的な攻撃	上司が部下に対して，殴打，足蹴りをする
②精神的な攻撃	上司が部下に対して，人格を否定するような発言をする
③人間関係からの切り離し	自身の意に沿わない社員に対して，仕事を外し，長期間にわたり，別室に隔離したり，自宅研修させたりする
④過大な要求	上司が部下に対して，長期間にわたる，肉体的苦痛を伴う過酷な環境下での勤務に直接関係のない作業を命ずる
⑤過小な要求	上司が管理職である部下を退職させるため，誰でも遂行可能な業務を行わせる
⑥個の侵害	思想・信条を理由とし，集団で同僚1人に対して，職場内外で継続的に監視したり，他の社員に接触しないよう働きかけたり，私物の写真撮影をしたりする

※例については，「職場のパワーハラスメント防止対策についての検討会報告書」[6]から作成.
（厚生労働省：パワーハラスメント対策導入マニュアル—予防から事後対応までサポートガイド．第4版[5]）

また，ハラスメントは職場におけるスタッフ間だけでなく，臨床実習指導における学生へのハラスメントや，患者を治療する際の患者へのハラスメントなど注意が必要である．

以下に，職場でのパワーハラスメント，セクシュアルハラスメント，そして臨床実習における学生へのハラスメントなどについて具体的に解説する．

1）職場でのパワーハラスメント

職場でのパワーハラスメントとは，「同じ職場で働く者に対して，職務上の地位や人間関係などの職場内の優位性を背景に，業務の適正な範囲を超えて，精神的・身体的苦痛を与える又は職場環境を悪化させる行為」[5]をいう．

パワーハラスメントの6つの型を**表2**[5,6]に示す．ただし，これ以外もパワーハラスメントと判断される場合もある．

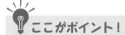

ここがポイント！
リハビリテーション部の課長が，何度注意してもたびたび遅刻してくる職員に対して，部署のみんなの前で怒鳴りつけたとしたら，これはパワーハラスメントになるだろうか？　答えは必ずしもパワーハラスメントにあたるわけではない．その理由として，職員の明らかな業務規律違反を，課長が業務上の相当範囲内で指導していると解釈できるからである．ただし，言葉の強さや発言内容によってはパワーハラスメントにあたるため，注意が必要である．

MEMO
優位性を背景にしたハラスメント
上司から部下に行われるものだけでなく，先輩–後輩間や同僚間，部下から上司に対してなど，さまざまなものがある．

LECTURE 13

気をつけよう！

ある言動や行為がセクシュアルハラスメントになるかどうかは，相手がどう感じるかで決まる．自分にはそのつもりがなくてもセクシュアルハラスメントになることを理解すべきである．

ここがポイント！

不当な扱いには，担当患者数が過剰に増えることや，逆に患者数を減らされてまったく担当させてもらえなくなることなどがある．

コンフリクトマネジメント
(conflict management)

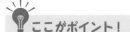
LECTURE
13

2）職場でのセクシュアルハラスメント

職場でのセクシュアルハラスメントとは，「職場において行われる性的な言動に対する労働者の対応により当該労働者がその労働条件につき不利益を受けるものと，当該性的な言動により労働者の就業環境が害されるもの」[7]と定義される．セクシュアルハラスメントは，働く人の個人としての尊厳を不当に傷つける社会的に許されない行為であるだけでなく，働く人が能力を十分発揮することへの妨げとなる．

近年では，女性に対するセクシュアルハラスメントに加え，男性や同性に対するセクシュアルハラスメントも起こっており，問題になっている．

セクシュアルハラスメントの代表的な型として，対価型セクシュアルハラスメントと環境型セクシュアルハラスメントの2つがある[7]．これら以外にも，「女なんだから○○」「男なんだから○○」「女性はサポート役」など，性別によってこうあるべきといった発言などもセクシュアルハラスメントとなる．

（1）対価型セクシュアルハラスメント

労働者の意に反する性的な言動に対する労働者の対応（拒否や抵抗）により，その労働者が解雇，降格，減給などの不利益を受けることである[7]．理学療法の治療の練習と称して胸などの身体を触ろうとしたため，拒否したところ，不当な扱いを受けるようになったなどである．

（2）環境型セクシュアルハラスメント

労働者の意に反する性的な言動により労働者の就業環境が不快なものとなったため，能力の発揮に重大な悪影響が生じるなど，その労働者が就業するうえで看過できない程度の支障が生じることである[7]．職場内で日常的に胸やお尻などを触る上司がおり，それを苦痛に感じて就業意欲が低下するなどである．

3）臨床実習におけるハラスメント

臨床実習は，学内で勉強した内容をもとに，臨床現場において臨床実習指導者（以下，指導者）の指導を受けながら，さらなる知識を吸収し治療技術を磨くことで，理学療法士としての基礎を築くために重要なカリキュラムである．多くの学生はこの臨床実習を最大の難関ととらえ，毎日大きなプレッシャーや緊張と闘っていることと思われる．しかし，この臨床実習において，指導者や実習施設のスタッフ，あるいは患者からなんらかのハラスメントを受ける学生も存在する．現代社会ではハラスメントについての意識が高まっていることから，以前に比べ臨床実習におけるハラスメントを受ける学生の数は減少している[8]が，今でも少なからず被害にあう学生がいる．指導者からの「治療技術の指導と称した身体接触」や，「性体験，性関係に関して聞かれる」などがあたる．また，患者からは，「トランスファー時に過剰に抱きつかれる」「連絡先を聞かれる」などがある（Step up 参照）．

5．コンフリクトマネジメント

コンフリクトは，「意見や利害の衝突，葛藤，対立」といった概念を意味する言葉である．組織運営においてネガティブにとらえられる意見の衝突や対立を，組織の活性化や成長の機会ととらえ，積極的に受け入れて問題解決を図ろうとする考え方をコンフリクトマネジメントとよぶ．コンフリクトを戦略的に活用することで，組織内のコミュニケーションや人間関係が強固になったり，異なる意見を集約する過程で新しいアイデアが生まれたりするなど，組織にとって多くのメリットが期待できる．

1）勤務先の部署内におけるコンフリクトマネジメント

理学療法士が病院で働く場合，その職場のスタッフは，大学や専門学校などのさまざまな養成校で異なる教育課程を経て同じ職場で働くようになったため，仕事に対す

る取り組み方や患者の治療に対する考え方などの違いがある．小さな違いが日々積み重なることで，時にいろいろな対立や葛藤が生じることがある．そしてそれが大きな対立を生めば，部署は統率がとれず機能しなくなる．しかし，コンフリクトに正しく対処できれば，意見の衝突や感情的な対立は必要なくなり，むしろ大きなメリットを見出すことも可能となる．意見の対立があれば，当事者同士が本音を率直にぶつけ合って相互理解を深めるなど，風通しのいい部署の雰囲気をつくることができる．

　人がコンフリクトに直面したときにとる態度は，以下の5つに分類できる．

- **競争**：自己主張が強く非協力的な態度．パワーや権威で圧倒し，相手に自分の意見を強制する．
- **受容**：自己主張せず，協力的な態度．自分の利益や要求より相手を優先して解決する．
- **妥協**：双方が要求水準を下げて，自分の利益や主張は限定的な実現を目指す．
- **回避**：自己主張せず，非協力的な態度．対立する状況を回避し，解決を先送りする．
- **協調**：自己主張が強く，協力的な態度．対立点を明確にしながら，お互いの利益を尊重する建設的な議論で解決する．

　コンフリクトマネジメントでは，お互いが"win-win"の関係になれるような方策を前向きに考えることが大切であるため，協調によって問題を解決すべきである．

2) 医療現場でのコンフリクトマネジメント [9)]

　医療現場で患者に不利益なことが起こった場合，家族は不安や葛藤に襲われてパニック状態になることがある．そして，医療者側と家族の意見や価値観に相違が生じ対立する．これらを解決するため，第三者（調停役）が家族と向き合いながら主張や不安を聞き出すことで現実を正しく理解してもらい，立ち直れるように支援することで解決に導く．医療におけるコンフリクトマネジメントでの大切なことは，「医療従事者が相手（苦しむ患者）への深い共感と公正な倫理観をもって協調的対話を続けること」である．医療従事者は日常診療の場において対話により常に患者と良好なパートナーシップを築き，医療の悪い結果や医療事故が起こったときにも，共感と倫理観をもって対話を続けることが必要である．

6.「医療広告ガイドライン」

　「改正医療法」では，国民の医療に対する安心・信頼を確保し，質の高い医療サービスが適切に受けられる体制を構築するための種々の措置を講じている．そのなかの一つに「患者等への医療に関する情報提供の推進」があり，広告規制の見直しを実施している．これは患者に対して提供される医療情報を拡大する観点から，医療機関の任意で行われる広告に関する規制を見直している．この広告規制の見直しが「医療広告ガイドライン」であり，医療機関における広告適正化のための指導等に関する指針となっている．

　この指針は時代の変化に対応して何度も見直しがされており，2018（平成30）年6月1日の「医療広告ガイドライン」改訂 [10)] により医療機関のウェブサイトなどについても，他の広告媒体と同様に規制の対象とし，虚偽または誇大などの表示を禁止し，是正命令や罰則などの対象とすることになっている．

1)「医療広告ガイドライン」の基本的な考え方 [10)]

　医療に関する広告は，患者などの利用者保護の観点から，次の考え方に基づき限定的に認められた事項以外は，原則として広告が禁止されていた．

①医療は人の生命・身体にかかわるサービスであり，不当な広告により受け手側が誘

MEMO

win-win の関係
相手も自分も両者が勝ちという意味の経営学用語．

MEMO

医療広告ガイドライン
正式名称は「医業若しくは歯科医業又は病院若しくは診療所に関する広告等に関する指針」．2007（平成19）年策定．

改正医療法
正式名称は「医療法等の一部を改正する法律」．2017（平成29）年公布．

気をつけよう！
SNS（social networking service）は，現在，情報ツールとして最も多く利用されているが，リハビリテーション分野でもさまざまな広告がインターネット上に掲載されている．なかには「医療広告ガイドライン」の規制の対象となる呼称や用語が数多く使用されているものもある．その広告を読んで，勘違いをしたり，適切な判断ができなくなったりする患者もいる．「医療広告ガイドライン」に則った正しい情報を提供するようにしなければならない．

LECTURE 13

引され，不適当なサービスを受けた場合の被害は，他の分野に比べて著しい．

②医療はきわめて専門性の高いサービスであり，広告の受け手はその文言から提供される実際のサービスの質について事前に判断することが非常に困難である．

今回の広告規制の見直しにあたっては，こうした基本的な考え方は引き続き堅持しつつ，規制対象を「広告その他の医療を受ける者を誘引するための手段として表示」に拡大する一方，患者などに正確な情報が提供され，その選択を支援する観点から，医療に関する適切な選択が阻害されるおそれが少ない場合には，幅広い広告を認めることとしている．

MEMO

治療前後の写真や患者の体験談，治療の効果に関する表現などは「医療広告ガイドライン」で規制されている．

2) 理学療法と「医療広告ガイドライン」

理学療法士を含め医療従事者は，「医療広告ガイドライン」の規制内容を理解し，表現内容や方法などに注意を払わなければならない．自分の治療技術に絶対的な自信をもっている理学療法士であったとしても，自身が勤務している部署のホームページに「日本一の理学療法士」や「何でも治せる理学療法士」などの表現を使って掲載するのは誇大広告となり，違反にあたる．また，日本理学療法士協会が認定している，「専門理学療法士」や「認定理学療法士」，さらに学会などが認定している「3学会合同呼吸療法認定士」や「心臓リハビリテーション指導士」「日本糖尿病療養指導士」などの資格についても，厚生労働省の管轄外であり，また専門性資格を認定する団体の基準を満たしていないことから，それを表記して広告することは違反として扱われる可能性が高いのが現状である．

ただし，日本理学療法士協会は近い将来，医療広告に「認定理学療法士」などの資格表記が可能となるよう，「新生涯学習制度」を確立させるなどの取り組みを行っている（Lecture 14 参照）．

■引用文献

1) 岡本珠代：インフォームド・コンセントとクライエント中心医療．理学療法ジャーナル 2002；36 (10)：793-7.
2) 医療法．昭和23年7月30日法律第205号（最終改正：平成18年12月8日法律第160号）．
3) 日本理学療法士協会：理学療法士の職業倫理ガイドライン．
   http://www.japanpt.or.jp/upload/japanpt/obj/files/about/02-gyomu-03rinrigude2.pdf
4) 文部科学省，厚生労働省：人を対象とする医学系研究に関する倫理指針．
   https://www.mhlw.go.jp/file/06-Seisakujouhou-12600000-Seisakutoukatsukan/0000168764.pdf
5) 厚生労働省：パワーハラスメント対策導入マニュアル―予防から事後対応までサポートガイド．第4版．
   https://www.no-harassment.mhlw.go.jp/pdf/pwhr2019_manual.pdf
6) 厚生労働省：職場のパワーハラスメント防止対策についての検討会報告書．2018.
   https://www.mhlw.go.jp/file/04-Houdouhappyou-11910000-Koyoukankyoukintoukyoku-Koyoukikaikintouka/0000201236.pdf
7) 厚生労働省：事業主が職場における性的な言動に起因する問題に関して雇用管理上講ずべき措置についての指針．
   https://www.mhlw.go.jp/content/11909500/000359179.pdf
8) 加藤真弓，鳥居昭久：臨床実習におけるセクシュアルハラスメントについて―アンケート調査結果から．愛知医療学院短期大学紀要 2014；5：79-83.
9) 安藤哲朗：医療と安全―医療コンフリクトマネジメント．現代医学 2012；60 (1)：209-13.
10) 厚生労働省：医業若しくは歯科医業又は病院若しくは診療所に関する広告等に関する指針（医療広告ガイドライン）．
   https://www.mhlw.go.jp/file/06-Seisakujouhou-10800000-Iseikyoku/0000209841.pdf

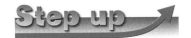

1. 臨床実習におけるハラスメントの現状

　長期にわたる臨床実習では，臨床実習指導者（以下，指導者）と学生という立場で数週間継続した指導が行われることから，どうしても強者（指導者）と弱者（学生）という構図になりやすい．そのため，指導者の学生に対する指導の仕方（発言）がパワーハラスメントとなってしまったり，治療技術の指導による身体接触がセクシュアルハラスメントにとらえられたりすることも少なくない．このような事態が発生すると，指導者も学生も双方が嫌な思いをするだけであり，臨床実習において学生が得るものが少なくなってしまう．

　実際に臨床実習におけるセクシュアルハラスメントの発生率を調査した研究によると，2001～2005年度の5年間では，16～18％の学生が直接経験した，あるいは見聞経験があると報告[1]されているが，2010～2013年度の4年間では約3％[2]と大きく減少している．しかし，セクシュアルハラスメントを経験している学生がいるという事実に変わりはない．また，加害者の立場については，2007年の報告[1]では，約60％が指導者や施設関係者で，約35％が患者やその家族，そして自分以外の実習生が5％程度であったが，2014年の報告[2]では100％が患者またはその家族という驚きの結果となっている．

　一方，指導者からの不当待遇の有無を調査した研究[3]では，理学療法学科の学生で不当待遇を感じた割合は59.7％で，その内容は「学業に関する不当な待遇」「言葉による不当な待遇」が多かったと報告されている．

　臨床実習指導のあり方が時代とともに徐々に変化してきていることもあり，指導者からのハラスメントは減少しているものの，患者やその家族からセクシュアルハラスメントを受けるという現状に対し，なんらかの対策を早急に講じる必要がある．

臨床実習でハラスメントを受けたときの対処法

　2018（平成31）年度より，「理学療法士作業療法士臨床実習指導者講習会の開催指針」平成30年10月5日付け医政発1005第2号に則った臨床実習指導者講習会が開催されるようになり，学生指導の仕方も以前に比べ大きく変化してきている．指導者によって指導方法や注意の仕方はさまざまであり，臨床に従事しながら指導するため，十分な指導を受けられていないこともある．実習生は社会的に未熟であるため，実習態度や言葉づかいなどにおいて注意が必要な場面も多々ある．教育的知識が不十分な指導者と実習生との間で，ハラスメントが生じる可能性も少なくない．

　実習中に発生する可能性のあるハラスメントには，パワーハラスメント，セクシュアルハラスメント，アカデミックハラスメント，モラルハラスメントなどがある．それらのハラスメントを受けた場合はどのように対処したらよいだろうか？　臨床実習中におけるハラスメントについては「我慢している」という割合が多いと報告[1,2]されているが，実習生は決してハラスメントを我慢する必要はない．実習中の学生は弱い立場にあると思いがちであるが，決してそんなことはない．自分が受けたハラスメントに対して抗議したからといって，実習が不合格になることは決してない．

　ハラスメントを受けたときの対処法を表1に示す．実習中は，報告・連絡・相談の「ほうれんそう」が基本であることを忘れてはならない．

表1　ハラスメントを受けたときの対処法

●ハラスメントを受けた日時と内容などを詳細に記録する
●指導者からハラスメントを受けた場合は，その内容についてすぐに学校の教員に報告する
●患者からハラスメントを受けた場合は，すぐに指導者に報告する
●実習生間でハラスメントを受けた場合は，学校の教員と指導者に報告する

LECTURE
13

2. 個人情報の取り扱いにおける管理 (臨床実習も含む)

　理学療法の業務における患者の個人情報の取り扱いは，「理学療法士及び作業療法士法」や「個人情報保護法」をはじめとする法律によって規定されている他，「理学療法士の職業倫理ガイドライン」[5] などにも理学療法士の責務として明記されている.

　また，臨床実習における学生という立場でも医療チームの一員と見なされており，実習中に知りえた患者の個人情報に対する責任があるという点では資格をもつ理学療法士となんら変わりはない. 実習で得た患者の個人情報が，単なる教材ではないことを認識すべきである. 臨床実習における個人情報の取り扱いの詳細は，各養成校で作成されている指針や規定に従うべきであり本講義では割愛するが，通常の臨床場面においても原則は以下の2点に集約されると思われる.

①守秘義務の遵守：知りえた個人情報を他に漏らしてはならない.
②個人情報保護の遵守：知りえた個人情報を施設外に持ち出してはならない.

　ただし，現実には業務や学習の必要上，やむをえず患者の個人情報を施設外に持ち出す必要が生じることがある. とりわけ臨床実習においてはその可能性が高いため，その際の注意事項の概要を表2に示す.

表2　臨床実習における個人情報の取り扱いに関する注意事項 (概要)

1. 原則：知りえた患者や利用者 (以下，患者) の個人情報は持ち出してはならない
2. 個人情報とは
   - 患者個人に限らず，同室の患者の家族などを含む，知りえた個人に関する情報
   - 氏名，生年月日，住所，日付を含む病状経過，画像，動画，実習施設名，社会的情報，身体情報など，生存する特定の個人を識別することができるものすべてを示す
   - 他の情報と合わせて容易に特定の個人を識別できる可能性があるものも含む
3. やむをえず患者の個人情報を持ち出す場合は，患者・指導者の許可を得たうえで，個人が特定されないよう「個人情報の匿名化」が必須である
   1) 個人情報の匿名化とは，個人情報から氏名，年齢，生年月日，住所など，個人を識別する情報を取り除くことで，特定の個人を識別できないようにすることを示す
      例)
      - 氏名：「A 氏」「B 氏」「C 氏」などで表記. 「K.N 氏」のようなイニシャルは用いない
      - 年齢：「60 歳代前半」などと表記. 正確な年齢や生年月日は記載しない
      - 病歴などの年月日：20XX 年 Y 月 Z 日，手術日＋○日などと表記. 具体的な年月日は記載しない
      - 実習施設名：メモやデイリーノートを含む診療記録，症例報告を含めどこにも記載しない
   2) 患者が特定できる (顔が写っている) 写真や動画などは実習施設外へ持ち出さない
4. 患者の情報が記録された媒体 (メモやノート，症例報告などの紙媒体，パソコンや USB メモリーなどの電子媒体) の紛失・散逸は個人情報の漏えいにつながるため，以下の防止策を徹底する
   1) 記録媒体はケースや袋に入れ，身の回りから離さないようにする
   2) 記録媒体は実習施設，養成校，自宅および宿泊 (下宿) 施設間の移動以外には持ち歩かない
   3) 不要となった紙媒体はシュレッダーで裁断のうえ破棄する. 電子媒体は内容を消去する
5. 電子媒体について
   1) パソコン，USB メモリーなど電子媒体を用いる場合は必ずパスワードを設定する
   2) 上記 2. の個人情報は，電子媒体のフォルダ名，ファイル名にも記載しない
   3) ファイルをメール添付で送受信しない. クラウドストレージサービスも利用しない
   4) ウイルス対策ソフトは最新の状態を維持する
6. 個人情報を SNS や動画投稿サイトに投稿しない. 実習施設外で患者の個人情報に関する会話はしない
7. 個人情報保護の遵守ができなかった場合は，その重大性と状況に応じて処分が下される. 個人情報漏えいが発生したと認定された場合，二次被害の防止等の観点から「個人情報保護法」第 7 条にかかわる見解に鑑み，事実関係を公表しなければならない. また，損害賠償支払を命じられることもある

LECTURE
13

■引用文献

1) 加藤真弓ほか：臨床実習におけるセクシュアルハラスメントについて—アンケート調査から. リハビリテーション教育研究 2007；12：85-8.
2) 加藤真弓，鳥居昭久：臨床実習におけるセクシュアルハラスメントについて—アンケート調査結果から. 愛知医療学院短期大学紀要 2014；5：79-83.
3) 松﨑秀隆，原口健三ほか：臨床・臨地実習で医療系学生が感じる不当待遇. 理学療法科学 2015；30 (1)：57-61.
4) 厚生労働省：理学療法士作業療法士臨床実習指導者講習会の開催指針. 平成 30 年 10 月 5 日付け医政発 1005 第 2 号. 2018.
5) 日本理学療法士協会：理学療法士の職業倫理ガイドライン.
   http://www.japanpt.or.jp/upload/japanpt/obj/files/about/02-gyomu-03rinrigude2.pdf

教育管理

到達目標

- 診療参加型臨床実習の理念を理解し，診療活動に向けた臨床実習の送り方を意識できる．
- 客観的臨床能力試験（OSCE）などの臨床実習前後の評価の意義と特徴を理解する．
- 国家試験の体制や出題基準を理解し，国家試験に向けた学習の枠組みを意識できる．
- 臨床教育システムの流れと特徴を理解し，理学療法士として働き始めるビジョンを得る．
- 生涯学習制度を知り，理学療法士としての将来像を抱けるようになる．

この講義を理解するために

　この講義は，理学療法や医療的知識を提供するものではなく，学んだ知識を理学療法士としての成長に結びつけるための教育体制の種類としくみ，それぞれの目的を学習します．これによって，各学習ステージでの動機づけが得られて主体性が高まり，中・長期的に効率よく自己成長が促されます．

　これまでに履修した科目とこれから履修する科目の種類とそれぞれの内容について，シラバスを読んで事前に知っておくとイメージを得やすくなります．また，なぜ理学療法士を目指そうとしたかを講義前に改めて意識することで，自己の成長と理学療法学習の密接なかかわりが自然と意識され，今後の学習意欲をさらに高めるものとなります．

　教育管理を学ぶにあたり，以下の項目をあらかじめ学習しておきましょう．

　　□ 本書のシラバスに目を通しておく．
　　□ 自分が理学療法士を目指している理由を書き出しておく．

講義を終えて確認すること

　　□ 診療参加型臨床実習の理念が理解できた．
　　□ 臨床実習で学習する内容を把握することができた．
　　□ 理学療法教育における OSCE の重要性が理解できた．
　　□ 実習前後の評価内容と臨床実習での学習内容の関連を意識することができた．
　　□ 臨床教育システムの種類とそれぞれの活用方法を具体的にイメージできた．
　　□ 生涯学習制度の内容とシステムを理解することができた．
　　□ 学内教育，臨床実習，臨床教育システム，生涯学習制度の流れをシームレスにつなげることができ，将来の成長がイメージできた．

1. 理学療法教育の歴史

　およそ半世紀前，1963（昭和38）年に日本初の理学療法士・作業療法士養成校（国立療養所東京病院付属リハビリテーション学院）が開校し，1966（昭和41）年，183人の理学療法士，および日本理学療法士協会が誕生した．その13年後の1979（昭和54）年，金沢大学医療技術短期大学部に理学療法学科が新設され，そのさらに13年後の1992（平成4）年，広島大学医学部保健学科に理学療法専攻として大学教育が開始された．2年後には卒後教育制度として日本理学療法士協会による新人教育プログラムが開始された．このように，理学療法教育は，有資格者を輩出するだけでなく，教育体制の充実化と卒後教育環境の整備による臨床家の確実な育成を重要視してきた．特に近年では，臨床実習と卒後教育を正しく適合させて質の高い理学療法士を育成することに注力している．

2. 臨床実習の管理

1) 臨床実習の教育体制の分類

　臨床実習の形態は，臨床見学型臨床実習，模擬診療型臨床実習，診療参加型臨床実習の3タイプに分かれる（**表1**）．その一つである診療参加型臨床実習は，学生が患者とのかかわり合いのなかから臨床医学を学ぶ実習方式である．この実習体系では，学生は臨床実習指導者（以下，指導者）や理学療法士，その他の医療従事者で構成される診療チームに「責任をもった」一員として加わり，指導者の指導のもとに実際に患者の診療を行う．これによって，学生は机上で学んだ知識をもとにして，評価技術や治療技術だけでなく臨床推論を学ぶことができ，さらには医療従事者としての態度，礼儀などを含めて総合的な学習が可能となる．

2) 理学療法養成課程における臨床実習の実際
（1）臨床実習の構成

　臨床実習は，原則，見学実習，評価実習，総合臨床実習で構成される．見学実習は患者への対応などを見学する実習であり，評価実習は患者の状態などに関して評価する実習，総合臨床実習は患者の障害像の把握，治療目標と治療計画の立案，治療実践，治療効果を判定するものである．

　2020年度から適用される「理学療法士作業療法士学校養成施設指定規則」（以下，指定規則）上，20単位以上の取得が必要であり，内訳については1単位を40時間以上の実習をもって構成することとし，実習時間外に行う学習などがある場合には，その時間も含め45時間以内とするとされている．そのため，8時間の臨床実習を週5日間実施し，実習時間外の学習を1時間行うという規定が一般的である．しかし，学生の主体的な自己研鑽を制限するものではないため，学生の想いを感じ取って最適な実習形態を模索することが重要であることはいうまでもない．

（2）臨床実習のプロセス

　臨床実習の方法について，評価実習と総合臨床実習については，学生が診療チームの一員として加わり，指導者の指導・監督のもとで行う診療参加型臨床実習が望ましい．学生が資格をもった理学療法士のように患者を担当し，指導者の指導・監督なく，また，監督下であっても指導者の治療方針に沿わないかかわりをもつことは，診療チームの一員として不適格である．一方で，学生の主体性や個性を活かすことは教育的原則であるため，チームの一員として学生の意見を尊重することを忘れてはなら

表1　臨床実習の教育体制の分類

臨床見学型臨床実習
学生は理学療法士が行う医療行為を見学するのみで，直接患者とはかかわらない

模擬診療型臨床実習
実際の患者と接して医療行為を行うが，この行為は実際の医療行為の枠外で患者の協力のもとに特別に設定されている

診療参加型臨床実習
学生は実際に患者の診療チームの一員として参加し，指導者の指導・監視のもとに許容された一定の範囲の介入を行い，患者のリハビリテーションを補助的に支援しながら，理学療法士となるために必要な知識，技能，態度を身につける

LECTURE **14**

ない．そのために，見学や模倣を入り口として取り入れ，それを実践して自らの成長につなげることのできる学生を育てる教育理念を指導者には求めたい．

　また，理学療法士養成施設（以下，養成校）は，学生に実習前の単位の取得を求めるだけでなく，実習に臨むにあたっての適切かつ十分な知識および技術を確認する機会を，客観的臨床能力試験（OSCE）として設け，臨床実習に向けての学生の学習意欲を促す．

　さらに，それぞれの実習終了後に，学生が習得した理学療法の知識や技術，臨床推論を報告する機会を設け，学生の成長に対して適切なフィードバックをすることが重要である．

(3) 臨床実習における具体的な学習（修）内容

　臨床実習では，理学療法技術だけでなく，理学療法士として必要になる資質を含め，多方面での学習（修）が促されるべきである．理学療法学教育モデル・コア・カリキュラムに準じて大別すると，以下a〜eの5項目に分かれる．

a. 理学療法の対象者との関係性構築（表2）[1]

　対象者への共感的態度，尊重，より良い人間関係の構築について学ぶ．

b. チーム内での多職種との関係性および理学療法士としての役割（表3）[1]

　職場における理学療法士の役割と責任，適切な言動について学ぶ．

c. 理学療法プロセスの理解（表4）[1]

　理学療法の技術や流れだけでなく，臨床内容の意義を理解する．そして，学生が自らの考えを発することを目標とする．そのために，指導者を含めてチーム内の多職種の考えや行動を理解することを目指す．このようにして，学生がチーム内の多職種の考えた臨床推論を一員として説明できることを目指す．

客観的臨床能力試験
（objective structured clinical examination：OSCE）

表2　理学療法の対象者との関係性構築における学修目標

①清潔で適切な身だしなみ，ことばづかい，礼儀正しい態度で対象者に接する
②共感的態度をもって，より良い・善い人間関係を構築する
③周囲における自己の存在を意識した言動を行う
④自らが置かれた立場で，必要とされている要件を認識し，他者や指導者の助言などに対して適切に応答する
⑤対象者，家族のニーズ・要望などに対し，自身の感情を制御して接する
⑥対象者，家族にとって，相談しやすい雰囲気づくりを心がける

（日本理学療法士学会コア・カリキュラム検討委員会ほか：理学療法学教育モデル・コア・カリキュラム．2019[1]）

表3　チーム内での多職種との関係性および理学療法士としての役割における学修目標

①医療職としての心得や職場内におけるルールを守る
②部門におけるルールを理解し，診療プロセス（処方の確認，計画書，効果判定，カルテ記録，算定手順など）を理解した言動をとる
③臨床実習指導者と十分なコミュニケーションを保って良好な関係を維持する
④積極的に理学療法スタッフや多職種とかかわり，良好な関係を構築する
⑤インシデント・アクシデントが生じた際には実習施設の手順に従って対応する
⑥守秘義務を果たし，プライバシーを守る
⑦臨床実習施設における多職種連携の展開について見学する

（日本理学療法士学会コア・カリキュラム検討委員会ほか：理学療法学教育モデル・コア・カリキュラム．2019[1]）

表4　理学療法プロセスの理解における学修目標

①検査項目・情報収集項目の抽出・取捨選択の理由を説明する
②検査結果の関連性について説明する
③対象者がかかえる課題を抽出し，その抽出理由について説明する
④対象者の治療目標を設定し，その設定根拠について説明する
⑤理学療法プログラムを選択し，その根拠について説明する
⑥理学療法の即時効果を確認し，その内容について説明する
⑦実施内容を診療記録に記載する
⑧カンファレンスでの症例提示内容について説明する

（日本理学療法士学会コア・カリキュラム検討委員会ほか：理学療法学教育モデル・コア・カリキュラム．2019[1]）

表5　リスク管理における学修目標

①スタンダードプリコーションが実施できる
②バイタルサインの計測を実施する
③意識レベルの評価を見学し，可能ならば実施する
④各種モニターの使用ができる

（日本理学療法士学会コア・カリキュラム検討委員会ほか：理学療法学教育モデル・コア・カリキュラム．2019[1]）

LECTURE 14

表6 理学療法評価における学修目標

①情報収集（診療記録，画像所見，部門内，他部門を含む）を実施する
②フィジカルアセスメント（問診・視診・聴診・触診）を実施する
③基本的な検査測定を実施する
 ●形態計測 ●感覚検査 ●反射検査 ●筋緊張検査
 ●関節可動域計測 ●筋力検査 ●運動耐容能
④姿勢観察を実施する
⑤動作観察を実施する
⑥疼痛の評価を実施する
⑦日常生活活動評価（手段的日常生活活動を含む）を実施する
⑧運動器疾患に関する個別検査を実施する
⑨中枢神経疾患に関する個別検査を実施する
⑩内部障害に関する個別検査を実施する
⑪各種発達評価を実施する

（日本理学療法士学会コア・カリキュラム検討委員会ほか：理学療法学教育モデル・コア・カリキュラム．2019[1]）

表7 理学療法治療技術における学修目標

①運動療法を実施する
 ●関節可動域運動 ●筋力増強運動 ●バランス練習
 ●基本動作練習（随意性の促通を含む）
 ●移動動作練習 ●日常生活活動練習
②物理療法を実施する
 ●温熱療法 ●寒冷療法 ●電気刺激療法
 ●超音波療法 ●水治療法 ●光線療法 ●牽引療法
③義肢装具療法を実施する
 ●長・短下肢装具の適合性の確認
 ●長・短下肢装具の調整 ●福祉用具の選択
 ●車いすの適合性の確認 ●車いすの調整
 ●歩行補助具の調整 ●歩行補助具の使用方法の説明

（日本理学療法士学会コア・カリキュラム検討委員会ほか：理学療法学教育モデル・コア・カリキュラム．2019[1]）

表8 地域理学療法における臨床実習における学修目標

①通所リハビリテーション利用者（個別，集団）に対する理学療法を見学する
②通所リハビリテーション利用者に対する理学療法の一部を経験する
③訪問リハビリテーション利用者に対する理学療法を見学する
④訪問リハビリテーション利用者に対する理学療法の一部を経験する
⑤ケアプランの立案過程を見学する

（日本理学療法士学会コア・カリキュラム検討委員会ほか：理学療法学教育モデル・コア・カリキュラム．2019[1]）

ハーデン（Harden RM）

d. 対象者に対する理学療法の実践

指導者の監督・指導のもとで，学ぶべき項目を以下に記載する．

● リスク管理（**表5**）[1]
● 理学療法評価（**表6**）[1]
● 理学療法治療技術（**表7**）[1]

e. 地域理学療法における臨床実習（**表8**）[1]

通所リハビリテーション，訪問リハビリテーションを含む地域包括ケアシステムにおける理学療法士の役割を理解すると同時に，地域包括ケアシステムに関与する関連専門職の役割を理解することを目指す．

3. 臨床実習の評価方法

1）客観的臨床能力試験（OSCE）とは

OSCEは臨床能力を評価する試験で，1975年にイギリスのハーデンによって提唱され，世界中に普及した．日本では，1993年川崎医科大学で導入され，2005年から全国の医学部でコア・カリキュラムとして実施されることになった．その医学教育モデルを理学療法教育に応用している．机上の試験形式では，知識およびそれに基づいた考えが評価される．一方で，医療系の学生の教育目標としては，知識だけでなく，技術，態度（ふるまい）の成長が求められ，そのような背景からOSCEが普及し定着した．

患者と接する時間が長く，個々の技術レベルが治療成績に大きく影響する理学療法においては，OSCEは理想的で妥当な試験形式といえ，理学療法教育のコア・カリキュラムとしてもすでに位置づけられている．臨床実習に臨むにあたっての必要な能力を評価することで，円滑な臨床実習の進捗を促すだけでなく，OSCEを計画することにより学生の学習に対する動機づけを向上させられること，また，臨床実習に向けた自己の課題が具体化されて，適切な準備ができるなどの大きなメリットがある．

2）OSCEの実施方法

OSCEでは，複数の試験室（ステーション）に学生がローテーションすることが特徴的である．一般的な定期試験では，決められた試験室に試験監督者が入室し，試験問題を配布するという受動的な形態であることと比べて，OSCEでは審査官のいるステーションに学生自ら入退出するという能動性が求められ，初めて患者の病室を訪問するような緊張感が与えられる．なお，試験の公平性を保つため，試験前待機室（控え室）を各ステーションに用意し，1ステーションの試験を終えた学生と試験前の学生が交流できないように設定する必要がある（**図1**）．

3) OSCE の試験項目

OSCE にて試験される項目は，基本的には前述した「(3) 臨床実習における具体的な学習（修）内容」の項目を網羅することが理想的であるが，すべての項目分のステーションが必要ということではない．「理学療法の対象者との関係性構築」に含まれる学修目標であれば，モデル患者に対する関節可動域測定のオリエンテーションやふるまい方から評価することができる．

診療参加型臨床実習開始前にOSCEを行うのであれば，「a．理学療法の対象者との関係性構築」「b．チーム内での多職種との関係性および理学療法士としての役割」「d．対象者に対する理学療法の実践」に求められる態度や技術が可能な限り網羅されると理想的である．「c．理学療法プロセスの理解」について，ペーパーペイシェントなどを用いて臨床実習前に視点を養っておくことが望ましく，試験としては，臨床実習を経た成長評価として採用しやすい．「e．地域理学療法における臨床実習」についても，実習によって初めて学べる部分が多いため，実習後の評価が重要といえる．

このようにして，臨床実習前後の試験，評価を学習過程に応じて設定することにより，学生が自己の成長を感じ，成功体験を得る機会を提供できる．

4. 理学療法士国家試験の管理

1) 国家試験と受験資格

学生が理学療法免許を取得するために，各年2月の下旬に理学療法士国家試験が施行される．受験資格としては，文部科学大臣が指定した学校または都道府県知事が指定した養成校において，3年以上理学療法士として必要な知識および技能を修得した者，または試験施行年度に修業し，卒業する見込みの者とされているため，卒業要件を満たす単位の取得が必要となる．出願手続きなどについては，厚生労働省のホームページを参照されたい．

2) 試験体制

点字受験者は2日間に分けて試験が行われるが，点字受験者以外は1日の筆記試験だけであり，午前，午後各2時間40分の試験が行われる．問題の種類は，一般問題と実地問題に分けられ，一般問題が160問（各1点，160点満点），実地問題が40問（各3点，120点満点）となる．合格基準は，一般問題と実地問題の合計を168点以上，かつ実地問題を43点以上得点することである．

3) 受験者・合格者数，合格率の推移

養成校の増加に伴い，受験者数が45回まで年間1,000人ほど増加し続けた．その後も徐々に増加し続けてはいるが，50回と54回の受験者はほぼ同数となった（図2）[2]．また，受験者数の増加に合格率の低下が伴っている．受験者数が初めて1万人を超えた46回に合格率が74.3％まで低下し，その後若干の回復を認めるものの，45回以前の合格率と比較すると10％ほど低い状況で経過している（図3）[2]．今後も合格率が80％を下回る出題が予測されるため，十分な国家試験対策が求められる．

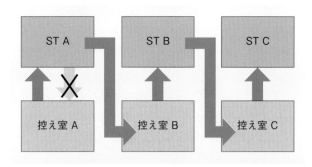

図1　客観的臨床能力試験（OSCE）における学生のステーション（ST）間移動の管理

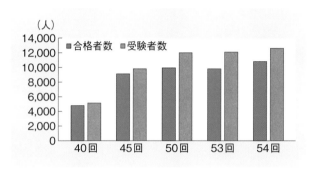

図2　理学療法士国家試験の受験者数と合格者数
（日本理学療法士協会：統計情報[2]）

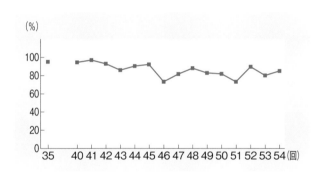

図3　理学療法国家試験の合格率の推移
（日本理学療法士協会：統計情報[2]）

MEMO
ペーパーペイシェント
（paper patient；紙上患者）
実際の患者情報を用いて学習用に設定した模擬患者．

LECTURE
14

1999（平成11）年に指定規則の改正に準じて教育カリキュラムが大網化された．それに伴って医療関係者審議会理学療法士作業療法士部会の下に理学療法士・作業療法士国家試験出題基準作成委員会が設置され，2001（平成13）年に理学療法士作業療法士国家試験出題基準が作成された．その後，2007（平成19）年，2014（平成26）年に改定され，2016（平成28）年の理学療法士・作業療法士国家試験から現行の出題基準が用いられている．

厚生労働省からの受験要項としては，**表9**の内容が提示されるが，出題基準作成委員会からはより細分化した基準が提示されている．問題全体は専門基礎分野と専門分野（理学療法）の2分野に分けられ，それぞれの分野で，指定規則で提示されている教育内容の分野をもとにさらにカテゴライズされる．

専門基礎分野では，解剖学や生理学などを含む「人体の構造と機能及び心身の発達」，各種疾患病理やリハビリテーション医学を含む「疾病と障害の成り立ち及び回復過程の促進」，保健福祉に関する法規などを含む「保健医療福祉とリハビリテーションの理念」に分けられ，専門分野（理学療法）では，「基礎理学療法学」「理学療法評価学」「理学療法治療学」「地域理学療法学」「臨床実習」に分けられている．さらに，それぞれのカテゴリー内で大項目，中項目，小項目が分けられる．これらの情報は重要な内容であるが，本講義に記載するには情報が多いため，厚生労働省のホームページ内「平成28年版 理学療法士作業療法士国家試験出題基準について」[3]を参照されたい．

一方で，各種国家試験対策の教材では，「理学療法士国家試験と作業療法士国家試験の共通問題」と，「理学療法国家試験の専門問題」の2分類に大別したうえで，厚生労働省の受験要項（**表9**）と国家試験出題基準作成委員会の出題基準の両方をふまえてカテゴライズされることがある．**表10**にその一例を示す．

出題基準の分類と，学生が学習を進め学習過程を整理しやすい枠組みが同じとは限らないため，各種教材が出題基準をふまえたうえで設定したカテゴリーに則って国家試験対策を進めることも一つの方法である．最も重要なことは，学生それぞれが学習を進めやすい枠組みを選択し，加えて，学習中に出題基準の大・中・小項目に目をとおして，学習漏れがないかを確認することである．

5. 臨床教育の管理

診療参加型臨床実習を含む理学療法士養成課程を経て，理学療法士免許を取得し勤務を始めると，一理学療法士としての責任を負う義務がある．一方で，このことはすぐに自立して理学療法を行うべきということではない．臨床実習生としての診療参加を経験しているものの，理学療法士として診療活動を開始する際には，初めて行う診療行為が多く存在する．また，一理学療法士としてだけでなく，一社会人とみなされることも初めての経験であるため，新人理学療法士には多種多様なストレスがかかることとなり，学生時の臨床実習以上に高いハードルを感じることもある．そのため，先輩理学療法士や管理者によるあたたかい指導や支援が求められる．

新人理学療法士への指導を，時期や成長過程に応じて円滑に進めるために，さまざまな臨床教育システムが提唱されている．入職後の状況と照らし合わせながら解説する．

1) プリセプターシップ（図4）

新人職員1人に対して経験のある先輩職員（プリセプター）がマンツーマンで，一定期間新人（プリセプティー）の研修を実践現場で担当する方法である．この方法は，新人のペースに合わせて（self-paced），新人自らが主体的に学習する（self-directed）ように，プリセプターがかかわることを理念としている．プリセプターは自分の担当

表9 国家試験受験要項上の分類

一般問題
解剖学，生理学，運動学，病理学概論，臨床心理学，リハビリテーション医学（リハビリテーション概論を含む），臨床医学大要（人間発達学を含む），理学療法

実地問題
運動学，臨床心理学，リハビリテーション医学，臨床医学大要（人間発達学を含む），理学療法

表10 国家試験出題分野カテゴライズの一例

理学療法士・作業療法士共通問題
解剖学，生理・病理学，運動学，人間発達学・小児科学，内科学，臨床神経医学，臨床心理学，精神医学，整形外科学，リハビリテーション概論

理学療法士専門問題
生体力学，運動療法，物理療法，理学療法評価法，内科疾患，小児科学，整形外科学，脳血管障害，神経・筋障害，脊髄損傷，補装具療法，日常生活動作，理学療法概論

LECTURE 14

プリセプターシップ（preceptorship）

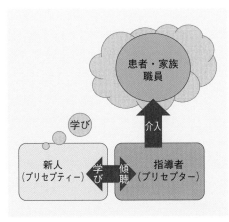

図4　プリセプターシップによる教育方策

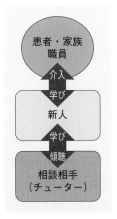

図5　チューターシップによる教育方策

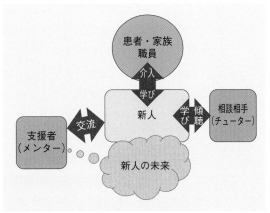

図6　メンターシップによる教育方策

する患者へのリハビリテーション支援を担当プリセプティーに示しながら，評価，理学療法介入，コミュニケーション方法，また医療職としての自己管理や就業諸規則についての手本を示す．診療参加型臨床実習における指導者と学生の関係と類似する点があり，新人職員が臨床現場に出た初期の段階で用いるのが効果的といわれている．

2) チューターシップ（エルダー制）（図5）

新人職員に決まった相談相手（チューター）を配置し，仕事の仕方や学習方法だけでなく，悩みごとなどの精神面，生活面の問題などについても広範囲にわたり相談や支援を行うものである．決められたチューターの存在は，新人職員にとって心強いものとなる．一方で，この方法は，日々の業務における現場での実践的指導を前提としていないため，現場での自立性がある程度求められ，プリセプターシップから移行する，あるいは同時に採用する体制として適当といえる．

3) メンターシップ（図6）

支援者（メンター）は，新人職員を理解したうえで援助し，相談にのる役割であるが，通常直接的な実地指導者としてかかわることはなく，あくまで支援者的な役割を果たす．具体的には，中・長期的なキャリアや動機づけを支援し，人間的な成長を支援する役割である．そのため，新人研修過程の後期以降のかかわり方に適している．

4) チーム支援型

特定の指導係を置くのではなく，チームで新人職員を教育・支援する方法である．新人職員がチームに参画しながら教育および支援を受ける．チーム内の各メンバーが得意分野を指導するように役割の分担がなされるため効率的であり，また社会性が磨かれるメリットがある応用的なシステムである．

6. 生涯学習の管理

日々進歩する医療に携わるスタッフとして，卒前教育だけでなく，卒後も教育を受けて生涯的に学習を継続する生涯学習が重要である．各職種の生涯学習支援はそれぞれの職能団体が管轄しており，理学療法については，日本理学療法士協会がとりまとめている．2019年時点にて日本理学療法士協会では，「理学療法士の資質の向上，専門分野における職能的水準の引き上げ，自発的な学習の継続を促す」ことを目的として生涯学習制度を運用している．現在進められている3つの柱として，新人教育プログラムと認定理学療法士制度，専門理学療法士制度がある．

1) 新人教育プログラム

卒後教育の第一学習過程として，15単位の研修で構成される新人教育プログラム

チューターシップ（tutorship）
エルダー制（elder）

メンターシップ（mentorship）

MEMO
新人教育プログラムの構成講座とテーマ一覧
- **必須初期研修**：理学療法と倫理，協会組織と生涯学習システム，リスクマネジメント（安全管理と感染予防を含む），人間関係および接遇（労働衛生を含む），理学療法における関連法規（労働法を含む）．
- **理学療法の基礎**：一次救命処置と基本処置，クリニカルリーズニング，統計方法論，症例報告・発表の仕方．
- **理学療法の臨床**：神経系疾患の理学療法，運動器疾患の理学療法，内部障害の理学療法，高齢者の理学療法，地域リハビリテーション（生活環境支援を含む），症例発表，士会活動・社会貢献．
- **理学療法の専門性**：社会の中の理学療法，生涯学習と理学療法の専門領域，理学療法の研究方法論（EBPTを含む），理学療法士のための医療政策論．
- **理学療法における人材の育成**：臨床実習指導方法論，コーチングとティーチング（コミュニケーションスキルを含む），国際社会と理学療法．

EBPT（evidence-based physical therapy；根拠に基づいた理学療法）

LECTURE
14

を修了することが勧められている．各研修会の各都道府県の理学療法士会により実施される．単位をすべて履修し，修了申請をすると，「新人教育プログラム修了証」が発行される．修了日以降に，認定・専門理学療法士申請に必要な生涯学習ポイントを取得できるようになる．

自分の専門分野の登録を行うことで，認定・専門理学療法士を目指すことが可能になる．さらに，自身の関心に応じて，「地域ケア会議推進リーダー」「介護予防推進リーダー」「指定管理者」などの取得も可能であり，理学療法士としての地域の活動や職場管理に活用できる知識や肩書を得ることができる．

2) 認定理学療法士制度

新人教育プログラム修了者を対象に，自らの専門性を高め，高い専門的臨床技能の維持，社会・職能面における理学療法の専門性（技術，スキル）を高めていくことを目的として運用されている．新人教育プログラム修了者は7つの専門分野（基礎理学療法，神経理学療法，運動器理学療法，内部障害理学療法，生活環境支援理学療法，物理療法，教育・管理理学療法）のうち1つ以上の専門分野に登録し，そのうえで必要要件を満たすことで認定理学療法士を取得することができる．各分野内に具体的な認定項目があり，合計23種類の認定がある（**表11**）．

3) 専門理学療法士制度

新人教育プログラム修了者を対象に，自らの専門性を高め，理学療法の学問的発展に寄与する研究能力を高めていくことを目的としている．認定理学療法士制度と同様に，新人教育プログラム修了者が7つの専門分野のうち1つ以上の専門分野に登録することで，専門理学療法士の取得に取り組むことができる．専門理学療法士については各分野内の細分類はなく，各分野の専門として認定される．

4) 新生涯学習制度

日本理学療法士協会では，2021年4月から新たな生涯学習制度が運用されることが決定している．50年以上を経過する理学療法士の歴史のなか，人々の生活や社会環境は大きく変化し，多様化する社会的ニーズにこたえられる理学療法士を育成していくために，生涯学習制度が更新されることとなった．理学療法士という専門職の質を保証するために，登録理学療法士の更新制を取り入れることが検討されている．その改訂に準じて，認定および専門理学療法士制度も見直される予定である．

表11 認定理学療法士の分類

基礎理学療法専門分野
1) ひとを対象とした基礎領域
2) 動物・培養細胞を対象とした基礎領域

神経理学療法専門分野
3) 脳卒中
4) 神経筋障害
5) 脊髄障害
6) 発達障害

運動器理学療法専門分野
7) 運動器
8) 切断
9) スポーツ理学療法
10) 徒手理学療法

内部障害理学療法専門分野
11) 循環
12) 呼吸
13) 代謝

生活環境支援理学療法専門分野
14) 地域理学療法
15) 健康増進・参加
16) 介護予防
17) 補装具

物理療法専門分野
18) 物理療法
19) 褥瘡・創傷ケア
20) 疼痛管理

教育・管理理学療法専門分野
21) 臨床教育
22) 管理・運営
23) 学校教育

■引用文献

1) 日本理学療法士学会コア・カリキュラム検討委員会ほか：理学療法学教育モデル・コア・カリキュラム．日本理学療法士協会，日本理学療法士学会；2019．
http://www.japanpt.or.jp/upload/japanpt/obj/files/about/modelcorecurriculum_2019.pdf
2) 日本理学療法士協会：統計情報．
http://www.japanpt.or.jp/about/data/statistics/
3) 厚生労働省：平成28年版理学療法士作業療法士国家試験出題基準について．
https://www.mhlw.go.jp/stf/seisakunitsuite/bunya/0000058636.html

■参考文献

1) 厚生労働省：理学療法士作業療法士養成施設指導ガイドライン．2018．
2) 黒川 清監，阿部好文編著：クリニカルクラークシップ実践ガイド—診療参加型実習のカリキュラム作成から評価方法まで．診断と治療社；2002．

Step-up

海外留学

　人材育成の効果的な一手段として，海外留学がある．海外留学によって，コミュニケーション能力の向上や，各国の文化，価値観（ダイバーシティ〈diversity〉；多様性）の理解を深めることができる．海外留学は理学療法教育カリキュラムとして組み込まれてはいないものの，研究分野などで海外留学を経験し，教育や研究の質の向上を図る理学療法士が増加してきている．理学療法研究において，語学力と同時に海外の質の高い，あるいは特徴的な思考体系や技術を学ぶ意義が大きいことは明らかである．

　一方，外国人労働者（在留外国人数）が増加してきているため，日本で働く理学療法士が外国人を対象としてリハビリテーション支援を担当することが想定される．その場合に，語学力だけでなく，日本（人）とは異なった価値観を有する人が抱く希望や感じうる不満を理解し，配慮ができなければ，入院生活自体が不愉快なものとなり，医療者とのラポール（rapport；親和的・共感的関係）も形成が困難となり，効果的なリハビリテーションが実施できない．実際は多くの外国人を担当するまでには至らないと考えられるが，対応の要請があったときに，手を上げられる理学療法士が少しでも増えてほしいと願っている．

　以上より，理学療法教育において，海外留学の一般的なシステムを理解し，その実現可能性を学生や理学療法士が理解することは重要である．以下，さまざまな留学の種類を紹介する．

留学の種類

（1）語学留学

　現地の語学学校に通って語学を勉強する方法である．目的は主に語学力の向上であるが，その到達レベルはさまざまである．年齢の下限はあるが，基本的に留学するための特別な資格や要件はない．期間もさまざまであり，短ければ1週間，長ければ1年以上を選ぶこともできる．後述する他の形態の留学前，あるいは留学中に語学学校に通う例も多々ある．

　渡航先は，アメリカやイギリスなどの先進国から，フィリピンやフィジーなどのアジア圏など幅広く，予算や期間の幅も広い留学方法である．日本国内でも各国の言語を学習することは可能であるが，現地で話せるための語学教育（学習）がどのようなものであるかを留学経験をとおして理解しておくことは，その後の国内での外国語学習のビジョンを明確にし，効率を高めることとなる．そのため，短期的な語学留学についても，長期的な効果は大きいといえる．

（2）専門学校，大学，大学院への入学（正規留学）

　大学や大学院への正規留学は，専門的な学習を目的とした留学方法である．現地でしか学べない分野もあり，そのまま現地に就職する人もいる．入学には，高校や大学の卒業に加えて，授業を理解できる語学力を示すために，TOEIC や TOEFL，IELTS などで一定水準以上のスコアが必要になる．高校卒業は日本の学校でも問題ない．卒業に対する要件が入学以上に厳しいことが多く，卒業に4年以上かかることもある．また，生活費に加えて学費の負担があるため，高校卒業後すぐに留学する人は，経済的な余裕が必要である．留学生のなかには，理学療法士として数年勤務し貯蓄をした後に，海外の大学や大学院に入学するケースもある．近年，文部科学省が「トビタテ！留学 JAPAN」などの留学支援制度を推進しているため，このような制度を活用することも一つの方法である．なお，このシステムは学校への入学を伴わない体験的な留学体制についても支援がある柔軟な制度である．

（3）大学院や研究施設での研究員，研究生

　就業目的であるため，狭義の留学という概念から少し離れる部分があるが，この形態を留学経験としている例は多い．現地の大学院や研究施設におけるポスドク（postdoctoral fellow；博士号取得後の研究員）や客員研究員としてスタッフとなることが一般的である（図1）．ポスドクの場合には，現地の施設で給与が支給されるため，語学力や研究者としての能力についての採用要件が厳しくなる傾向にある．一方，客員研究員は，現地で給与が発生しないため，母国で雇用を継続するか（サバティカル〈sabbatical year〉；大学教員などに与えられる長期有給休暇など），各種財団からの留学支援金，場合によっては貯蓄のみで生計を立てる．この場合には，現地で給与が発生するポスドクよりも要件がやさしくなる傾向にある．一方，各研究室のデスクや実験スペースが限られるため，著名

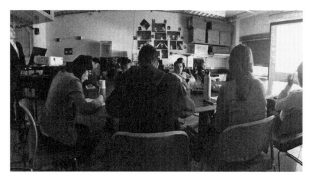

図1　留学生による現地の研究室でのプレゼンテーション

な施設や研究室では客員研究員としても容易に受け入れてもらえない.

　この留学形態では, 家族で海外生活となるケースも多い. これにより子の義務教育やサマースクールなどを介して現地の住民と交友関係ができやすく, 大きな充実感を得ることもある. 一方で, 家族の同行は, 個人留学以上に安全確保上配慮する事項 (居住地の治安, 医療保険の加入, 予防接種などの健康管理など) が多くなるため, かかえるストレスが大きくなる場合もある.

(4) 研究施設以外での雇用

　雇用内容は多岐にわたる. 日本の自動車産業などの影響を受けて, 日本人は「細かい仕事ができる」「時間や規則を守る」という印象をもたれやすく, いわゆる「律儀さ」が重要になる仕事において需要が多い傾向にあるが, もちろん個人の資質による部分は大きい. その他, 夫婦の一方が日本人である現地住民や, 留学中の日本人を対象として, ベビーシッターとして働く例もある. 日本人が日本人に対して安心感を抱くことは理解しやすい. このように, 各国で日本人であることのメリットを見出すことができれば, 現地での雇用や活躍も難しいものではないといえる.

(5) 高校への入学 (正規留学)

　海外で高校卒業の資格を得る留学方法である. 授業を理解するための語学力は必要だが, 高いレベルは求められない. 卒業後はそのまま現地の大学へ進学することもある. 一般的には3年間であるが, 国の制度によって異なる. 学校によっては, 1年間など特定期間の留学も可能であり, 日本の高校を休学して留学するケースも多い. また, 日本の各高等学校が企画するプロジェクトとして, 短期間の留学経験が得られるケースもある.

(6) ワーキングホリデー

　オーストラリア, カナダなどの日本とワーキングホリデー協定を結んだ国で, 地域の文化や一般的な生活様式を理解する機会を得るために, 一定期間の休暇を過ごす活動とその間の滞在費を補うための就労を相互に認める留学制度である. 基本的に滞在中にするべき内容についての決まりはなく, 勉強, 就労, 観光, 体験などと目的もそれぞれである. 年齢は18歳から30歳までの例が多く, 基本的には1年以内の滞在が可能である. 国によっては, 一定の要件を満たせば2年目を申請することも可能である.

(7) ボランティア留学

　現地でボランティア活動をしながら滞在する留学方法である. ボランティア先は, 団体 (動物保護など), 施設 (博物館や美術館, 幼稚園, 介護施設など), 企業, 学校 (日本語教師のアシスタントなど) と多岐にわたる. ある程度のコミュニケーション能力が必要だが, ボランティアという点から, 専門知識や語学力の証明が必要ないことが多い. 期間は1週間から1年以上の長期も可能である.

理学療法士の政治・政策への関与

到達目標

- 理学療法士が政治に関与しなければならない理由について理解する.
- 職能団体としての政治への関与の意義を理解する.
- 個人としての政治への関与の意義を理解する.
- 政治的リテラシーを高める.

この講義を理解するために

　理学療法管理学の講義の1コマとして「政治」に触れることに違和感をもつ人は多いと思われます. しかし, 世の中の現状や, 理学療法士および他の医療従事者をとりまく社会環境に目を向けると, 「理学療法士は医療技術職だから政治は関係ない」ではすまされなくなっています. その理由の一つは, 理学療法士の給与の原資である医療や介護の財源は, 少子高齢化の影響で拡大が期待できず, 「パイをどのように配分するか」が重視される時代になったこと, そしてその配分に影響を及ぼすのが政治だからです.

　こうした背景を正しく理解するために, 理学療法士の政治への関与について, 社会の動向, 職能団体, 個人の3つの視点から説明します.

　理学療法士の政治・政策への関与を学ぶにあたり, 以下の項目をあらかじめ学習しておきましょう.

　　□ 税金および保険料で成り立っている社会保障の概要を復習しておく (Lecture 4 参照).

講義を終えて確認すること

　　□ 理学療法士が政治に関与しなければならない理由を知り, その重要性が理解できた.

　　□ 職能団体としての政治への関与の意義を理解し, 今後の課題を考えることができた.

　　□ 個人としての政治への関与の意義が理解できた.

　　□ 政治的リテラシーを高めることの重要性が理解できた.

1．理学療法士が政治に関与しなければならない理由

1）社会の変化

「公職選挙法」の改正により，2016（平成28）年から選挙権をもつ年齢が20歳以上から18歳以上に引き下げられた．これ以前は，高校で政治に触れることはほぼありえない状況で，教育の場において政治はいわゆる「タブー視」されてきたといっても過言ではない．しかし，この選挙権年齢の引き下げにより，18歳の高校生への選挙運動も解禁となったことで，政治に関する教育が高校や大学という教育現場でも積極的に行われるようになってきた（図1）[1]．

とりわけ，主権者教育が重要視されるようになり，文部科学省においても高校生向けに政治参加への意識を高める副教材として「私たちが拓く日本の未来—有権者として求められる力を身に付けるために」が総務省と共同で作成された（図2）[2]．また，各自治体の選挙管理委員会においても，学校に職員や有識者を派遣し，出前講座や模擬選挙が実施されている．このように，近年では学校という場で政治的リテラシーの向上を図

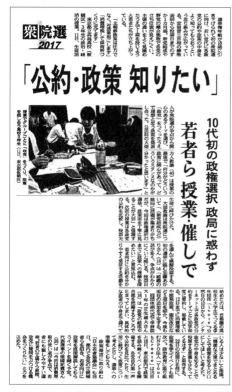

図1 高校における政治，政策に関する授業
（日本経済新聞．2017年10月12日[1]）

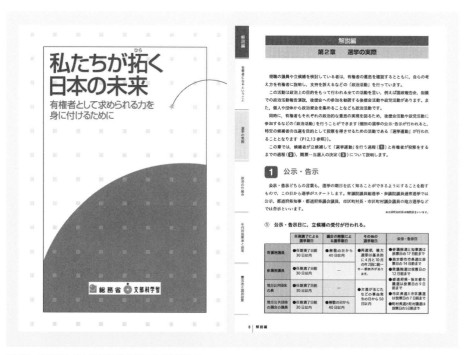

図2 高校生向け政治参加啓発の副教材
（総務省，文部科学省：私たちが拓く日本の未来—有権者として求められる力を身に付けるために[2]）

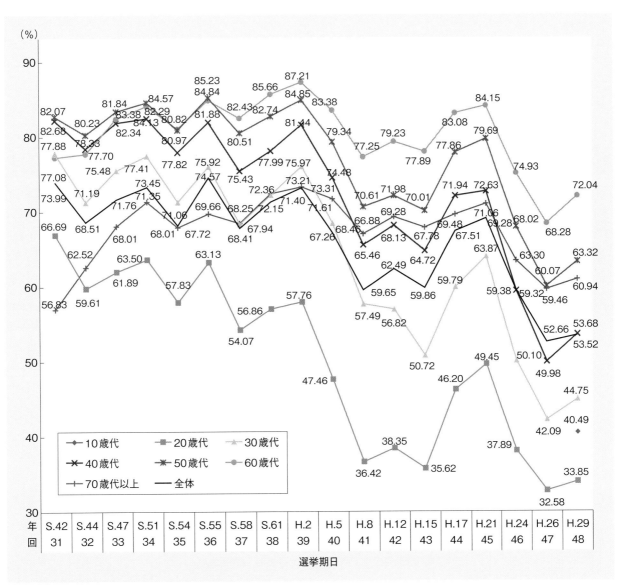

図3 衆議院議員総選挙における年代別投票率の推移
(総務省：国政選挙の年代別投票率の推移について[3])

り，政治参加の意識を高めるための教育が行われるようになってきた．したがって，理学療法士の養成課程においても，政治的リテラシーをさらに深める教育が求められている．

2) 投票率の世代間格差

　政治へのかかわりとして身近な投票について，2017（平成29）年の衆議院議員選挙の結果をみると（**図3**）[3]，20歳代が33.85％，30歳代が44.75％，40歳代が53.52％，50歳代が63.32％，60歳代が72.04％と，年代が上がるにつれて投票率が増加している（全年代を通じた投票率は53.68％；参議院議員選挙の結果は，**巻末資料・図3**参照）[3]．20歳代の投票率は，いずれの選挙でも他の年代と比べて低い水準にとどまっているが，近年ではこうした現象が総じて「シルバーデモクラシー」とよばれており，若い世代の政治参加が求められている．

　こうした点で理学療法士の年齢構成をみると（**図4**）[4]，20歳代が43.9％，30歳代が34.5％であり，「若い世代が多くを占める職能団体」である理学療法士にとっても投票率の世代間格差は無関係な現象ではな

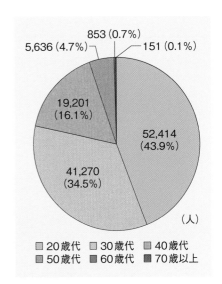

図4 理学療法士の年齢構成（2019年）
(日本理学療法士協会：統計情報．年齢分布と平均年齢[4])

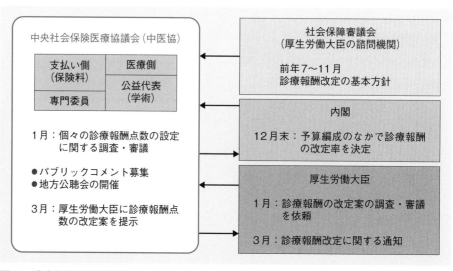

い．見方を変えれば，若い世代に訴求するビジョンが示されなければ，理学療法士が政治に関与しにくいともいえる．

3）理学療法士の歩みと政治とのかかわり：これまでに何があったか

1965（昭和40）年の理学療法士誕生から25年後，1990年（平成2）年の第25回日本理学療法士学会・総会において政治連盟設立の賛否投票が行われ，結果は否決となった．当時は，理学療法士が団体として政治に関与することに対して，自らが「No」と判断したのである．これ以降，2004（平成16）年の日本理学療法士連盟設立に至るまでの14年間は，団体としての政治活動はまったく行うことができなかった時期といえるが，このことに関連して生じたと思われる以下の出来事がある．

● 2002（平成14）年：診療報酬の大幅な削減．
● 2006（平成18）年：診療報酬「理学療法料」の名称の消滅，「リハビリテーション料」への変更．

上記の経過について宮原は，「ここまで述べると，一見順風満帆のように聞こえるが，実際は2002年『医療費削減のために理学療法士を投入したにも関わらず，治療効果があがらないばかりか入院期間の延長を招いた』との見解から，単位制の導入と点数の大幅な下方修正が行われた．さらに2006年の診療報酬改定において，『理学療法料』『作業療法料』『言語聴覚療法料』がなくなり，それらを総括した『リハビリテーション料』へと変更された．この『理学療法』の名称が事実上消滅したことは，専門家を標榜しているわれわれにとって大変ショッキングな出来事であった」[5]と記述している．

現在は，理学療法士が行った診療補助行為であっても，診療報酬のうえでは「理学療法」という存在がなくなったうえに，「単位」という時間が理学療法士の仕事の成果を測る指標となっている．このような結果は，理学療法士誕生から連盟設立までの約40年間，団体として政治活動をまったく行ってこなかったこと，あるいは行えなかったことが理由といえる．

4）診療報酬の決定の過程における政治の関与

理学療法士をはじめ，医療機関に勤務するすべての医療職の給与が診療報酬と大きく関連していることは周知であり，その診療報酬の決定にも政治は無関係ではない．医療は2年ごとに診療報酬が改定され，中央社会保険医療協議会（中医協）という厚生労働大臣の諮問機関で審議され，厚生労働大臣が決定する（**図5**）．内閣，厚生労

図5 診療報酬の決定過程

働大臣という政治の場で，理学療法士の業務や給与に直接影響する診療報酬が最終的に決定されていることがわかる．

2. 職能団体としての政治への関与

1）理学療法士，政治，行政：三者の「じゃんけん」の関係

　理学療法士をとりまく現実の社会をみると，行政とともに欠かせない存在がこれまでに述べた政治（議会）である．新たな制度の立案を仮定すると，議会がそれを決定・承認し，行政は議会，すなわち政治の決定に従う立場である．行政は文字どおり「政（まつりごと）」を行う組織であるといえる．したがって，行政から自発的に現状を変革するような新たな制度を発信することはきわめて少ない．理学療法士の役割や立場を現状よりも変化（改善）していくためには，政治への関与が不可欠なのである．この理学療法士，政治，行政の相互の関係を「じゃんけん」にたとえて図6に示す．

　従来，理学療法士は日本理学療法士協会をとおして行政に関与してきたが，その行政をコントロールする政治の場に対して直接関与したのは 2007（平成19）年に大阪市議会，および大阪府議会議員として2人の理学療法士が輩出されてからのことである．その後，2016（平成28）年には政権与党に初めて理学療法士出身の参議院議員が誕生した．議員の誕生以降は，都道府県理学療法士会レベルでも政治連盟の活動が活発になり，現在，理学療法士は公益社団法人 日本理学療法士協会という学術・職能団体と，日本理学療法士連盟という政治団体の2つの組織を中心に，都道府県においても活動できる体制に至っている．

　最後に，理学療法士が政治連盟をもつ意味について記述する．「政治にかかわること→選挙にかかわること」につながっており，言い換えるなら，理学療法士のために尽力してくれる議員を当選させるための活動を行うことである．日本理学療法士協会は，学術団体であることに加え，公益社団法人という公益性を求められる団体のため，団体として個人を支援することになる選挙活動はできないことが，その理由である（図6）．

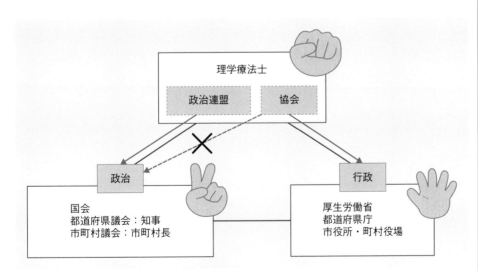

図6　理学療法士，政治，行政の相互の関係
理学療法士，政治，行政の相互の関係は「じゃんけん」にたとえることができる．
- 理学療法士＜行政：行政の役割は現行制度の実施のため，理学療法士からの新たな制度の提案は受け入れられにくい．
- 理学療法士＞政治：理学療法士は票を持つ有権者でもあり，選挙を伴う議会・政治は有権者からの提案を無視できない．
- 政治＞行政：選挙で選ばれた存在である議会・政治が決定した内容に従い，行政はそれを実施する役割がある．

LECTURE
15

これは理学療法士に限ったことではなく，以下に述べる他の医療職も同様に2つの組織を有している．

2）他職種の政治関与の動向

理学療法士以外の医療職がもつ政治団体の状況について紹介すると，医師や看護師においては先進的といえる．日本医師連盟は1948（昭和23）年に設立され，「日本の医療政策課題の解決に向けて更なる政治活動の充実を！！」をホームページ上のキャッチコピーとしている．同様に，日本看護連盟は1959（昭和34）年に設立され，「ベッドサイドから政治を変える！」としている（Step up 参照）．いずれの政治団体も，「連盟活動＝政治活動」と位置づけ，議員や関係省庁への政治活動および陳情活動を行うこと，自らの政策実現のために代表者を政策決定の場である国政や地方議会で当選させるという趣旨を明確に掲げている．

3．個人としての政治への関与

1）投票の判断，政党や候補者の選択方法

これまでに団体として政治にかかわる意義について述べたが，個人としての政治活動のなかで最も身近な行動は選挙の投票である．国政，地方，首長選挙などを合わせると投票の機会は案外多いといえるが，学生の皆さんにとっては「誰に投票していいのかわからない」という意見が多いと思われる．しかし，実際には図7[2]のように投票につながる情報を得る手段は複数存在する．

このなかでインターネットに関して，近年ではボートマッチというサービスが提供されており，国政選挙の時期には複数のサイトが運営されている．この代表的な例を図8[6]に示す．その方法は，ガイドに沿って10～20問程度の選択式の設問にチェックを入れる形で回答するのみで，所要時間は数分で完了する．自分の考えに近い政党や候補者の一致度が自動的に表されるため簡単であり，投票経験の少ない学生の皆さんには有用である．

2）投票に至るまでの選挙活動

個人で行うことのできる選挙活動の詳細については，前述の「私たちが拓く日本の未来」をはじめ，「投票ガイドブック」「選挙ガイドブック」などのウェブ検索で，各種団体が作成しているガイドブックを入手することが可能である．また，国政選挙や統一地方選挙の時期には，総務省などから委託された団体から養成校に学生向けのガイドブックが無料配布されることもある．

こうしたガイドブックに記載されている選挙活動に加え，身近な活動として，候補者やその支援者から，名簿に氏名と住所を記載するよう個人宛に依頼されることがある．その一例を図9に示す．住所と氏名などの個人情報を他者に知らせることに抵抗感をもつ人が多い今の時代に，なぜ名簿の記載を依頼されるのか不思議に思うかもしれないが，この依頼の理由は「公職選挙法」で認められた選挙活動につながっているからである．

選挙が始まると，候補者は図10に示すようなハガキをより多くの有権者に郵送することで，自身の写真や政策，経歴，推薦者などをPRすることができる．このハガキは「推薦ハガキ」「選挙ハガキ」などとよばれ，選挙期間中に候補者が有権者に直接アピールできる数少ない手段の一つである．図10のように切手は貼付されず，「選挙」と書かれたスタンプが捺印されているが，候補者は郵送代を支払う必要はなく，無料で一定枚数を有権者に直接郵送することができる．

そのため，候補者にとっては自分をPRできる貴重な媒体として，「無料で」「有権者個人に」「ダイレクトに届けられる」ハガキは1枚でも多く郵送したいということに

MEMO
ボートマッチ（vote match）
vote は票，投票（する）の意味で，有権者と政党，または有権者と候補者との考え方の一致度を測定するインターネット上のサイト．

MEMO
各種団体が作成しているガイドブック
明るい選挙推進協会，市民連合などがある．

MEMO
推薦ハガキ
「公職選挙法」に基づき，候補者が無料で差し出すことができるハガキ．選挙運動用通常ハガキ，選挙ハガキ，法定ハガキ，公選ハガキともよばれる．
無料で送付できる枚数の上限（一例）
● 参議院比例代表：15万枚
● 衆議院（小選挙区）：3万5千枚
● 都道府県議員選挙：8千枚など

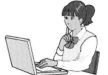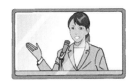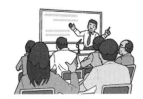

図7　投票につながる情報の集め方
(総務省，文部科学省：私たちが拓く日本の未来―有権者として求められる力を身に付けるために[2])

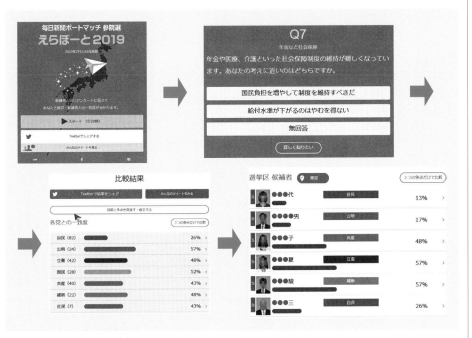

図8　ボートマッチの例
(毎日新聞ボートマッチ参院選．えらぼーと2019[6]をもとに作成)

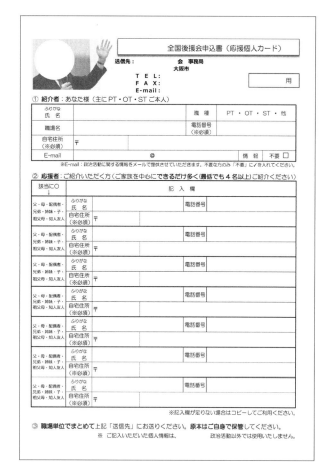

図9　候補者を支援するための書類の例

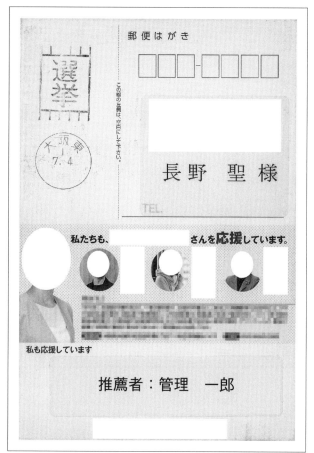

図10　推薦ハガキの例

なり，郵送先の獲得につながる氏名と住所の記載を求めているのである．

　このように，名簿に自分の氏名と住所を記載し，その結果，候補者のハガキが自分宛てに郵送されてくることも，「誰に投票していいのかわからない」を解決する手段の一つになり，このことこそが「政治にかかわる」具体的な手段の第一歩である．

■引用文献
1) 日本経済新聞. 2017 年 10 月 12 日.
2) 総務省, 文部科学省：私たちが拓く日本の未来―有権者として求められる力を身に付けるために.
　 http://www.soumu.go.jp/main_content/000386873.pdf
3) 総務省：国政選挙の年代別投票率の推移について.
　 http://www.soumu.go.jp/senkyo/senkyo_s/news/sonota/nendaibetu/
4) 日本理学療法士協会：統計情報. 年齢分布と平均年齢.
　 http://www.japanpt.or.jp/about/data/statistics/
5) 宮原龍司：理学療法士の法律・理学療法概論. 千住秀明監, 田原弘幸, 高橋精一郎編：理学療法学テキストⅠ理学療法学概論. 第 4 版. 神陵文庫；2013. p.27.
6) 毎日新聞ボートマッチ参院選. えらぼーと 2019.
　 https://vote.mainichi.jp/25san/

■参考文献
1) 文部科学省：政治や選挙等に関する高校生向け副教材等について.
　 http://www.mext.go.jp/a_menu/shotou/shukensha/1362349.htm

LECTURE
15

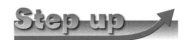

看護師にみる政治関与の成果

1）国からの補助金が手厚い看護師

　医療従事者の養成について，看護師は「看護師等養成所運営費補助金」という公費（税金）の支援を受けている．この補助金の目的は，「看護師等養成所における運営費にかかる経費の一部を補助することにより，教育内容の充実を図り，もって，看護サービスの向上と看護職員の定着対策を推進する」ことであり，都道府県ごとに計上されている補助金である．大阪府の例を以下に示す（2019年度予算）[1]．

● 補助金の金額は9億2,012万円
● 3年課程，2年課程（全日制，定時制）など大阪府下の養成校57課程に対する補助金（大学は除く）
● 3年課程の養成校には5億9,765万円が計上

　参考までに，大阪府下の学校法人系（いわゆる「民間」），3年制専門学校の授業料総額の平均値（ホームページで総額が公表されている養成校）を看護師と理学療法士との間で比較してみる．

● 看護師養成校：236.0万円
● 理学療法士養成校：433.7万円

　職種が異なるので単純な比較はできない．しかし，専門学校という形態が同様の養成校で約200万円の差が生じているのは，学校運営に公費補助を受けることができる看護師と，こうした公費補助のない理学療法士との差とはいえないだろうか．

　さらに，看護師に対しては，新人看護職員等研修事業費として，実習指導者講習会費を含む1億7,099万円が計上されている．一方，理学療法士の現状をみると，大阪府理学療法士会において2019年度の臨床実習指導者講習会の開催費用として約400万円が計上されたが，もちろん公費の補助はなく，養成校ごとの自己負担により開催することとなっている．

　公費によってこうした手厚い補助が受けられる医療従事者は看護師のみといえるが，その背景には「看護師等の人材確保の促進に関する法律」という補助金を拠出する根拠となる法令がある．この法律は，表1に示すように，国が看護師の処遇改善や就業を促進するためにその費用を負担し，病院経営者は看護師の研修を看護業務として扱うよう規定していることに加え，国民にも看護師に対して理解を深め，感謝の念をもつことが責務であるとしている．さらには，都道府県知事の指定のもと，都道府県ごとに「ナースセンター」を設置し，そこでは看護師に対する研修・援助・職業紹介だけでなく，病院の開設者や管理者に対してもさまざまな援助が行われている．

2）理学療法士による政治関与の必要性

　こうした観点で理学療法士の現状をみると，専門学校における理学療法士の養成に税金が補助金として支援される制度はなく，国民に対し「理学療法士へ感謝の念をもつよう心がけるとともに，理学療法に親しむ活動に参加するよう努める」法律も存在しない．都道府県知事が「理学療法士センター」なる施設を指定し，理学療法士に対する研修・援助・職業紹介が行われることはなく，病院の開設者や管理者に対してさまざまな援助が行われることもない．理学療法士に関する法律は，1965（昭和40）年から現在に至る半世紀を超えた今も，身分法としての「理学療法士及び作業療法士法」のみである．

　では，なぜ看護師は，身分法である「保健師助産師看護師法」だけでなく，こうした処遇の改善につながる法令を手にすることができたのか．

　現実に法律が策定されるのは立法府，すなわち議員が集まっている政治の舞台であり，行政ではない．また，政治に対して何もアプローチすることなく，自らを利する新たな法律が策定されることはない．理学療法士から何のアプローチも受けていない議員が，理学療法士の利益につながる法律を立案することはまったくありえないのである．この点，看護師は1959（昭和34）年から続く連盟活動のなかで，多くの国会議員のみならず地方議員も輩出し，さらには大臣まで輩出するような実績（南野知惠子：法務大臣，2004～2005年）のある政治活動をしてきた．こうした積み重ねがあったからこそ，自らの処遇改善を法令が守り，後押しするという最大の成果を獲得することができたのではないだろうか．

LECTURE 15

表1 看護師等の人材確保の促進に関する法律（一部抜粋）

目的	急速な高齢化の進展及び保健医療を取り巻く環境の変化等に伴い，看護師等の確保の重要性が著しく増大していることにかんがみ，看護師等の確保を促進するための措置に関する基本指針を定めるとともに，看護師等の養成，処遇の改善，資質の向上，就業の促進等を，看護に対する国民の関心と理解を深めることに配慮しつつ図るための措置を講ずることにより，病院等，看護を受ける者の居宅等看護が提供される場所に，高度な専門知識と技能を有する看護師等を確保し，もって国民の保健医療の向上に資すること
基本指針	厚生労働大臣及び文部科学大臣は，看護師等の確保を促進するための措置に関する基本的な指針を定めなければならない 1）看護師等の就業の動向 2）看護師等の養成 3）病院等に勤務する看護師等の処遇の改善 4）研修等による看護師等の資質の向上 5）看護師等の就業の促進 6）その他看護師等の確保の促進
国の責務	1）国は，看護師等の養成，研修等による資質の向上及び就業の促進並びに病院等に勤務する看護師等の処遇の改善その他看護師等の確保の促進のために必要な財政上及び金融上の措置その他の措置を講ずるよう努めなければならない 2）国は，看護師等の処遇の改善に努める病院等の健全な経営が確保されるよう必要な配慮をしなければならない 3）国は，広報活動，啓発活動等を通じて，看護の重要性に対する国民の関心と理解を深め，看護業務に対する社会的評価の向上を図るとともに，看護に親しむ活動（傷病者等に対しその日常生活において必要な援助を行うこと等を通じて，看護に親しむ活動をいう）への国民の参加を促進することに努めなければならない
地方公共団体の責務	地方公共団体は，看護に対する住民の関心と理解を深めるとともに，看護師等の確保を促進するために必要な措置を講ずるよう努めなければならない
病院等の開設者等の責務	病院等の開設者等は，病院等に勤務する看護師等が適切な処遇の下で，その専門知識と技能を向上させ，かつ，これを看護業務に十分に発揮できるよう，病院等に勤務する看護師等の処遇の改善，新たに業務に従事する看護師等に対する臨床研修その他の研修の実施，看護師等が自ら研修を受ける機会を確保できるようにするために必要な配慮その他の措置を講ずるよう努めなければならない
看護師等の責務	看護師等は，保健医療の重要な担い手としての自覚の下に，高度化し，かつ，多様化する国民の保健医療サービスへの需要に対応し，研修を受ける等自ら進んでその能力の開発及び向上を図るとともに，自信と誇りを持ってこれを看護業務に発揮するよう努めなければならない
国民の責務	国民は，看護の重要性に対する関心と理解を深め，看護に従事する者への感謝の念を持つよう心がけるとともに，看護に親しむ活動に参加するよう努めなければならない
ナースセンターの設置・指定	1）都道府県知事は，その申請により，都道府県ごとに1個に限り，都道府県ナースセンター（以下「都道府県センター」という）として指定することができる 2）都道府県センターは，次の業務を行う 　（1）病院等における看護師等の確保の動向及び就業を希望する看護師等の状況に関する調査 　（2）訪問看護，その他の看護についての知識及び技能に関し，看護師等に対する研修 　（3）看護師等に対し，看護についての知識及び技能に関する情報の提供，相談その他の援助 　（4）病院その他の病院等の開設者，管理者，看護師等確保推進者等に対し，看護師等の確保に関する情報の提供，相談その他の援助 　（5）看護師等について，無料の職業紹介事業 　（6）看護師等に対し，その就業の促進に関する情報の提供，相談その他の援助 　（7）看護に関する啓発活動 　（8）上記のほか，看護師等の確保を図るために必要な業務

これまで，理学療法士は学術活動に対しては力を注ぎ一定の成果を得てきたが，こうした看護師にみる連盟による政治活動は，まだスタートラインに立ったばかりである．看護師をはじめ，他の医療職の活動から大いに学ぶべきである．

■引用文献

1）大阪府：予算編成過程公表サイト．
　http：//www.pref.osaka.lg.jp/yosan/proclist/index.php?year＝2019

巻末資料

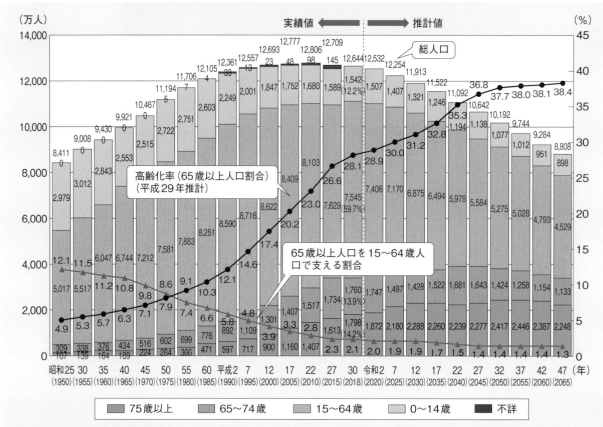

図1 高齢化の推移と将来推計

(内閣府：令和元年版高齢社会白書.https://www8.cao.go.jp/kourei/whitepaper/w-2019/zenbun/01pdf_index.html)

表 1　医療法

第1章　総則

第1条　この法律は，医療を受ける者による医療に関する適切な選択を支援するために必要な事項，医療の安全を確保するために必要な事項，病院，診療所及び助産所の開設及び管理に関し必要な事項並びにこれらの施設の整備並びに医療提供施設相互間の機能の分担及び業務の連携を推進するために必要な事項を定めること等により，医療を受ける者の利益の保護及び良質かつ適切な医療を効率的に提供する体制の確保を図り，もって国民の健康の保持に寄与することを目的とする．

第1条の2　医療は，生命の尊重と個人の尊厳の保持を旨とし，医師，歯科医師，薬剤師，看護師その他の医療の担い手と医療を受ける者との信頼関係に基づき，及び医療を受ける者の心身の状況に応じて行われるとともに，その内容は，単に治療のみならず，疾病の予防のための措置及びリハビリテーションを含む良質かつ適切なものでなければならない．

2　医療は，国民自らの健康の保持増進のための努力を基礎として，医療を受ける者の意向を十分に尊重し，病院，診療所，介護老人保健施設，介護医療院，調剤を実施する薬局その他の医療を提供する施設（以下「医療提供施設」という．），医療を受ける者の居宅等（居宅その他厚生労働省令で定める場所をいう．以下同じ．）において，医療提供施設の機能に応じ効率的に，かつ，福祉サービスその他の関連するサービスとの有機的な連携を図りつつ提供されなければならない．

第1条の3　国及び地方公共団体は，前条に規定する理念に基づき，国民に対し良質かつ適切な医療を効率的に提供する体制が確保されるよう努めなければならない．

第1条の4　医師，歯科医師，薬剤師，看護師その他の医療の担い手は，第1条の2に規定する理念に基づき，医療を受ける者に対し，良質かつ適切な医療を行うよう努めなければならない．

2　医師，歯科医師，薬剤師，看護師その他の医療の担い手は，医療を提供するに当たり，適切な説明を行い，医療を受ける者の理解を得るよう努めなければならない．

3　医療提供施設において診療に従事する医師及び歯科医師は，医療提供施設相互間の機能の分担及び業務の連携に資するため，必要に応じ，医療を受ける者を他の医療提供施設に紹介し，その診療に必要な限度において医療を受ける者の診療又は調剤に関する情報を他の医療提供施設において診療又は調剤に従事する医師若しくは歯科医師又は薬剤師に提供し，及びその他必要な措置を講ずるよう努めなければならない．

4　病院又は診療所の管理者は，当該病院又は診療所を退院する患者が引き続き療養を必要とする場合には，保健医療サービス又は福祉サービスを提供する者との連携を図り，当該患者が適切な環境の下で療養を継続することができるよう配慮しなければならない．

5　医療提供施設の開設者及び管理者は，医療技術の普及及び医療の効率的な提供に資するため，当該医療提供施設の建物又は設備を，当該医療提供施設に勤務しない医師，歯科医師，薬剤師，看護師その他の医療の担い手の診療，研究又は研修のために利用させるよう配慮しなければならない．

第1条の5　この法律において，「病院」とは，医師又は歯科医師が，公衆又は特定多数人のため医業又は歯科医業を行う場所であって，二十人以上の患者を入院させるための施設を有するものをいう．病院は，傷病者が，科学的でかつ適正な診療を受けることができる便宜を与えることを主たる目的として組織され，かつ，運営されるものでなければならない．

2　この法律において，「診療所」とは，医師又は歯科医師が，公衆又は特定多数人のため医業又は歯科医業を行う場所であって，患者を入院させるための施設を有しないもの又は十九人以下の患者を入院させるための施設を有するものをいう．

表2　病院全体および各分野におけるクリニカルインディケーター

(1) 病院全体

A. 標準的・効率的医療
- クリニカルパス使用率
- 在院日数
- 採用薬品管理
  - A) 採用薬品数
  - B) 新規採用数
  - C) ジェネリック薬品比率
  - D) 特定薬効群採用数
  - E) 降圧剤
  - F) 血糖降下剤
  - G) ベンゾジアゼピン
  - H) 抗アレルギー剤
- 高齢者の内服定期薬剤7剤以上の割合

B. 全身ケア（栄養管理・褥瘡）
- 入院早期の栄養ケアアセスメント実施割合
- 65歳以上低栄養の改善率
  - A) アルブミン検査2回以上実施した割合
  - B) 退院直近の血清アルブミン値が3.0 g/dL以上になった割合
- 褥瘡新規発生率
  - A) d1発生率
  - B) d2以上発生率
  - C)（参考）褥瘡新規発生率（A＋B）
- 褥瘡新規発生率

C. 安全管理
- A) 入院患者の転倒・転落発生率
- B) 治療を必要とする転倒・転落発生率
- C) 損傷レベル4以上の転倒・転落発生率
- 転倒・転落
  - A) 入院患者での転倒転落発生率
  - B) 入院患者での転倒・転落によるインシデント影響度分類レベル3b以上の発生率
- 病棟における薬剤関連事故事象発生率
- A) 病棟におけるポンプの設定ミス発生率
- B) 病棟における不具合による輸液事故事象発生率
- 中心静脈カテーテル挿入時の合併症の割合
- 中心静脈カテーテル挿入時の気胸発生率
- インシデント・アクシデント
  - A) 1か月間・100床当たりのインシデント・アクシデント発生件数
  - B) 全報告中医師による報告の占める割合

D. 感染管理
- 注射針およびそれに準ずる鋭利な器具による皮膚の損傷からの血液曝露事例件数
- 中心静脈カテーテル関連血流感染
- 総黄色ブドウ球菌検出患者の内のMRSA比率
- [3ヶ月]アルコール手洗い洗剤使用割合
- 職員の予防接種
  - A) 職員におけるインフルエンザワクチン予防接種率
- 尿道留置カテーテル使用率
- 尿路感染症の新規発生率
- 尿路感染症の新規発生率（入院件数当たり）
- 血液培養平均実施回数（1患者1日当たり）
- 塩酸バンコマイシンでの血中濃度の測定（院内感染対策での質の評価））
- 血液培養の実施
  - A) 広域抗菌薬使用時の血液培養実施率
  - B) 血液培養実施時の2セット実施率

E. チーム医療・退院支援
- リハビリテーション実施率
- 誤嚥性肺炎に対する嚥下評価・訓練実施割合
- 薬剤師介入までの日数
- 服薬指導
  - A) 薬剤管理指導実施率
  - B) 安全管理が必要な医薬品に対する服薬指導実施率
- 栄養指導
  - A) 糖尿病・慢性腎臓病患者への栄養管理実施率
- ケアカンファレンス実施割合
- 職業歴の初診時医師記録への記載割合

F. ヘルスプロモーション・総合
- 退院後7日以内の予定外・緊急再入院割合
- 再入院（30日）
  - A) 30日以内の予定外再入院率
- 退院後2週間以内のサマリー記載割合
- 高齢者での事前指示
  - A) 80歳以上の入院患者中, 事前指示の記録がある患者の割合
- 剖検率

G. 手術関連
- E難易度, D難易度手術実施割合
- A) 入院手術患者の術後48時間以内緊急再手術割合
- B) 入院期間中の手術後30日以内緊急再手術割合
- 待機的手術で術当日, 翌日に6単位以上の輸血（RCC）を必要とした患者および自己血に加えて保存血, 輸血をした患者の割合
- 各手術に対する周術期抗菌薬投与（QIP臨床指標各術式に対する周術期抗菌薬投与日数）
  - A) 頭蓋内血腫除去術　B) 胃切除術　C) 胆のう摘出術
  - D) 人工骨頭挿入術および人工関節置換術　E) 乳房切除術
  - F) 甲状腺手術　G) 前立腺悪性腫瘍手術　H) 子宮良性疾患手術
  - I) 子宮悪性腫瘍手術　J) 卵巣良性疾患手術　K) 子宮付属器悪性腫瘍手術
- 予防的抗菌薬
  - A) 手術開始前1時間以内の予防的抗菌薬投与率
  - B) 術後24時間以内の予防的抗菌薬投与停止率
  - C) 術後48時間以内の予防的抗菌薬投与停止率
- 手術ありの患者の肺血栓塞栓症
  - A) 手術ありの患者の肺血栓塞栓症の予防対策の実施率
  - B) 手術ありの患者の肺血栓塞栓症の発生率

(2) 個別疾患

A. 脳梗塞
- 脳梗塞発症リハビリテーション実施等
  - A) 急性脳梗塞発症から3日以内のリハビリテーション開始割合
  - B) 急性脳梗塞患者におけるリハビリテーション実施日数
  - C) リハビリテーションを受けた急性脳梗塞患者における1日当たり単位数
  - D) 急性脳梗塞患者の在院日数
- 早期リハビリテーション
  - A) 脳梗塞患者への早期リハビリテーション開始率

B. 心筋梗塞
- 急性心筋梗塞患者におけるアスピリン
  - A) 急性心筋梗塞患者における入院後早期アスピリン投与率
  - B) 急性心筋梗塞患者における退院時アスピリン投与率
- Door-to-Door
  - A) 急性心筋梗塞で病院に到着してからPCIまでの時間が90分以内の患者の割合

表2 病院全体および各分野におけるクリニカルインディケーター（つづき）

C. 糖尿病
・糖尿病の患者の血糖コントロール
・血糖コントロール
　A）糖尿病薬物治療患者の血糖コントロール
D. がん
・初発がんのうち早期症例割合
　A）初発がん患者の Stage I 以内（自院外来経由）
　B）初発がん患者の Stage I 以内（他院経由）
・胃がん手術後平均在院日数
・Stage II（cNO）乳がん手術患者に対するセンチネルリンパ節生検実施率
・T1-2，NOMO 乳がん手術患者に対する腋窩リンパ節郭清実施率
・腫瘍径 2 cm 以下の Stage III 浸潤乳がんに対する乳房温存手術割合
・キャンサーボード
　A）新規に悪性腫瘍と診断された患者のうち，複数の診療科による治療方針の検討がなされた割合
・緩和ケア中がん患者の定量的疼痛評価実施
・麻薬処方患者における痛みの程度の記載率
E. 精神科領域
・高齢者への認知機能スクリーニングの実施
F. 呼吸器疾患
・市中肺炎来院時の検査等
　A）市中肺炎来院時の尿中肺炎球菌抗原実施割合
　B）市中肺炎来院時の血液培養提出割合
　C）市中肺炎来院当日の抗生剤投与割合
・院内肺炎患者の治療状況
　A）院内肺炎患者の在院日数
　B）院内肺炎患者の抗生剤投与日数
　C）院内肺炎患者の抗緑膿菌薬投与割合
　D）院内肺炎患者の治癒軽快割合
・誤嚥性肺炎患者に対する咽頭ファイバースコピーあるいは嚥下造影検査の実施率
G. 心不全
・[年間] 急性心不全におけるリスク調整院内死亡率
H. 消化器
・急性膵炎　2 日以内の造影 CT 撮影
・急性膵炎入院患者における入院最初の 3 日間の経腸栄養実施割合
・集計胆嚢炎　2 日以内超音波検査実施
(3) 診療機能
A. 救急医療
　・A）救急車受け入れ割合
　B）救急車要請数
　C）救急車受け入れ割合
　D）入院割合
・心肺停止で救急搬入された患者の（年 1 回・12 月）
　A）心拍再開割合
　B）心拍再開し生存退院した割合
・救急搬送により入院した患者の救命率（30 日後生存/救急搬送入院）
B. 周産期医療
・全分娩中ハイリスク妊娠またはハイリスク分娩管理対象者の割合
C. 小児医療
・時間外・深夜の小児患者数
　A）DPC 病院における，時間外または深夜入院の小児患者数
　B）DPC 病院小児入院患者件数に占める，時間外または深夜入院の割合

(4) 地域連携・在宅
・悪性腫瘍，認知症または誤嚥性肺炎などの急性呼吸器感染症における入院後 7 日以内の退院支援計画作成
・在宅療養カンファレンス割合
・紹介・逆紹介患者率
　A）紹介患者率
　B）逆紹介患者率
・地域連携パス
　A）脳卒中患者に対する地域連携パスの使用率
　B）大腿骨頸部骨折患者に対する地域連携パスの使用率
(5) 人権尊重
・身体抑制
　A）医療保険適用病床における身体抑制患者 1 人当たり抑制日数
　B）医療保険適用病床における抑制割合
　C）解除・軽減の検討頻度（抑制のべ日数/検討のべ日数）
・医薬品副作用被害救済
　A）医薬品副作用被害救済制度申請数
　B）副作用把握数
・カルテ開示数
　A）手続きによる開示数
　B）配布型開示割合
　C）電子カルテ閲覧利用人数割合
(6) 患者満足
・患者アンケート総合評価で「満足している」と答えた患者の割合，回収率
　A1）患者アンケート総合評価で「満足している」と答えた入院患者の割合
　A2）患者アンケート総合評価で「満足している」と答えた入院患者の回収率
　B1）患者アンケート総合評価で「満足している」と答えた外来患者の割合
　B2）患者アンケート回収率（外来患者）
・入院患者満足度
　A）全体としてこの病院に満足していますか？
　B）入院の原因となった病気や症状に対する診断や治療方針について，医師から受けた説明は十分でしたか？
　C）入院の原因となった病気や症状に対する診断や治療方針について，医師の説明を受けた際の疑問や意見は，医師に伝えられましたか？
・外来患者満足度
　A）全体としてこの病院に満足していますか？
　B）診断や治療方針について，医師から受けた説明は十分でしたか？
　C）診断や治療方針について，医師の説明を受けた際の疑問や意見は，医師に伝えられましたか？
(7) 職員満足
・職員満足度（任意指標）
　A）職員満足度アンケート回収率
　B）患者の目的達成/有効回答数
　C）親しい人に利用を推める/有効回答数
　D）やりがいを感じる/有効回答数
・職員満足度
　A）友人や家族が病気や怪我を患ったときに，あなたの施設を薦めたいと思いますか？

（平成 30 年度 厚生労働省 医療の質の評価・公表等推進事業．全日本民医連報告．https://www.min-iren.gr.jp/hokoku/hokoku_h30.html）

表3 医療保険の種類と対象

	国民健康保険 (市町村国保)	国保組合	協会けんぽ	組合健保	共済組合	後期高齢者 医療制度
保険者数 (平成28年3月末)	1,716	164	1	1,405	85	47
加入者数 (平成28年3月末)	3,182万人 (1,941万世帯)	286万人	3,716万人 (被保険者 2,158万人 被扶養者 1,559万人)	2,914万人 (被保険者 1,581万人 被扶養者 1,332万人)	877万人 (被保険者 450万人 被扶養者 427万人)	1,624万人
加入者平均年齢 (平成27年度)	51.9歳	39.7歳	36.9歳	34.6歳	33.1歳	82.3歳
加入者1人当たり医療費 (平成27年度)	35.0万円	19.7万円	17.4万円	15.4万円	15.7万円	94.9万円
加入者1人当たり平均所得(※1) (平成27年度)	84万円 (1世帯当たり) 140万円	371万円 (1世帯当たり) (※2)769万円 (平成25年)	145万円 (1世帯当たり) (※3)249万円	211万円 (1世帯当たり) (※3)387万円	235万円 (1世帯当たり) (※3)456万円	80万円
加入者1人当たりの保険料の賦課対象となる額 (平成27年度)	68万円(※4) (1世帯当たり) 112万円	―(※5)	220万円(※6) (1世帯当たり) (※3)379万円	300万円(※6) (1世帯当たり) (※3)552万円	328万円(※6) (1世帯当たり) (※3)637万円	67万円(※4)
加入者1人当たり平均保険料 (平成27年度) (※7) <事業主負担込>	8.4万円 (1世帯当たり) 13.9万円	15.7万円	10.9万円 <21.9万円> 被保険者1人当たり18.8万円 <37.7万円> 健康保険料率 10.00%	12.2万円 <26.7万円> 被保険者1人当たり22.4万円 <49.2万円> 健康保険料率 9.03%	14.0万円 <27.9万円> 被保険者1人当たり27.1万円 <54.3万円> 健康保険料率 9.24%	6.7万円
公費負担	給付費等の50% ＋保険料軽減等	給付費等の40%(※8)	給付費等の16.4%	後期高齢者支援金等の負担が重い保険者等への補助(※10)	なし	給付費等の約50% ＋保険料軽減等
公費負担額(※9) (平成30年度予算ベース)	4兆3,784億円 (国3兆1,581億円)	2,521億円 (全額国費)	1兆1,745億円 (全額国費)	737億円 (全額国費)		8兆374億円 (国5兆1,449億円)

(※1) 市町村国保及び後期高齢者医療制度については，「総所得金額（収入総額から必要経費，給与所得控除，公的年金等控除を差し引いたもの）及び山林所得金額」に「雑損失の繰越控除額」と「分離譲渡所得金額」を加えたものを年度平均加入者数で除したもの（市町村国保は「国民健康保険実態調査」，後期高齢者医療制度は「後期高齢者医療制度被保険者実態調査」のそれぞれの前年所得を使用している）．
　国保組合については，「市町村民税課税標準額（総所得金額等から基礎控除のほか所得控除（扶養控除，配偶者控除等）を控除した金額）」に，「基礎控除」と「基礎控除を除く所得控除（扶養控除，配偶者控除等）」（総務省「平成26年度市町村税課税状況等の調」による「給与所得及び営業等所得を受給する納税者の課税標準額」の段階別の所得控除額（基礎控除を除く）を納税義務者数で除したものを使用して試算した額）を足した参考値である．
　協会けんぽ，組合健保，共済組合については，「標準報酬総額」から「給与所得控除に相当する額」を除いたものを，年度平均加入者数で除した参考値である．
(※2) 1世帯当たりの額は加入者1人当たりの額に平均世帯人数を乗じたものである．
(※3) 被保険者1人当たりの金額を指す．
(※4) 旧ただし書き方式による課税標準額（保険料の算定基礎）．旧ただし書き方式は，後期高齢者医療制度や多くの市町村国保の保険料の算定基礎を計算する際に用いられている方式で，（※2）から基礎控除等を差し引いたものである．
(※5) 国保組合ごとに所得の算出方法や保険料の計算方法が大きく異なるため，記載しない．平成26年度所得調査結果における業種別の市町村民税課税標準額は，医師国保717万円，歯科医師国保225万円，薬剤師国保242万円，一般業種国保126万円，建設関係国保79万円．全体の平均額は，各組合の被保険者数を勘案して算定した額であり，242万円となっている．
(※6) 標準報酬総額を加入者数で割ったものである．
(※7) 加入者1人当たり保険料額は，市町村国保・後期高齢者医療制度は現年分保険料調定額，被用者保険は決算における保険料額を基に推計．保険料額に介護分は含まない．
(※8) 平成30年度予算ベースにおける平均値．
(※9) 介護納付金，特定健診・特定保健指導等に対する負担金・補助金は含まれていない．
(※10) 共済組合も補助対象となる．

（厚生労働省保険局：医療保険制度をめぐる状況．第111回社会保障審議会医療保険部会資料1-2. 2018.
https://www.mhlw.go.jp/file/05-Shingikai-12601000-Seisakutoukatsukan-Sanjikanshitsu_Shakaihoshoutantou/0000204021.pdf)

肢体不自由の状況及び所見 (1)

1. 神経学的所見その他の機能障害 (形態異常) の所見
   （該当するものを○でかこみ，下記空欄に追加所見記入）
   （1）感覚障害（下記図示）：なし・感覚脱失・感覚鈍麻・異常感覚
   （2）運動障害（下記図示）：なし・弛緩性麻痺・痙性麻痺・固縮・不随意運動・しんせん・運動失調・その他
   （3）起因部位　　　　　　：脳・脊髄・末梢神経・筋肉・骨関節・その他
   （4）排尿・排便機能障害　：なし・あり
   （5）形態異常　　　　　　：なし・あり
   （6）歩行能力の程度　　　：独歩可（　　m）・不可　　　　杖等を用いた場合（　　m）

参考図示

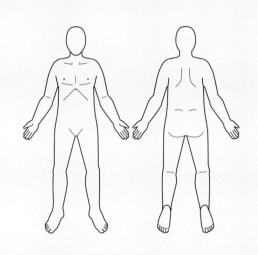

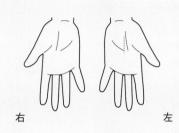

右　　　　　　　　　左

2. 計　測

右		左
	上 肢 長 cm	
	下 肢 長 cm	
	上腕周径 cm	
	前腕周径 cm	
	大腿周径 cm	
	下腿周径 cm	
	握　　力 kg	

×変形　　■切離断　　■感覚障害　　■運動障害

　　※切断の場合は，前腕，上腕，大腿，下腿の1/2以上か未満かを明記してください．

3. 動作・活動　自立ー○　半介助ー△　全介助又は不能ー×，（　）の中のものを使う時は使用するものにも○

動作・活動の内容	（右）	（左）	動作・活動の内容	（右）	（左）
寝がえりする			シャツを着て脱ぐ		
あしをなげ出して坐る			ズボンをはいて脱ぐ（自助具）		
椅子に腰かける			ブラシで歯をみがく（自助具）		
立つ（手すり，壁，杖，松葉杖，義肢，装具）			顔を洗いタオルで拭く		
家の中の移動（壁，杖，松葉杖，義肢，装具，車椅子）			タオルを絞る		
洋式便器にすわる			背中を洗う		
排泄のあと始末をする			二階まで階段を上って下りる（手すり，杖，松葉杖）		
（箸で）食事をする（スプーン，自助具）			屋外を移動する（家の周辺程度）（杖，松葉杖，車椅子）		
コップで水を飲む			公共の乗物を利用する		

起立位保持時間（補装具無）　　分程度

注：身体障害者福祉法の等級は機能障害（impairment）のレベルで認定されますので（　）の中にも○がついている場合，
　　原則として自立していないという解釈になります．

計測法：上肢長：肩峰→橈骨茎状突起，下肢長：上前腸骨棘→（脛骨）内果，上腕周径：最大周径，前腕周径：最大周径，
　　　　大腿周径：膝蓋骨上縁上10cmの周径（小児等の場合は別記），下腿周径：最大周径

図2　身体障害者手帳の認定書式（一部を示す）

肢体不自由の状況及び所見 (2)

4. 関節可動域 (ROM) と筋力テスト (MMT)　　　　　　　　　　　　　　　　　　　（この表は必要な部分を記入）

筋力テスト（　）　　　関節可動域　　　　筋力テスト（　）　　　　　関節可動域　　　筋力テスト（　）
↓　　　　　　　　　↓　　　　　　↓　↓　　　　　　　　↓　　　　　　　↓

180 150 120 90 60 30 0 30 60 90　　　　　　　90 60 30 0 30 60 90 120 150 180

（　）前屈　　　　　　　　　　　後屈（　）頸（　）左屈　　　　　　　　　　　　右屈（　）

（　）前屈　　　　　　　　　　　後屈（　）体幹（　）背屈　　　　　　　　　　　右屈（　）

右　180 150 120 90 60 30 0 30 60 90　　　　　90 60 30 0 30 60 90 120 150 180　　　左

（　）屈曲　　　　　　　　　　　伸展（　）　（　）伸展　　　　　　　　　　　屈曲（　）
（　）外転　　　　　　　　　　　内転（　）肩（　）内転　　　　　　　　　　　外転（　）
（　）外旋　　　　　　　　　　　内旋（　）　（　）内旋　　　　　　　　　　　外旋（　）

（　）屈曲　　　　　　　　　　　伸展（　）肘（　）伸展　　　　　　　　　　　屈曲（　）

（　）回外　　　　　　　　　　　回内（　）前腕（　）回内　　　　　　　　　　　回外（　）

（　）掌屈　　　　　　　　　　　背屈（　）手（　）背屈　　　　　　　　　　　掌屈（　）

（　）屈曲　　　　　　　　　　　伸展（　）中（　）伸展　　　　　　　　　　　屈曲（　）
（　）屈曲　　　　　　　　　　　伸展（　）手（　）伸展　　　　　　　　　　　屈曲（　）
（　）屈曲　　　　　　　　　　　伸展（　）指節（　）伸展　　　　　　　　　　　屈曲（　）
（　）屈曲　　　　　　　　　　　伸展（　）（MP）（　）伸展　　　　　　　　　　　屈曲（　）
（　）屈曲　　　　　　　　　　　伸展（　）　（　）伸展　　　　　　　　　　　屈曲（　）

（　）屈曲　　　　　　　　　　　伸展（　）近（　）伸展　　　　　　　　　　　屈曲（　）
（　）屈曲　　　　　　　　　　　伸展（　）位指（　）伸展　　　　　　　　　　　屈曲（　）
（　）屈曲　　　　　　　　　　　伸展（　）節（　）伸展　　　　　　　　　　　屈曲（　）
（　）屈曲　　　　　　　　　　　伸展（　）（PIP）（　）伸展　　　　　　　　　　　屈曲（　）
（　）屈曲　　　　　　　　　　　伸展（　）　（　）伸展　　　　　　　　　　　屈曲（　）

180 150 120 90 60 30 0 30 60 90　　　　　　　90 60 30 0 30 60 90 120 150 180

（　）屈曲　　　　　　　　　　　伸展（　）　（　）伸展　　　　　　　　　　　屈曲（　）
（　）外転　　　　　　　　　　　内転（　）股（　）内転　　　　　　　　　　　外転（　）
（　）外旋　　　　　　　　　　　内旋（　）　（　）内旋　　　　　　　　　　　外旋（　）

（　）屈曲　　　　　　　　　　　伸展（　）膝（　）伸展　　　　　　　　　　　屈曲（　）

（　）底屈　　　　　　　　　　　背屈（　）足（　）背屈　　　　　　　　　　　底屈（　）

備　考

注：
1. 関節可動域は, 他動的可動域を原則とする.
2. 関節可動域は, 基本肢位を 0 度とする日本整形外科学会, 日本リハビリテーション医学会の指定する表示法とする.
3. 関節可動域の図示は, |←—→| のように両端に太線をひき, その間を矢印で結ぶ. 強直の場合は, 強直肢位に波線 (〜) を引く.
4. 筋力については, 表（　）内に × △ ○印を記入する.
　× 印は, 筋力が消失または著減 (筋力 0, 1, 2 該当)

△印は, 筋力半減 (筋力 3 該当)
○印は, 筋力正常またはやや減 (筋力 4, 5 該当)
5. (PIP) の項母指は (IP) 関節を指す.
6. DIP その他手指の対立内外転等の表示は必要に応じ備考欄を用いる.
7. 図中ぬりつぶした部分は, 参考的正常範囲外の部分で, 反張膝等の異常可動はこの部分にはみ出し記入となる.

例示
（×）伸展　　　　　　　　　　　　　　　　屈曲（△）

図2　身体障害者手帳の認定書式（一部を示す）（つづき）

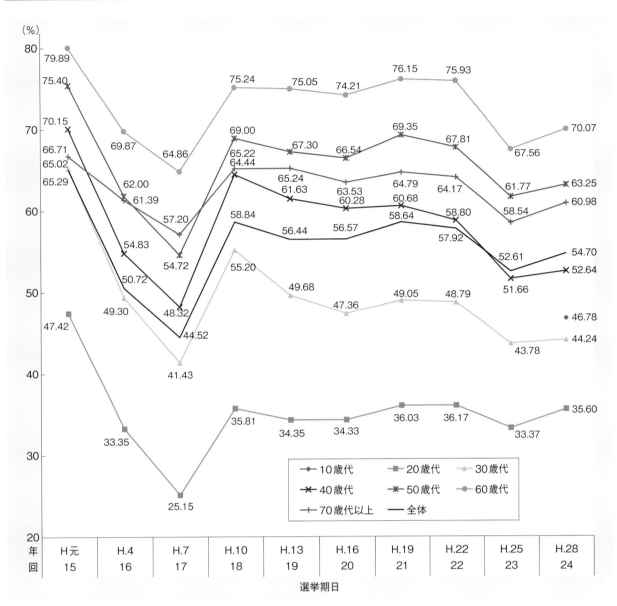

図 3　参議院議員通常選挙における年代別投票率の推移
（総務省：国政選挙の年代別投票率の推移について．http://www.soumu.go.jp/senkyo/senkyo_s/news/sonota/nendaibetu/）

TEST 試験

到達目標

- 各 Lecture で学んだ知識について，自分自身の理解度や到達度を知る．
- 各 Lecture で学んだ内容の要点について，試験を通じて理解する．
- 試験の結果を再検証するなかで，各 Lecture の内容や解説を再度復習する．

この試験の目的とするもの

これまでの講義では，理学療法管理学を構成する枠組みと，その内容について学習しました．適切な理学療法を効率よく安全に提供するための管理の視点について，広い範囲を学んできました．

この章は問題と解答から成ります．学んだ内容のなかでポイントとなることがらについて問い，末尾に解答と簡単な解説を付記しました．

問題は，I：国家試験と同様の5択の選択式問題，II：かっこ内に適切な用語を書き込む穴埋め式問題，III：記述式問題の3つの形式から成ります．

これまで学んだ内容をどこまで理解しているかの「力試し」として挑戦してみてください．試験問題で問われていることはどれも，教える側が「ここはポイント，ぜひとも理解していてほしい」と認識している内容です．しかし，試験内容はあくまでも膨大な講義内容からの抜粋であり，キーワードを示してはいても「理学療法管理学」すべてを網羅しているわけではありません．試験後，解答と照らし合わせ，該当する箇所を読み返し，関連する内容を復習することで，系統的な理解を深めてください．

試験の結果はどうでしたか？

☐ 自分自身の理解度や到達度を知ることができた．
☐ 復習するべき内容がわかった
☐ 臨床における理学療法管理学の要点がわかった．

comment

理学療法士には，この科目だけでなく，たくさんの知識が必要とされます．理学療法管理学について学んだ内容は，臨床場面で患者を診るためだけでなく，社会人として広く活かすことのできる知識も含まれています．医療従事者としても，一人の市民・国民としても，双方の視点でこれまで学習し，得られた知識を再確認してみましょう．

I　選択式問題

以下の問いについて，該当するものを2つ選びなさい.

問題 1

治療についてのインフォームド・コンセントで**適切**なのはどれか.

1. 治療者は患者の要求があってから説明する.
2. 治療者は専門用語を用いて患者に説明する.
3. 患者は正当な理由がなければ同意を撤回できない.
4. 患者の同意内容は文書で保存する.
5. 患者の権利として，教育や研究に参加することを拒否できる.

問題 2

医療機関における患者の個人情報を取り扱ううえで**適切**なのはどれか.

1. 本人の求めに対して診療録を非開示とした.
2. 診療録は5年間保存するのが一般的である.
3. 患者の同意を得て，勤務先からの病状の問い合わせに回答した.
4. 所属長の同意を得たので，患者の個人情報をもとに学会で症例報告を行った.
5. 医療機関の判断で，利用目的をそのつど変更した.

問題 3

感染症管理として**適切でない**のはどれか

1. 標準予防策（スタンダード・プリコーション）は，感染患者への標準的対処法を示す.
2. 担当患者だけではなく，その付き添いの人の感染にも注意する.
3. 脈拍測定の後も手指衛生が必要である.
4. 体液などが飛び散るおそれがある場合にはガウンとマスクを着用する.
5. 抗菌薬の予防的投与は有効である.

問題 4

介護保険制度で**正しい**のはどれか.

1. 自己負担額は所得に関係なくすべて1割である.
2. 介護予防とリハビリテーションを重視している.
3. 利用者自身によるサービスの選択が尊重されている.
4. ケアプランを作成できるのは介護支援専門員のみである.
5. 要支援2で施設サービスの給付を受けることができる.

問題 5

問題志向型診療記録で**誤っている**のはどれか.

1. 経過記録はSOAPとよばれる記載方法を用いる.
2. Sには客観的情報を記載する.
3. Pには実施した理学療法プログラムを記載する.
4. Oは時間経過に沿って記載する.
5. Aには患者の訴えは可能な限りそのまま記載する.

問題6

新人の理学療法士が「医療面接の際には開かれた質問（open question）から始め，焦点型質問（focused question）を交えるとよい」との助言を受けた．「開かれた質問」および「焦点型質問」に相当するのはどれか．

1. 「夜間眠っているときに痛みがありますか」
2. 「どのようなことでお困りですか」
3. 「今のご職業を教えてください」
4. 「その痛みはいつから始まりましたか」
5. 「今の説明でわからない点はありますか」

問題7

地域包括支援センターへの配置が義務づけられていない職種はどれか．

1. 看護師
2. 理学療法士
3. 社会福祉士
4. 保健師
5. 主任介護支援専門員

問題8

「地域保健法」に基づく保健所の業務でないのはどれか．

1. 母子健康手帳の交付
2. 一般高齢者への健康教室の開催
3. 医療機関への監視，指導
4. 精神疾患患者への相談支援
5. 特定疾患（難病）患者への相談支援

問題9

疾患の予防で正しいのはどれか．

1. がん検診は一次予防である．
2. ワクチン接種は二次予防である．
3. 補装具の利用は二次予防である．
4. 高血圧の服薬治療は二次予防である．
5. 糖尿病性壊疽による下肢切断後のリハビリテーションは三次予防である．

問題10

コンフリクトマネジメントについて誤っているのはどれか．

1. 個人間でも組織間でもコンフリクトは必ず回避する．
2. 意見が対立する相手と接触しない方法を導く．
3. 意見が対立した際に双方の対立点を明確にする．
4. 意見や利害の衝突，葛藤や対立を解決するために，第三者（調停役）が介入する場合もある．
5. 個人間や組織間で生じた意見や利害の対立を，その成長につなげる．

Ⅱ 穴埋め式問題

かっこに入る適切な用語は何か答えなさい.

1) 医療事故・過誤について, 1件の重大な事故の背後に29件の軽微な事故があり, さらにその背景に300件の未然の事故が存在することを(　　　　　)の法則という.

2) 要介護認定における要支援2と要介護1の区分は, 原則としてまず要支援2と判定される. 次に, ①認知症の状況, ②(　　　　　), の2点の審査結果により, 要介護1に判定されることがある.

3) 臨床実習前には, 学内において基本的な実技が修得されているのかを評価するために(　　　　　)〈略称 OSCE〉が実施される.

4) 治療前後の写真の掲載, 患者の体験談や「2週間で90%の患者で効果がみられます」のような治療の効果に関する表現は誇大広告となり, (　　　　　)により規制されている.

5) 近年は入院期間の短縮が進み, 早期の在宅復帰がよりいっそう求められている. 理学療法士はリハビリテーションの進捗状況にとどまらず, 住宅環境をふまえ福祉用具や住宅改修, 外出・外泊練習の必要性など, 理学療法士の専門性を活かした意見を(　　　　　)で的確に報告することにより, リハビリテーションチームとして情報が共有される.

6) 理学療法機器の保守点検および定期点検では, 機器そのものだけでなく, (　　　　　)の防止のため, コンセントも定期的に点検する.

7) 業務の遂行度や業績, 貢献度などを一定の基準で査定し, その結果を給与や昇進などの人事に反映するしくみが(　　　　　)である. 近年では, こうした臨床業務だけでなく, 情意性や教育・指導力, 問題解決能力, 自己研鑽なども求められている.

8) 職業病として理学療法士に関連のある代表的な疾患に(　　　　　)症があり, この疾患の作業管理, 労働衛生教育に関して, 厚生労働省から「職場における(　　　　　)予防対策指針」が示されている.

9) 日本の医療保険制度は, 国民すべてがなんらかの医療保険に加入するしくみであり, (　　　　　)制度とよばれている.

10) 新人職員や学生に対し, 直属の上司ではない選任者が精神的なサポートなど支援者的な役割を果たすしくみを(　　　　　)という.

11) 臨床実習において, 学生が単独で患者の診療に携わるのではなく, チームの一員として臨床実習指導者とともに患者の診療に携わる実習方式を(　　　　　)という.

12) 事故防止対策を目的とした(　　　　　)では, その報告者の過誤を追求するのではなく, 今後に向けて同様の過失を生じさせないために原因を明らかにすることが重要である.

13) 2019年に職場の(　　　　　)防止を義務づける「改正労働施策総合推進法」が可決された. (　　　　　)は, すべてが「受ける側」の心情で決定されるのではなく, 適切な指導や教育は該当しない.

14) リハビリテーションを実施した行為の価格は, 医療保険において(　　　　　)として「1点=10円」で計算される. 介護保険では介護報酬として「1単位=10〜11.40円」で計算され, 同じ介護サービスでも地域で価格が異なっている.

15) 一般的に病院の収入のうち56%が, 職員の給与を示す(　　　　　)に費やされている.

Ⅲ　記述式問題

問いに従って答えなさい.

問題 1

病院に関連する以下の特徴について回答しなさい.

1）公立病院について100字以内で説明しなさい.

2）公的病院に分類される代表的な医療機関名を2つあげなさい.

3）特定機能病院の特徴を100字以内で述べなさい.

4）一次，二次，三次医療圏の範囲について，それぞれ簡潔に説明しなさい.

5）基準病床数について100字以内で説明しなさい.

問題 2

68歳の男性の肩関節周囲炎による右肩関節拘縮に対する理学療法を開始した. 開始時に，患者から「夜間眠っているときに肩の痛みで目が覚めることが多いです」との訴えがあった.

1）理学療法士の対応として，共感的，受容的な態度を示すためにとるべき行動，言動を2つ記載しなさい.

2）この患者の訴えに対し，理学療法士が「夜間眠っているときに一番痛いのは右肩の前，後ろ，それとも外側ですか？」と尋ねる質問形式は何か答えなさい.

3）理学療法士が避けるべき態度を2つあげなさい.

解答

I 選択式問題　　　配点：1問（完答）4点　計40点

問題1　**4, 5**

インフォームド・コンセントにおいては，患者が医療を選択し自ら決定できるような十分な情報をわかりやすく伝えることと同時に，患者の権利が尊重されるべく積極的にはたらきかけることが重要である．

問題2　**2, 3**

原則として，診療録の開示はあらかじめ本人の同意を得ることが求められており，「医師法」により保存期間が5年に定められている．

問題3　**1, 5**

標準予防策は，感染の有無にかかわらず，すべての患者と医療従事者に適応される．抗菌薬の予防的投与に効果があるとするエビデンスはない．

問題4　**2, 3**

1. 自己負担額は原則1割だが，所得に応じて2割負担，3割負担になる．
4. ケアプランは介護支援専門員（ケアマネジャー）だけでなく，利用者自身も作成することができる．
5. 施設サービスの給付を受けることができるのは要介護1からである．

問題5　**2, 5**

2. S（subjective）には，主観的情報として患者の訴えをそのまま記載する．
5. A（assessment）では，検査や評価結果から得られる問題点を抽出し，解釈を加えて考察を述べる．

問題6　**2, 4**

1. 閉じた質問（closed question）
2. 開かれた質問（open question）
3. 中立的質問（neutral question）
4. 焦点型質問（focused question）
5. 閉じた質問（closed question）

問題7　**1, 2**

地域包括支援センターへの配置が義務づけられている職種は，保健師，社会福祉士，主任介護支援専門員（主任ケアマネジャー）の3職種である．

問題8　**1, 2**

都道府県を主体に設置されている保健所は，感染症対策や精神保健など専門的な支援が必要な保健活動を行っている．一方，市町村に設置されている保健センターは，母子，乳幼児から高齢者まで，すべての人がかかわる身近な健康支援を行っている．

問題9　**4, 5**

1. 早期発見，早期治療にかかわる二次予防である．
2. 発症そのものを予防する一次予防である．

3. 重症化の予防にかかわるリハビリテーションは三次予防である.

問題10　1，2

コンフリクトとは個人間や組織間で生じた「意見や利害の衝突，葛藤，対立」を意味しており，意見の対立を組織の活性化や成長の機会ととらえ，相手と争う，あるいは回避するのではなく，双方で話し合い，互いの成長につなげることが重要である.

Ⅱ　穴埋め式問題　　配点：1問（完答）2点　計30点

1) ハインリッヒ　　　　　　　　　Lecture 11 参照
2) 短期間での重症化　　　　　　　Lecture 6 参照
3) 客観的臨床能力試験　　　　　　Lecture 14 参照
4) 医療広告ガイドライン　　　　　Lecture 13 参照
5) カンファレンス　　　　　　　　Lecture 9 参照
6) トラッキング火災　　　　　　　Lecture 9 参照
7) 人事考課　　　　　　　　　　　Lecture 9 参照
8) 腰痛　　　　　　　　　　　　　Lecture 8 参照
9) 国民皆保険　　　　　　　　　　Lecture 5 参照
10) メンターシップ（メンター制）　Lecture 14 参照
11) 診療参加型臨床実習　　　　　　Lecture 14 参照
12) インシデントレポート　　　　　Lecture 11 参照
13) ハラスメント　　　　　　　　　Lecture 13 参照
14) 診療報酬　　　　　　　　　　　Lecture 7 参照
15) 人件費　　　　　　　　　　　　Lecture 7 参照

Ⅲ　記述式問題　　配点：各3点　計30点

問題1
1) 公立病院は，自治体（都道府県，市区町村）が設立し，その地域における高度医療，へき地医療を担っている.
2) 日本赤十字社，恩賜財団済生会，地域医療機能推進機構（JCHO），国民健康保険団体連合会など.
3) 病床数が400床以上で，高度医療や先進医療を提供するための人員，設備が集約された医療機関. 原則として受診には紹介状が必要であり，三次医療圏（都道府県単位）に約1施設設置されている.
4) 一次医療圏：市区町村
   二次医療圏：複数の市区町村
   三次医療圏：都道府県
5) 都道府県が医療圏ごとに適正な病床数を定めたもので，医療圏に必要な病院，病床を確保する視点と，過剰な病床数の増加を抑制する規制的な視点の両方を併せもっている.

問題2
1) うなずき，あいづち，うながし（いずれか1つ：3点）
   繰り返し（「夜間に肩の痛みで目が覚めることが多いのですね」）3点
2) 多項目質問（選択肢型質問）
3) 評価的態度，解釈的態度，逃避的態度（いずれか2つ：3点×2）

索引

中山書店の出版物に関する情報は，小社サポートページを御覧ください．
https://www.nakayamashoten.jp/support.html

本書へのご意見をお聞かせください．
https://www.nakayamashoten.jp/questionnaire.html

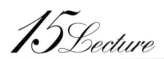 **15レクチャーシリーズ**

りがくりょうほう
理学療法テキスト
りがくりょうほうかんりがく
理学療法管理学

2020 年 5 月 15 日　初版第 1 刷発行
2023 年 8 月 15 日　　　第 2 刷発行

いしかわ　あきら
総編集 ……………… 石川　朗

ながの　きよし
責任編集 ………… 長野　聖

発行者 …………… 平田　直

発行所 …………… 株式会社　中山書店
　　　　　　　　〒 112-0006　東京都文京区小日向 4-2-6
　　　　　　　　TEL 03-3813-1100（代表）
　　　　　　　　https://www.nakayamashoten.jp/

装丁 ……………… 藤岡雅史

印刷・製本 …… 株式会社　真興社

ISBN978-4-521-74813-9
Published by Nakayama Shoten Co., Ltd.　　　　　　　　Printed in Japan
落丁・乱丁の場合はお取り替えいたします

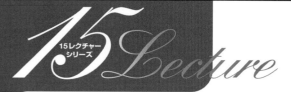